Christine Bielecki

YOGA POWER

Bibliografische Information der Deutschen Nationalbibliothek
Die Deutsche Nationalbibliothek verzeichnet diese Publikation in der Deutschen Nationalbibliografie. Detaillierte bibliografische Daten sind im Internet über https://dnb.de abrufbar.

Für Fragen und Anregungen
info@m-vg.de

Wichtige Hinweise
Dieses Buch ist für Lernzwecke gedacht. Es stellt keinen Ersatz für eine individuelle medizinische Beratung dar und sollte auch nicht als solcher benutzt werden. Wenn Sie medizinischen Rat einholen wollen, konsultieren Sie bitte einen qualifizierten Arzt. Der Verlag und die Autorin haften für keine nachteiligen Auswirkungen, die in einem direkten oder indirekten Zusammenhang mit den Informationen stehen, die in diesem Buch enthalten sind.

Ausschließlich zum Zweck der besseren Lesbarkeit wurde auf eine genderspezifische Schreibweise sowie eine Mehrfachbezeichnung verzichtet. Alle personenbezogenen Bezeichnungen sind somit geschlechtsneutral zu verstehen.

Originalausgabe
1. Auflage 2025

Türkenstraße 89
80799 München
Tel.: 089 651285-0

Redaktion: Susanne Schneider
Umschlaggestaltung: Sonja Stiefel
Umschlagabbildung: Bettina Theisinger
Bilder im Innenteil: Bettina Theisinger, außer: Nikolaus Burgard S. 9, 10, 26, 60, 70, 180; Shutterstock: /ImYanis S. 18; /fizkes S. 22, 26; /BlueRingMedia S. 29; /cosmicanna S. 31; /Macrovector S. 35; /Sakurra S. 41; /Designua S. 43, 53; /inspiring.team S. 45, 47; /Zentangle S. 48; /Stocktrek Images S. 50; /Prostock-studio S. 63
Yoga-Outfit des Models von KISMET Yogastyle, www.kismet-yogastyle.de
Satz: Daniel Förster
Druck: Florjancic Tisk d.o.o., Slowenien
Printed in the EU

ISBN Print 978-3-7423-2824-3
ISBN E-Book (EPUB, Mobi) 978-3-7453-2623-9

Wir produzieren nachhaltig
www.m-vg.de

Weitere Informationen zum Verlag finden Sie unter
www.rivaverlag.de
Beachten Sie auch unsere weiteren Verlage unter www.m-vg.de

Christine Bielecki

YOGA POWER

Nutze die Kraft der Asanas, um deinen Core zu stärken und deine Stabilität zu trainieren

Mit **6-Wochen-Plan** und über **10 Workouts** zu mehr Fitness und optimaler Performance

riva

INHALT

Sthira Sukham Asanam – Leichtigkeit und Stabilität

Es ist viele Jahre her, als ich mich in Yoga verliebt habe. Dabei ist es wie immer mit der Liebe. In der echten Liebe verzeihen wir Unvollkommenheit. Auch Yoga ist für mich nicht perfekt. Yoga kann nicht alles. Yoga ist nicht immer wundervoll. Er ist anstrengend und herausfordernd – und er nervt manchmal. Er kann dazu führen, dass wir uns mit den großen Fragen des Lebens beschäftigen. Aber ich sehe es so wie der amerikanische Yogalehrer David B. Hughes, der einmal sagte: »*Yoga is like music, mathematics, art or any other great tradition: you get from it what you put into it.*« (»Yoga ist wie Musik, Mathematik, Kunst oder jede andere große Tradition: Du bekommst von ihm, was du in ihn investierst.«)

Warum Stabilität und Yoga zusammengehören

Ich habe Sportwissenschaften studiert und mein Leben lang Sport getrieben – mal mehr, mal weniger. Immer so, wie es der Fluss des Lebens gerade verlangte oder erlaubte. Yoga ist für mich dabei nie wirklich ein Sport gewesen, auch wenn er das in unserer westlichen Welt manchmal zu sein scheint. Am Ende ist es egal, was Yoga für den Einzelnen ist, ob Philosophie oder Bewegungskonzept, Fitnessprogramm oder Transformationshilfe. Mir ist im Laufe meiner Tätigkeit als Yogalehrerin und Fitnessenthusiastin aufgefallen, dass meine Tiefenstabilität durch Yoga ein besonders hohes Level erreicht hat. Was mir auch auffiel, ist, dass viele Sportler, von denen ich eine ausgeprägte Tiefenmuskulatur erwartet hätte, Schwierigkeiten hatten, in Yogaklassen für längere Zeit in Bretthaltungen zu verweilen oder Asanas auszuführen, die eine kraftvolle und stabile Körpermitte voraussetzen. So ist die Idee zu diesem Buch entstanden. Denn ganz egal, was Yoga für dich ist – Yoga ist faktisch ein Weg zu innerer und äußerer Stabilität. Der Schwerpunkt dieses Buches liegt auf der äußeren Stabilität. Diese ist abhängig von der Muskulatur, die uns aufrecht und stabil hält. Doch glaube mir, auch dein Selbstbewusstsein wird wachsen, wenn deine körperliche Stabilität und die Kraft deiner Muskulatur wachsen.

Stabilitätstraining ist im Leistungssport ein wesentlicher Bestandteil geworden, um Verletzungen vorzubeugen, ihnen entgegenzuwirken und sie sogar zu heilen. Das Stabitraining, wie es umgangssprachlich oft genannt wird, hat jedoch leider ein schlechtes Image; ihm wird oft nachgesagt, es sei langweilig. Yoga als Stabilitätstraining birgt aber eine große Chance. Und wenn du nach dem Prinzip von David B. Hughes übst, wird es dir Spaß machen. Ganz besonders dann, wenn du spürst, wie sich deine körperliche Stabilität steigert und dein Körper eine andere – bessere – Haltung annimmt.

In der heutigen Zeit wird Yoga häufig mit dem Bild einer hypergelenkigen Person in Verbindung gebracht. Die Medien propagieren immer noch, dass die Voraussetzung für Yoga Gelenkigkeit ist. Doch das ist überhaupt nicht so. In Wahrheit ist Ungelenkigkeit der beste Grund, mit Yoga anzufangen. In den 195 Versen des *Yoga Sutra* von Patanjali, das neben der *Bhagavad Gita* als das Hauptwerk des Yoga gilt, steht, das Ziel von Yoga sei es, leicht und stabil zu sein: *Sthira Sukham Asanam*. Das umschreibt sehr gut, was Tiefenstabilität bewirken soll: Leichtigkeit und Standfestigkeit. Und ist es nicht auch das, wonach der Mensch generell strebt? Soll sich nicht alles in unserem Leben am liebsten leicht und stabil anfühlen? Und geht es dabei nicht vielleicht auch um den Wechsel zwischen Verwurzelung und Loslassen?

Regeneration als Extrabonus

Der besondere Zauber des Yoga liegt darin, dass du durch das Training nicht nur den Erhalt und die Funktionen deines Bewegungsapparats unterstützt, leistungsfähiger, kräftiger und definierter wirst, sondern als Bonus auch besser zur Ruhe kommst und regenerierst. Sportler wissen, dass Regeneration maßgeblich für den Erfolg ist – doch abseits des Sports hat die Regeneration keinen hohen Stellenwert. Dabei ist sie ein entscheidendes Kriterium für unsere Gesundheit. Bei Yoga handelt es sich um aktive Regeneration. Die Kombination aus Dehnung, Kräftigung und Regeneration schafft fast keine andere Bewegungsform so gut wie Yoga.

Was dich erwartet

In **Kapitel 1** möchte ich dir zunächst erläutern, was Stabilitätstraining überhaupt ist und warum es aus meiner Sicht so wichtig ist. In **Kapitel 2** gebe ich dir einen kurzen Einblick in die Anatomie unseres wunderbaren Körpers. Hier erfährst du, welche Muskeln beim Stabilitätstraining im Besonderen beansprucht werden und warum. In **Kapitel 3** gebe ich dir ein paar Tipps mit auf den Weg, worauf du beim Üben achten solltest. Die Körperhaltungen mit Fokus auf Kraft und Stabilität sind in **Kapitel 4** detailliert beschrieben und bebildert. Sie helfen dir dabei, deine Tiefenstabilität auf ein neues Niveau zu heben. Bei vielen Asanas sind auch Varianten angegeben. Selbstverständlich kommen Atmung, Regeneration und Entspannung nicht zu kurz. Mit den Workouts in **Kapitel 5** kannst du Grundstabilität aufbauen und, wenn du Lust hast, mit dem 6-Wochen-Programm Schritt für Schritt beginnen, um den Sonnengruß mit *Chaturanga Dandasana* zu lernen. Was dein Körper in Sachen Stabilität gerade braucht, suchst du dir in den unterschiedlichen Flows aus. Du kannst sie entweder als Ergänzung zu deinem Training betrachten oder als eigenständige Workouts nutzen.

Was du jetzt noch brauchst? Eigentlich nicht viel. Eine Yogamatte, bequeme Kleidung – und natürlich die richtige Einstellung, denn »*you get from it, what you put into it.*«

Christine Bielecki

»Anspannung ist das, was du zu sein glaubst.
Entspannung ist das, was du bist.«

Chinesisches Sprichwort

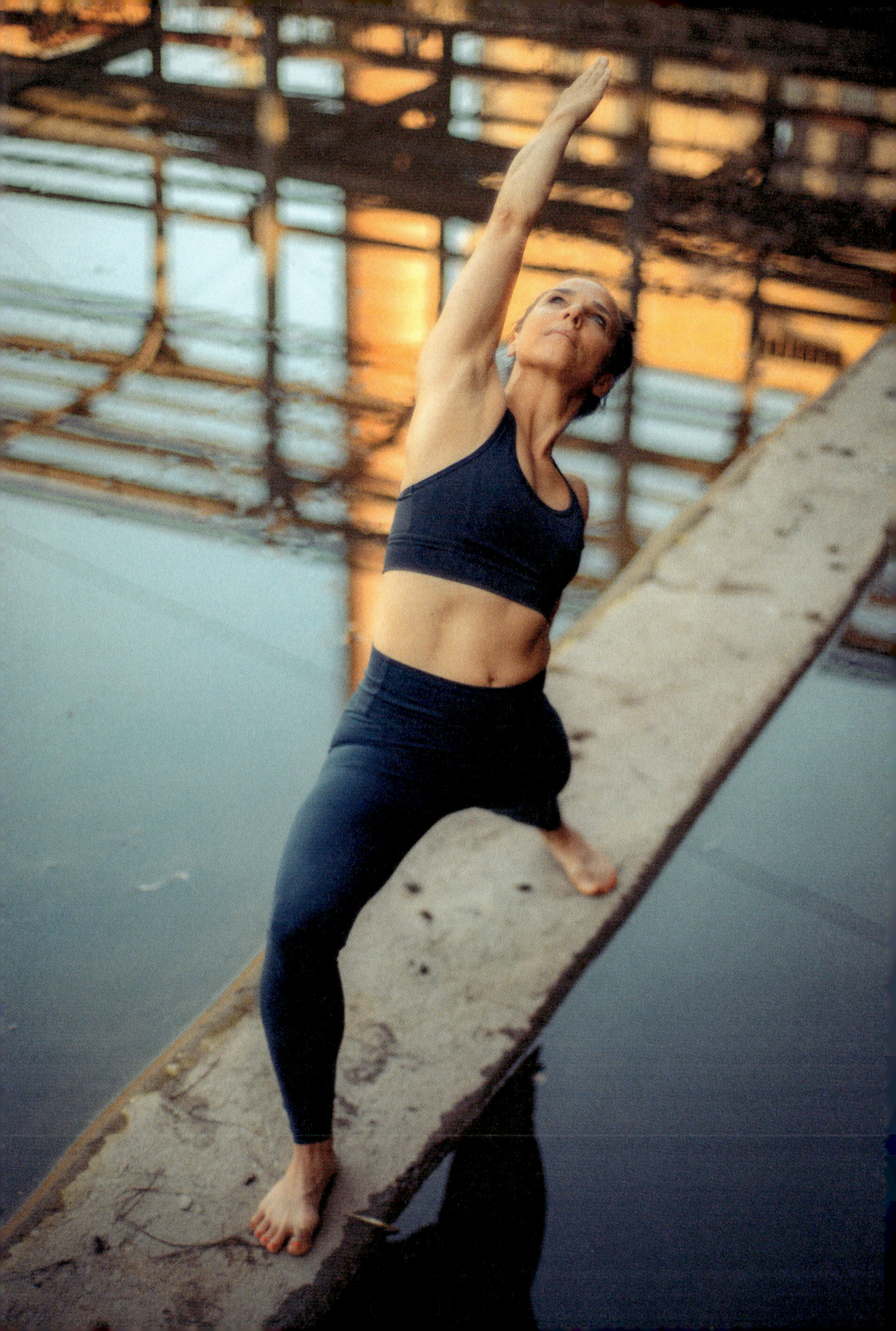

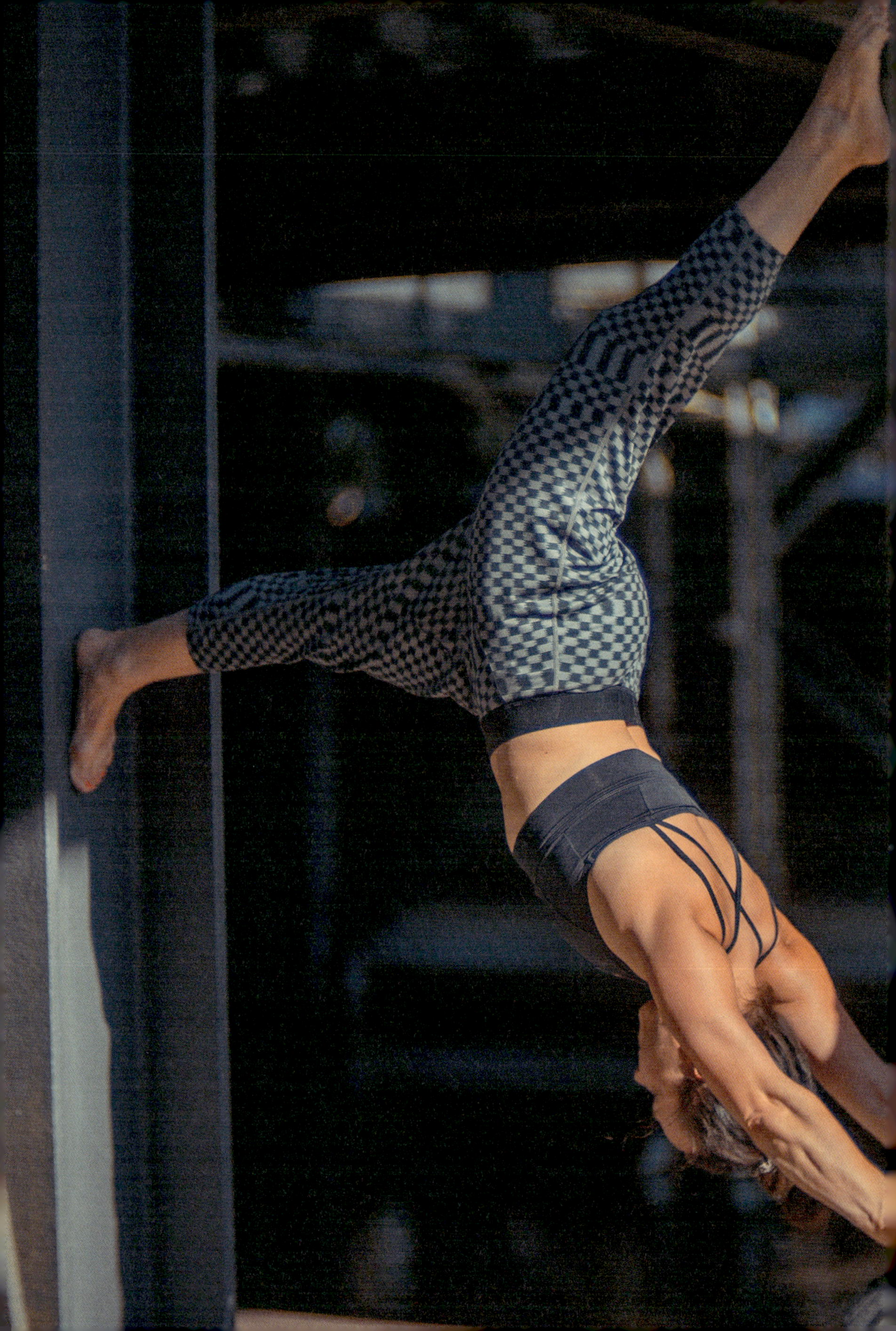

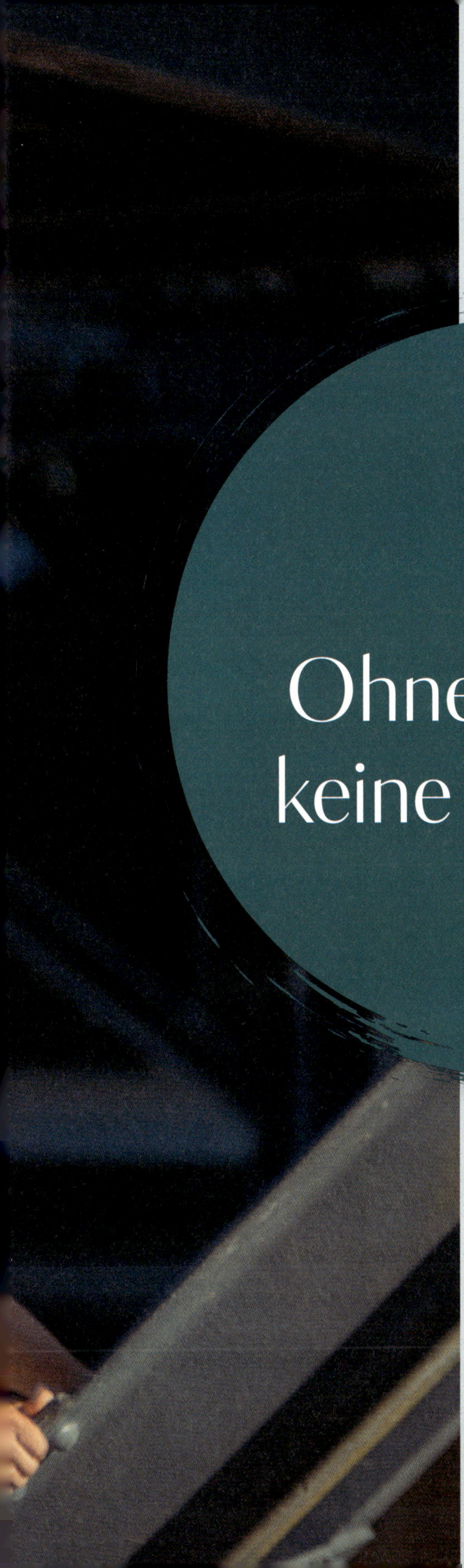

1 Ohne Stabilität keine Bewegung

Was ist Stabilitätstraining?

Für jede Bewegung brauchen wir Stabilität. Unser Körper ist ein komplexes Wunderwerk der Natur. Es gibt kein anderes Lebewesen auf dieser Welt, das sich so bewegen kann wie der Mensch. Mit Talent und Übung sind Menschen in der Lage, außergewöhnliche Dinge zu tun. Wie zum Beispiel Simone Biles, die US-amerikanische Olympiasiegerin im Kunstturnen 2024, die Sprungkräfte wie ein Flummi entwickeln und ihren Körper auf unglaubliche Art und Weise durch die Luft schrauben kann. Oder der Skateboardpionier Tony Hawk, der wie kein anderer das Brett unter den Füßen kontrollierte. Beide sind Meister der Körperbeherrschung und -stabilität. Aber auch ohne den Anspruch zu haben, eine Biles oder ein Hawk zu werden, braucht unser Körper Stabilität, um gesund durch den Alltag zu kommen.

Stabilitätstraining, auch kurz Stabitraining oder Core-Training genannt, besteht aus Übungen, die auf die Stabilität und Stärkung der Körpermitte abzielen. Es ist somit eine Form von Muskeltraining und kann als Basistraining angesehen werden. Insbesondere werden hier – deswegen der Name – die stabilisierenden Muskeln gestärkt. Das sind in der Regel die tiefer liegenden Muskeln unseres Körpers, die nicht immer von außen sichtbar sind. Vielleicht ist das auch der Grund, warum Stabilitätstraining nicht unbedingt zu den Lieblingsworkouts von Sportlern gehört. Es geht nämlich bei dem Training nicht um einen dicken Bizeps, einen v-förmigen Rücken oder einen durchtrainierten Hintern. Dennoch wird sich dein Körper auf positive Weise verändern, wenn du beginnst, verstärkt mit deinen tiefer liegenden Muskeln zu arbeiten. Betrachte das Stabilitätstraining am besten als Grundlagentraining für einen fitten, definierten Körper.

Körperstabilität wird auch häufig mit dem Begriff »Balance« umschrieben. Sie zeichnet sich dadurch aus, dass jemand in der Lage ist, Energie in Form von Kraft möglichst verlustfrei vom Boden auf die weiter oben liegenden Körperbereiche zu übertragen, und natürlich auch dadurch, die Extremitäten frei zu bewegen, ohne dass starke ausgleichende Bewegungen der Rumpfmuskulatur nötig sind.

Beim Stabilitätstraining geht es vorrangig um die Verbesserung der Muskulatur im Rumpfbereich. Der Rumpf, auch Torso genannt, setzt sich anatomisch aus Brustkorb, Brust, Bauch, Rücken und Becken zusammen. Zu diesem zentralen Abschnitt des Körpers gehören viele kleine Muskeln, sowohl oberflächliche als auch tief liegende. Die Rumpfmuskulatur wird häufig außerdem als Körperkern oder mit dem englischen Begriff »Core« (englisch für »Kern«), bezeichnet. Die Rumpfmuskulatur überträgt Kraft vom Ober- in den Unterkörper und umgekehrt – damit erklärt sich auch, warum Stabilität die Voraussetzung für nahezu jede Bewegung ist. Fast alle unserer Bewegungen, egal ob in den Armen oder den Beinen, sind im Rumpf verankert. Zur Rumpfmuskulatur zählen neben den Bauchmuskeln die Rückenmuskeln sowie Teile der Gesäßmuskulatur und Oberschenkelmuskulatur. Viele denken bei Stabilitätstraining nur an die Bauch- und Rückenmuskulatur, aber die Beckenbodenmuskulatur, Gesäß, Beine, Arme und Schultern benötigen ebenfalls Stabilitätstraining. Ohne Stabilität im Bereich des Oberkörpers wären wir nicht in der Lage, im wahrsten Sinne des Wortes aufrecht durch das Leben zu gehen.

Wir werden angerempelt, stoppen abrupt ab, rutschen aus, heben etwas vom Boden auf, niesen, während wir gleichzeitig zur Seite schauen. Wir laufen auf unebenem Waldboden oder steinigen Berggipfeln. Wir spielen Fußball, stoßen mit einem Mitspieler zusammen und straucheln, weichen beim Sprint zur Bushaltestelle unvorhergesehenen Hindernissen aus, wir schlittern auf Eis, stehen im Sommer auf dem Stand-up Paddle Board und kämpfen mit den Wellen ... Je stabiler unser Körper ist, das heißt je trainierter unsere tief liegende, stabilisierende Muskulatur ist, desto besser meistern wir all diese Herausforderungen an unser Gleichgewicht – idealerweise bis ins hohe Alter. Es wird geschätzt, dass 28 von 100 Menschen über 65 Jahre zu Hause mindestens einmal jährlich stürzen.[1] Wenn es dann zu Knochenbrüchen kommt, insbesondere an Hüften und Oberschenkeln, hat das meistens sehr langwierige Einschränkungen zur Folge, die den Prozess des Älterwerdens beschleunigen. Das Risiko für diese Stürze lässt sich durch Stabilitätstraining reduzieren – ein Grund mehr, damit anzufangen, egal in welchem Alter und von welchem Fitnesslevel du startest.

Stabilitätsübungen können sowohl statisch gehalten als auch dynamisch durchgeführt werden. Durch das Trainieren von dynamischen Stabilitätsübungen werden zusätzliche Muskeln rekrutiert und das Zusammenspiel der Muskulatur verbessert.

Zusammenspiel von Nervensystem und Muskulatur

Allein um uns in verschiedene Richtungen bewegen zu können, müssen unsere Muskeln zusammenarbeiten. Ohne diese Zusammenarbeit mehrerer Muskeln ist Bewegung nicht möglich. Doch zunächst einmal entsteht jede unserer Bewegungen im

Gehirn. Nur dank unseres Nervensystems sind wir überhaupt in der Lage, die Bewegungen ausführen zu können, die wir ausführen möchten. Das heißt, dass unsere Muskulatur in einem ständigen Austausch mit dem zentralen Nervensystem ist. Sportwissenschaftler und Autor Marcel Doll bezeichnet Muskulatur, Sehnen, Bänder und Knochen als unsere Hardware, unser Gehirn als passende Software. Unser Gehirn steht unter einem Dauerfeuer sensorischer Informationen. Diesen Input erhält es aus den unzähligen Mechanorezeptoren der Muskeln – das sind Sinneszellen, die mechanische Reize wahrnehmen –, durch Sehnen, Bänder, Faszien, Gelenkkapseln und die Haut, aber auch das Sehvermögen und der Gleichgewichtssinn liefern ständig Informationen.[2]

Wie das funktioniert, kannst du selbst ausprobieren: Auf einem Bein zu balancieren mag dir vielleicht leichtfallen, doch sobald du die Augen schließt, wird es plötzlich wackelig. Das liegt daran, dass koordinative Fähigkeiten wie diese nicht angeboren sind, sondern erlernt, gefestigt und trainiert werden müssen.

Unser zentrales Nervensystem regelt also den Einsatz und die Steuerung der Muskulatur. Bewegungen werden im Hinblick auf Ziel und Zweck während der Ausführung ständig kontrolliert und angepasst und somit koordiniert. Die möglichst präzise Abstimmung des Einsatzes verschiedener Muskeln wird intermuskuläre Koordination genannt. Verschiedene Muskeln arbeiten harmonisch zusammen, um zu einem gezielten Bewegungsablauf zu kommen. Die Kraft eines einzelnen Muskels wird entscheidend dadurch bestimmt, dass möglichst viele der zur Verfügung stehenden Muskelfasern durch den Nervenreiz aktiviert werden. Das Nervensystem kann die Anzahl der Muskelfasern innerhalb eines bestimmten Muskels synchron steuern. Je höher unsere inter- und die intramuskuläre Koordination entwickelt ist, desto besser ist die Qualität unserer Bewegungen. Mit Koordinationstraining schulen wir das Zusammenspiel zwischen Gehirn, Nervensystem und den Muskeln, indem neue neuronale Verschaltungen angelegt und vorhandene verbessert werden. Sie sind für reibungslose Bewegungsabläufe entscheidend, zum Beispiel, um Bewegungen bewusster, effizienter und kontrollierter auszuführen. Diese Fähigkeit ist für ganz simples Navigieren in unserem Alltag ebenso wichtig wie für sportliche Aktivitäten. Sie führt zu besserer Körperkontrolle und erhöhtem Selbstbewusstsein in allen Situationen, in denen wir uns bewegen.

Stabilität ist bei jedem Sport gefragt

Im Leistungssport ist Stabilitätstraining ein wesentlicher Bestandteil, allerdings war das nicht immer so. Eigentlich entstand der Hype darum erst, nachdem Jürgen Klinsmann 2006 Trainer der deutschen Fußballnationalmannschaft wurde und die Spieler mit Athletiktraining fit machte. Für Leistungssportler ist dieses Training vor allem wichtig, um sich vor Verletzungen zu schützen oder sich auszukurieren, wenn sie sich doch verletzt haben. Durch die Übungen werden Fehlbelastungen ausgeglichen und so Verletzungen vorgebeugt. Außerdem lernen wir, spezifische Muskeln anzusteuern. Unsere sogenannte Haltemuskulatur sorgt sogar für Leistungssteigerungen.

Leider vergessen die meisten Freizeitsportler, dass Stabilitätsübungen gerade für sie eine entscheidende Rolle spielen, denn ob wir sie trainieren oder nicht, entscheidet maßgeblich darüber, wie lange wir unseren Lieblingssport (noch) ausüben können. Insbesondere Radrennfahrer und Läufer leiden häufig unter Rückenschmerzen, weil viele von ihnen zu wenig für ihre Rumpfmuskulatur tun. Wir brauchen Stabilität nicht nur im Alter oder wenn wir wie Simone Biles und Tony Hawk koordiniert durch die Luft fliegen wollen. Stabilitätstraining sorgt für eine gute Körperhaltung, bessere Bewegungskoordination und es lindert eine unserer Volkskrankheiten: Rückenschmerzen. Eine zu schwach ausgeprägte Muskulatur der Wirbelsäule ist der bekannteste Risikofaktor für Rücken- und Nackenschmerzen.

Stabilitätstraining bietet nur Vorteile. Nebenwirkungen sind nahezu ausgeschlossen. Und für ein effektives Stabilitätstraining benötigen wir nichts weiter als unseren eigenen Körper. Worauf also warten? Stabilitätsübungen lassen sich in unser normales Sportprogramm integrieren, ohne dass zusätzliches Equipment nötig ist. Das Besondere an der Verbindung von Yoga und Stabilitätstraining sind zum einen die dynamischen Bewegungen, die im Yoga üblich sind, und das Flexibilitätstraining, das Yogaübungen immer mit beinhalten – diese Kombination ist ein absoluter Hit!

Yoga und Stabilitätstraining – eine perfekte Partnerschaft

Yoga ist eine Art Stabilitätstraining, zumindest wenn wir die ursprüngliche indische Philosophie ausklammern und nur die Asanas – so nennt man die Körperhaltungen des Yoga – betrachten. Die meisten Asanas, die wir heute im Yoga üben, sind noch gar nicht so alt wie die ursprüngliche traditionelle Yogalehre. Ungefähr im 11. Jahrhundert hat sich der Hatha-Yoga entwickelt, aus dem viele der heutigen Haltungen kommen. Unser moderner Yoga begann erst mit Sami Vivekananda, einem Inder, der es verstand, Ende der 1890er-Jahre in den USA mit seiner Yogaphilosophie wohlhabende Amerikaner zu beeindrucken. Seine Yogapraxis enthielt dabei kaum Körperübungen; es war eine meditative Praxis. Als Vater des modernen Yoga gilt Sri Tirumalai Krishnamacharya. Doch es war nicht er allein, der Yoga so weiterentwickelt hat, wie es heute in unserer modernen Gesellschaft geübt wird. Durch Pioniere wie den Bodybuilder Eugen Sandow (1867–1925), der unter anderem auch in Indien mit seinen Körpershows begeisterte, die Tänzerin und Gymnastiklehrerin Geneviève Stebbins (1857–1934), den Schweden Pehr Henrik Ling (1776–1839) mit seiner Heilgymnastik oder Harry Crowe Buck (1884–1943), ein amerikanischer College-Sporttrainer und -lehrer, hat sich Yoga so entwickelt, wie wir es heute kennen. Am Ende ist es jedoch egal, wie viel indischer Einfluss noch in unseren heutigen Haltungen steckt, der Kulturhistoriker Mark Singleton drückte es einmal so aus: »Wie die Pizza auf ihrem Weg von Neapel nach New York und zurück hat Yoga sich weit von seiner Heimat entfernt, hat verschiedene Einflüsse in sich aufgenommen – und ist mit neuen Zutaten nach Indien zurückgekehrt.«[3] Yoga verwandelt sich immer in das, was Menschen gerade brauchen.

Viele unserer modernen Yogahaltungen sind unheimlich komplex und schwierig auszuführen. In jedem Fall bedarf es einer Grundstabilität des Körpers. Die Aktivierung der Körpermitte, unseres Zentrums, spielt im Yoga eine wichtige Rolle. Nicht zuletzt damit ist Yoga automatisch Stabilitätstraining. Unser Zentrum wird im Yoga auch Solarplexus genannt. In der yogischen Philosophie sitzen hier Willenskraft, Disziplin und Selbstbewusstsein. Auch in der medizinischen Anatomie liegt der Solarplexus in unserer Körpermitte. Es ist ein strahlenartig verlaufendes Geflecht aus Nervenfasern, deshalb sein Name, der sich aus den lateinischen Wörtern *solar* für

»Sonne« und *plexus* für »komplex, verschlungen, verflochten« zusammensetzt. Er ist Teil des vegetativen Nervensystems.

In fast jeder stehenden Körperhaltung im Yoga ist unser Zentrum aktiviert. Um das zu beherrschen und die Tiefenmuskulatur richtig anzusteuern, gibt es im Yoga eine Vielzahl von Übungen, die genau darauf abzielen: die tief liegende, stabilisierende Muskulatur rund um die Wirbelsäule zu aktivieren und zu stärken.

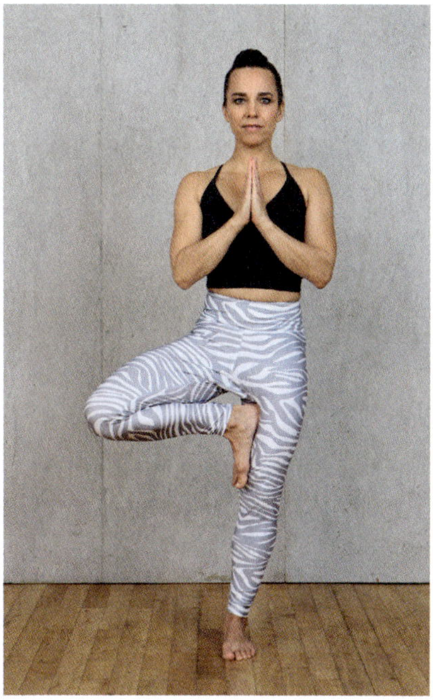

Der Baum ist eine klassische Haltung zur Stärkung der tief liegenden Muskulatur um die Wirbelsäule.

Es gibt sehr viele Stilrichtungen im Yoga. Zusammengefasst könnte man sagen, dass die meisten dazu dienen, die eigenen Kraftquellen zu mobilisieren, Ausgeglichenheit zu erreichen und zu sich selbst zu finden. In diesem Buch geht es um einen kraftvollen, dynamischen Yogastil. Es ist eine Art Functional Yoga, also eine Art des Yoga, die den Fokus nicht zu sehr auf Spiritualität legt, sondern auf das körperliche Training. Aber nichtsdestotrotz geht es auch hierbei darum, innerlich zu Kraft zu kommen. In seinem Ursprung bleibt Yoga eine Philosophie.

Yoga als Fitnesskonzept

Das Wort »Yoga« kommt aus dem Sanskrit. Viele religiöse Schriften der Hindus und Buddhisten wurden in Sanskrit verfasst. Im Sanskrit bedeutet das Wort *yui* so viel wie »binden«, »vereinen«, »fesseln«, aber auch »die Aufmerksamkeit leiten« und »konzentrieren«. Letzteres ist auch heute noch das, was wir von Yoga hauptsächlich erwarten.

Ursprünglich ist der Yoga eines von sechs orthodoxen Systemen indischer Philosophie. Mehr als 2000 Jahre alt, hatte das philosophisch-religiöse System vor allem ein Ziel: spirituelle Erleuchtung oder, vereinfacht ausgedrückt, die Befreiung von Leid und Sorgen. Bei uns im Westen ist Yoga zu einem Fitnesskonzept geworden, das sich stets neu erfindet und so immer mehr Menschen für sich gewinnt. Das ist nichts Verwerfliches, es führt nämlich dazu, dass heute jeder »sein« Yoga finden kann. Ganz nach dem Motto »Besser irgendein Yoga als kein Yoga!«. Aus der jahrhundertealten Lehre haben sich zahlreiche neue Stile entwickelt. Yoga gelingt mit seiner kontinuierlichen Weiterentwicklung etwas, woran viele Fitnesskonzepte scheitern: Es ist keine Modeerscheinung, sondern seit Jahren im Trend. Yoga hält sich seit über zehn Jahren hartnäckig unter den Top 20 des Welt-Fitness-Reports des ACSM's Health & Fitness Journal. Das liegt natürlich nicht daran, dass es stylishe (und teure) Yogapants gibt, muskelbepackte Männer auf Instagram zu sehen sind, die ihre freien Oberkörper auf meterhohen Klippen in die wahnwitzigsten Haltungen biegen, oder dünne Frauen in Reels erklären, wie sie mit »Somatic Yoga« kiloweise Gewicht verloren ha-

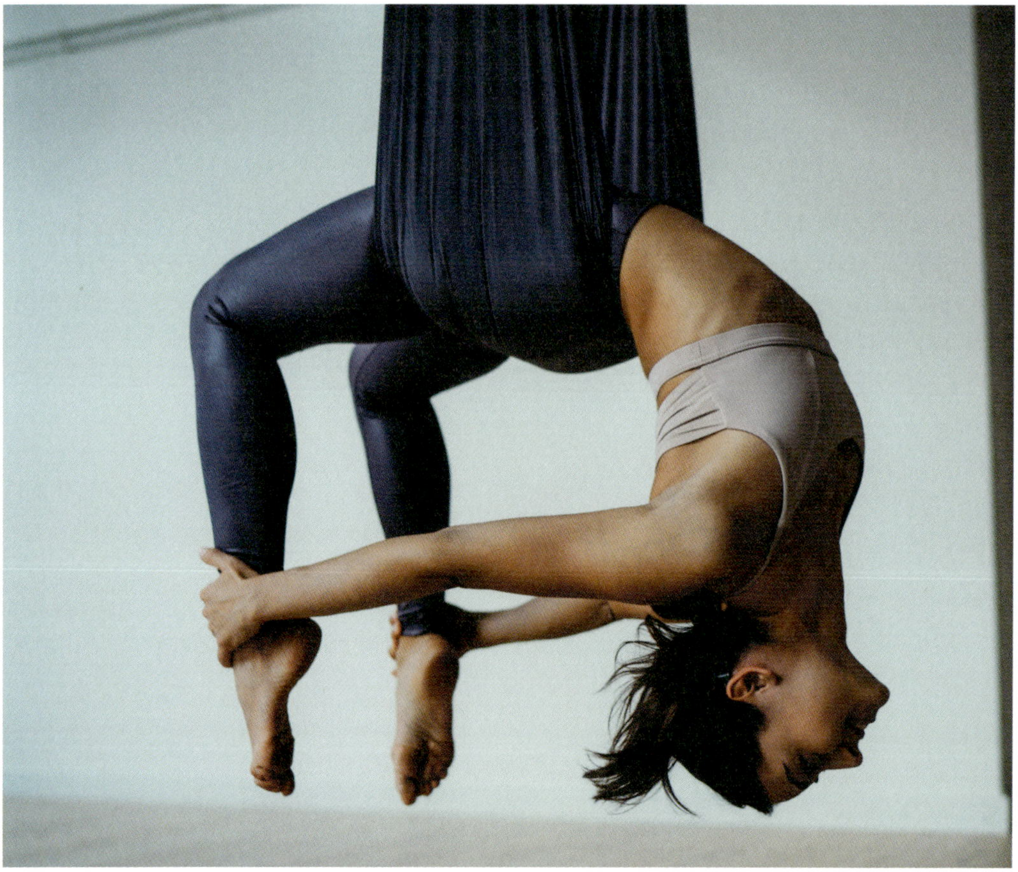

Aerial Yoga ist eine neue, spielerische Art des Yoga.

ben. Yoga ist deswegen so erfolgreich, weil er wirkt. Zumindest wenn wir uns regelmäßig auf die Matte begeben. Nur Wunder dürfen wir von Yoga nicht erwarten, also auch keine kiloweise Gewichtsreduktion durch somatisches Yoga. Yoga heilt keine Krankheiten und löst keine Weltprobleme. Yoga ist ein Weg, Körperbeherrschung zu erlernen, Rückenschmerzen zu verringern und Stress zu regulieren.

Die positiven Effekte

In diesem Buch wird ein Yogastil beschrieben, der eine Kombination aus Ausdauer-, Kraft-, Flexibilitäts- und Koordinationstraining ist. Viele Sportarten, aber auch Berufe und sogar unser Lebensstil sind zum Teil sehr einseitig, und weil unser Körper sich der asymmetrischen Bewegung anpasst, entsteht ein Ungleichgewicht. Diese Dysbalancen führen häufig zu Verletzungen. Beim Yoga wird seitengleich gearbeitet, sodass das Ungleichgewicht ausgeglichen werden kann. Gerade Leistungssportler brauchen diesen Ausgleich, da Wettkampfsportarten den Körper meist nur sehr einseitig entwickeln. Beispielsweise überwiegt beim Marathonläufer vor allem Ausdauer, beim Gewichtheber Kraft, der Ruderer wiederum trainiert überwiegend in sehr einseitiger Körperhaltung. Aber auch die Körperteile werden unterschiedlich beansprucht. Ein Speerwerfer wird immer einen stärkeren Arm haben, er wird niemals mit beiden Armen gleich weit werfen können. Fußballspieler haben einen stärkeren Fuß, ein dominantes Bein, und so weiter. Das ist für die jeweilige Sportart auch wichtig und muss nicht unbedingt zu Problemen führen. Spitzenathleten wie die Olympiasiegerinnen Jessica von Bredow Werndl oder Laura Ludwig zeigen auf den sozialen Medien immer wieder Ausschnitte aus ihrer Yogapraxis. Zum Glück ist schon länger bekannt, dass Yoga für Leistungssportler eine absolut empfehlenswerte Ergänzung ist. Durch das regelmäßige Praktizieren kann Yoga präventiv Verletzungen und Überlastung entgegenwirken. Yoga stärkt die Knochen, weil es die Einlagerung von Kalzium in die Knochenmatrix anregt. Durch das tiefe Atmen und die Konzentration darauf erreichen wir eine höhere Sauerstoffzufuhr. Yogahaltungen schulen das Gleichgewicht und bieten somit eine hervorragende Sturzprophylaxe. Zuletzt sorgt das konzentrierte Üben der zum Teil komplexen Körperhaltungen für eine positive Auswirkung auf den neuromuskulären Bereich. Das heißt, wir lernen es, Muskeln bewusster anzusteuern. Ein weiterer Vorteil in Bezug auf die Prävention und die Behandlung verschiedener Sportverletzungen: Das Üben führt zu einer Veränderung der Muskelspannung und zur Verbesserung der Gelenkstellung.

Es ist wissenschaftlich erwiesen, dass Meditation, bestimmte Atemtechniken und Körperübungen helfen, Stress abzubauen. Dadurch bieten sie Linderung bei Beschwerden wie Migräne und Bluthochdruck. Wer täglich Atemübungen macht, kann seine Herzfrequenz reduzieren. Was bei vielen Menschen zu einem Aha-Effekt führt, ist die Tatsache, dass Yoga unsere Gedanken beruhigt, Angst reduziert und den Stresspegel sinken lässt. Yoga kann erwiesenermaßen unter anderem den Spiegel des beruhigenden Botenstoffs Gamma-Aminobuttersäure (GABA) anheben. Dies erklärt auch das wohlige Glücksgefühl, das manche nach einer Yogastunde spüren. Es lässt sich nicht so leicht mit Worten beschreiben, am ehesten trifft es vielleicht das: Es ist eine eindrückliche und seltene Ruhe im Kopf entstanden. Unser Kopf ist permanent gefüllt von Gedanken. Rund 6200 Gedanken gehen uns tagtäglich durch den Kopf. Das macht im Jahr mehr als zwei Millionen. Davon ist ein ziemlich großer Teil wirklicher Schwachsinn. Konstruktiv jedenfalls sind die wenigsten. Gedanken kommen niemals aus dem Nichts, sondern entstehen immer aus dem vorher Gedachten. »Unser Gehirn ist also permanent am Denken«, erklärt der Neurowissenschaftler Henning Beck gegenüber dem Deutschlandfunk Nova.[4] Yoga und Meditation führen dazu, »die hektische Betriebsamkeit der Gedanken zu beruhigen«, wie es der Neurowissenschaftler und Meditationsforscher Dr. Ulrich Ott ausdrückt. Wie genau ein Gedanke tatsächlich entsteht, ist immer noch nicht ganz erforscht. Klar ist jedenfalls, dass das Gehirn auch beim Meditieren sehr aktiv ist. Wenn wir die Aufmerksamkeit an die Atmung, Körperempfindungen oder ein Wort koppeln, verlangsamt sich die Atmung. Dadurch schlägt auch das Herz langsamer, der Blutdruck sinkt, die Muskelspannung und die Aktivität der Schweißdrüsen nehmen ab. »Das ist das typische Bild einer Entspannungsreaktion«, sagt Ott.[5] Die elektrische Aktivität des Gehirns zeigt langsamere und stärker synchronisierte Wellen. Und das empfinden wir als wohltuend.

Wer regelmäßig Yoga praktiziert, verbessert seine Konzentrations- und Reaktionsfähigkeit. Die Körperhaltungen sind zum Teil sehr komplex und können ohne den Fokus auf das richtige Sortieren unserer Körperteile nicht ausgeführt werden. Wir lernen, den Körper besser oder bewusster wahrzunehmen. Im Grunde sendet unser Körper uns ständig Signale. In unserem schnelllebigen Alltag neigen wir dazu, diese zu überhören. Wir sind uns nicht darüber im Klaren, dass unser Körper eine tiefe

Weisheit besitzt, die uns nur dann wieder zugänglich werden kann, wenn wir beginnen, ihn wahrzunehmen. Für die Yogapraxis sind kleine, feine Wahrnehmungen essenziell.

Zahlreiche Studien belegen mittlerweile die Wirksamkeit von Yoga gegen Rücken- und Nackenschmerzen.[6,7] Yoga stärkt Wirbelsäule und Rumpf, sodass unsere Muskulatur für Entlastung und die Stabilität der Wirbelsäule sorgt. Durch die Übungen schaffen wir ein ausgewogenes Verhältnis zwischen Bauch- und Rückenmuskulatur. Häufig ist eine schwache Bauchmuskulatur Ursache von Rückenleiden. Verkürzte Muskeln werden mobilisiert und verklebtes Fasziengewebe wird gelockert. Die Muskulatur wird besser durchblutet und Verspannungen werden abgebaut.

Dass Yoga beweglicher macht, ist kein Geheimnis. Aber wozu nützt uns Beweglichkeit eigentlich – abgesehen davon, dass wir möglichst bis ins hohe Alter beim Autofahren den Schulterblick durchführen und uns selbst die Zehennägel schneiden können? Die Beweglichkeit zu trainieren, hat auch einen positiven Einfluss auf die konditionellen Eigenschaften Kraft, Schnelligkeit und Koordination. Außerdem können unsere Muskeln besser entspannen, wenn sie beweglich sind, und sie werden auch belastungsfähiger.

Ein Blick auf die Begrifflichkeit

Vielleicht stolperst du zuweilen über Begriffe wie »Dehnbarkeit«, »Beweglichkeit«, »Flexibilität«, »Gelenkigkeit«, »Stretching« – all diese Begriffe werden zwar mit dem gleichen Thema in Verbindung gebracht und gerade im Yoga hören wir sie immer wieder. Aber sie beschreiben zum Teil unterschiedliche Dinge.

Gelenkigkeit ist die Fähigkeit eines Knochensegments zur Ausführung des weitestmöglichen Bewegungsausschlags durch das dazugehörige Gelenk. Die Dehnbarkeit hingegen ist die Fähigkeit eines Muskels, seine optimale Lage zu erreichen, um den größtmöglichen Bewegungsausschlag auszuführen, sodass sein Kraftpotenzial voll genutzt werden kann. Aus beidem zusammen, der Dehnbarkeit und der Gelenkfähigkeit, ergibt sich die gesamte Beweglichkeit. Die Dehnbarkeit ist mit dem Begriff »Flexibilität« gleichzusetzen und lässt sich dabei am einfachsten von allen trainieren. Deswegen ist Ungelenkigkeit auch der beste Grund, mit Yoga anzufangen, und nicht, wie so häufig gedacht, ein Hindernis.

Manche Menschen können mühelos den Spagat einnehmen, andere schwingen ihre Beine in den Lotussitz, ohne ihn jemals bewusst geübt zu haben. Das kann an der anatomischen Struktur ihrer Hüftpfanne und ihres Oberschenkelknochens liegen. Die anatomische Formung der Knochen können wir im Erwachsenenalter nicht mehr beeinflussen, unsere Dehnfähigkeit aber schon. Das ist der Grund, weshalb fast jeder von uns mit Beharrlichkeit gewisse Yogahaltungen erlernen kann, so schwer es am Anfang auch erscheinen mag. Einen voll gebundenen Lotussitz werde ich vermutlich, trotz jahrzehntelanger Yogapraxis, aufgrund meiner körperlichen Disposition nicht mehr einnehmen können. Und das sollte übrigens auch niemand erzwingen. Das heißt, jeder Körper ist anders – und so sollten auch unsere Ansprüche beim Yoga individuell sein. Ich kann sehr gut damit leben, den Lotussitz niemals »perfekt« zu beherrschen, und trotzdem mein Leben lang Yoga praktizieren.

Beweglichkeit hat etwas mit Wohlfühlen zu tun. Wir wollen uns geschmeidig fühlen. Denn wenn sich unser Körper geschmeidig anfühlt, fühlen wir uns auch meistens wohl. Unbeweglichkeit und Steife werden hingegen mit dem Alterungsprozess und Unwohlsein in Verbindung gebracht. Muskuläre Verspannungen entstehen häufig auch durch Stress. Beobachte eine Katze oder einen Hund, sie strecken sich intuitiv, um sich geschmeidig zu halten. Dass viele Yogahaltungen Tiernamen tragen, ist kein Zufall. Wenn du schon einmal eine Katze beobachtet hast, die nach ihrem Nickerchen aufsteht, wird dir vielleicht aufgefallen sein, dass sie ihren Körper dehnt und gleichzeitig kontrahiert. Was widersprüchlich klingt, macht auch unser Körper ständig – und zwar unbewusst und natürlich. Die Katze streckt ihre Pfoten nach vorn, macht einen Buckel, zieht sich zu-

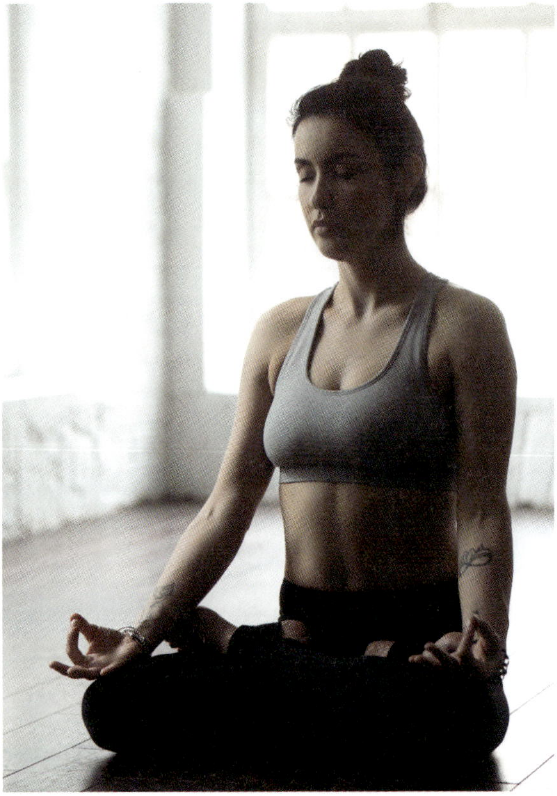

Ob der Lotussitz eingenommen werden kann, hängt vom individuellen Knochenbau ab.

rück und spannt dieselben Muskeln an, die sie durch die Streckung nach vorn zu dehnen versucht hat. Genauso machst du es auch, wenn du dich morgens streckst: Du hebst die Arme an, dehnst die Muskeln in deinem Rumpf, den Schultern und Armen und ziehst sie dann an einem bestimmten Punkt wieder zusammen. Dies ist ein ganz natürlicher Bewegungsablauf.

Wusstest du, dass man beim Dehnen einen Muskel zusammenziehen und gleichzeitig verlängern muss? Je stärker du einen Muskel beim Dehnen anspannst – indem du einen Teil des Körpers gegen den Boden, eine Wand, dich selbst oder eine andere Person drückst und quetschst –, desto mehr verbessert sich deine Flexibilität. Flexibilität und Kraft (Stabilität) gehen also Hand in Hand.

Wäre Yoga nur Beweglichkeitstraining, wären Asanas nur erfunden worden, um unsere Muskeln zu dehnen und den Fuß irgendwann hinter den Kopf legen zu können, wäre der Yoga erstens nicht so erfolgreich geworden und zweitens nicht so gesund. Es ist wissenschaftlich erwiesen, dass nur die Kombination von Dehnung und Kräftigung eine bessere Körperhaltung verursacht. Und genau um diese Kombination geht es beim Yoga.

Beweglich, stark und ausgeruht

Insbesondere durch die Medien verbinden viele mit dem Bild eines Yogis jemanden, der sich extrem verrenken und verbiegen kann. Flexibilität als Voraussetzung und als übergeordnetes Ziel des Yoga wird uns leider häufig vermittelt, ist aber nicht der tatsächliche Sinn einer körperlichen Yogapraxis. In der Yogatradition wird klar formuliert wie die ideale Haltung sein soll: stabil und leicht. *»Sthira Sukham Asanam«*, so steht es im *Yoga Sutra* des Patanjali, dem Standardwerk des Yoga. Beim Yoga geht es also immer um ein Gleichgewicht an Kraft und Flexibilität. Würde es ausschließlich darum gehen, den Körper dehnbarer zu machen, würden wir damit unserer Körperhaltung keinen Gefallen tun. Beweglich und stark zugleich zu sein, ist deshalb auch kein Widerspruch. Genau genommen bedingen diese beiden Eigenschaften einander. So ist den wenigsten Menschen beispielsweise bewusst, dass Gewichtheber eine sehr gute Beweglichkeit in Schultern und Hüften benötigen. Für Sportler und Leistungssportler ist Yoga ein Weg, wie sie die körperliche, aber auch mentale Leistungsfähigkeit verbessern können. Das Besondere am Yoga ist, dass wir automatisch zu mehr Ruhe und Gelassenheit finden und dadurch schneller regenerieren. Universitätsprofessor und Leiter der Kölner Sporthochschule Ingo Froböse sagte in einem

Podcast-Interview mit der Yogalehrerin Kristin Rübesamen einmal sehr schön: »Wer um alles in der Welt glaubt denn, dass ich bei *Big Brother* oder den *Tagesthemen* entspannen kann? Der Konsum von Medien ist für unseren Geist, unser Gehirn keine Pause.«[8] Die Qualität der Pause ist ausschlaggebend für die Qualität unserer Leistung und das bedeutet, dass wir insbesondere der aktiven Pause, wie es in der Yogapraxis üblich ist, mehr Augenmerk schenken sollten. Ein gesunder Geist lebt in einem gesunden Körper, Belastung und Regeneration müssen als Zwillinge betrachtet werden, genauso wie Anspannung und Entspannung. Das alles macht das besondere Geheimnis des Yoga aus.

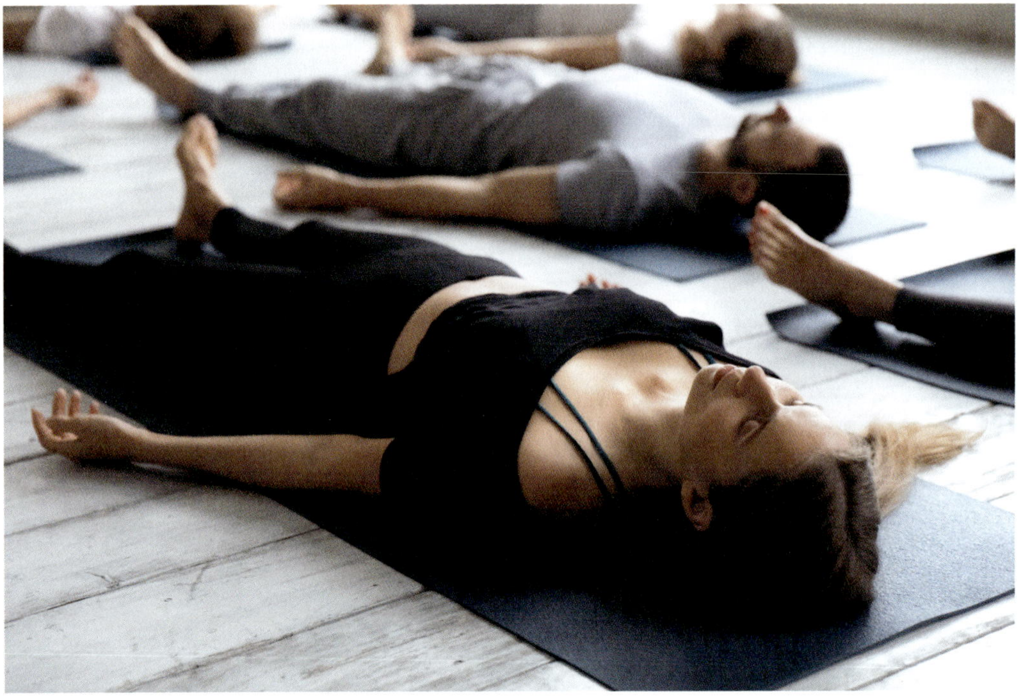

Spannungen loslassen, zur Ruhe kommen: Bei ruhigen und erholsamen Yogahaltungen bringen wir mit Tiefenatmung unser autonomes Nervensystem in Richtung Entspannung; das wirkt unter anderem auch blutdrucksenkend.

Wann du mit dem Yoga-Üben vorsichtig sein solltest

Alles, was Wirkung hat, hat auch Nebenwirkung. Je intensiver und effektiver die Yogatechnik ist, desto wichtiger ist ein verantwortungsbewusster Umgang damit. Falls du unter folgenden Beschwerden leidest, solltest du Yoga niemals ohne professionelle Begleitung üben und zunächst Physiotherapie bevorzugen:

- Akute Bandscheibenvorfälle
- Gleitwirbelsyndrom
- Wirbelblockaden
- Hexenschuss, akute Schmerzsyndrome
- Nach Bandscheiben-OP im postoperativen Stadium
- Glaukom, Grüner Star

Im Zweifel lasse dich medizinisch beraten, bevor du etwas Neues ausprobieren möchtest.

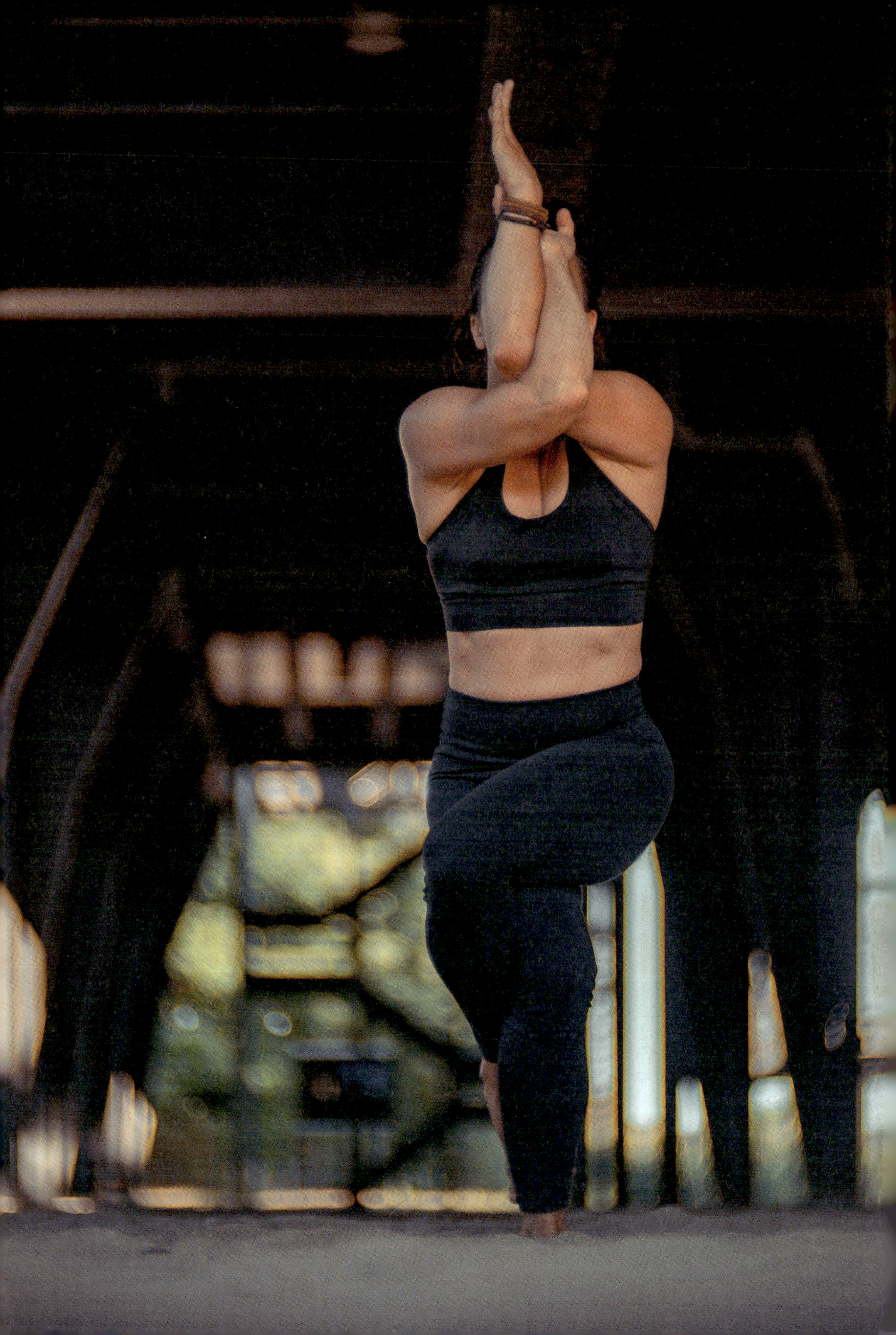

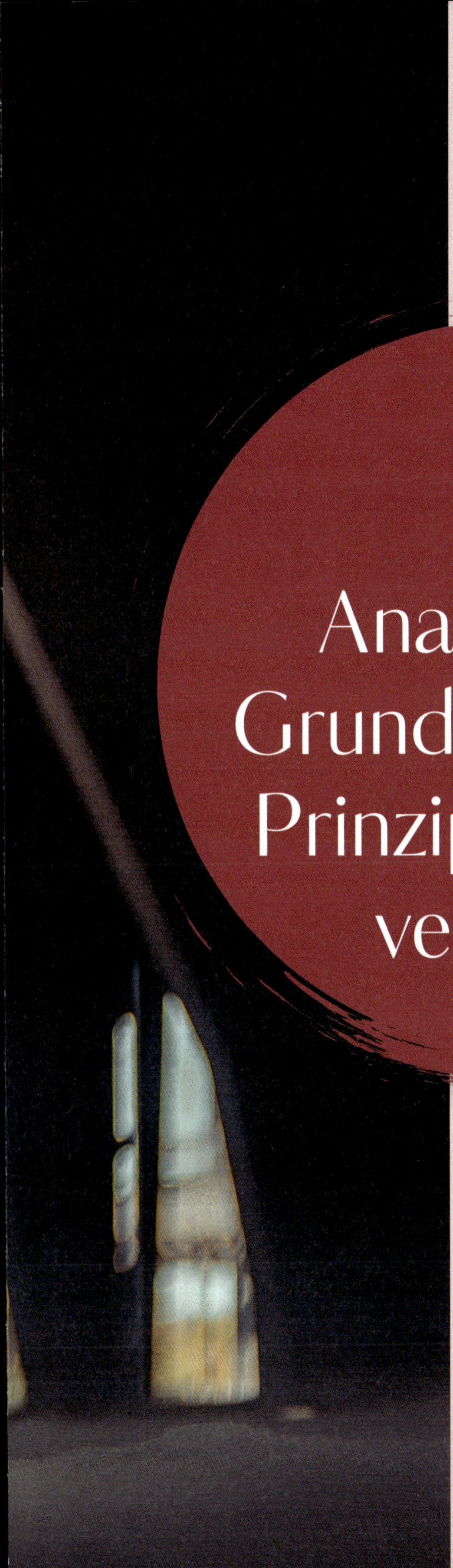

2

Anatomische Grundlagen – das Prinzip Stabilität verstehen

Das Gerüst – unsere Muskeln und Knochen und was sie verbindet

Unser Körper ist ein beeindruckendes Gebilde. Wer sich mit all seinen Funktionen befasst, darf immer wieder staunen, wie das komplexe Gebilde Mensch funktioniert. Noch immer haben wir nicht alles davon verstanden. Allein die Hauptbestandteile unseres Bewegunsgapparates sind eine kluge Konzeption, ohne die wir nicht in der Lage wären, uns auf verschiedene Art und Weise zu bewegen. Zum Bewegungsapparat werden die Knochen, Gelenke, Muskeln, Sehnen und Bänder gezählt.

Um Stabilitätstraining zu verstehen, benötigen wir ein Grundverständnis von Anatomie. Der Körper besteht aus einem passiven und einem aktiven Bewegungsapparat. Bänder, Gelenkkapseln, Bandscheiben und die etwas mehr als 200 Knochen machen den passiven Bewegungsapparat aus. Etwa 650 Muskeln und mit ihnen untrennbar verbundene Faszien und Sehnen gehören zum aktiven Bewegungsapparat.

Unsere Knochen bilden dabei das menschliche Skelett. Sie sind relativ steife Elemente mit länglicher oder platter Form. Angeblich sind sie widerstandsfähiger als Beton, dabei leichter als Stahl und härter als Granit. Die Gelenke sind die beweglichen Verbindungsstellen zwischen den Knochen und so angelegt, dass die Knochen gegeneinander beweglich sind. Damit sich die Knochen bewegen können, benötigen sie einen Motor. Das sind unsere Muskeln. Unsere Sehnen können wir uns wie Seile vorstellen, die die Kraft unserer Muskulatur dorthin bringen, wo sie eingesetzt werden soll. Sie verbinden die Muskeln und Knochen miteinander und sind für die Bewegungsausführung zuständig. Nicht zu verwechseln sind sie mit Bändern, die zwei Knochen eines Gelenkes miteinander verbinden und dem Gelenk dadurch Halt geben. Bänder bilden eine wichtige Funktion der Gelenke, da sie die zugehörigen Knochenstrukturen zusammenhalten. Sie verbinden die Knochensegmente und verleihen ihnen Bewegungsfreiheit, während sie gleichzeitig auch die Bewegung limitieren und so für bestimmte Funktionen vorsehen. Sie sorgen somit sowohl für Verbindungen als auch für Hemmungen.

Muskeln – der Antrieb für die Knochen

Bei der Muskulatur unterscheiden wir zwischen drei Arten von Muskelgewebe: die vom vegetativen Nervensystem gesteuerte Herzmuskulatur und die glatte Muskulatur, die beide nicht willkürlich angesteuert werden können, sowie die Skelettmuskulatur, die bewusst von uns kontrolliert werden kann.

Die **glatte Muskulatur** wird aufgrund ihrer mikroskopischen Struktur als glatt bezeichnet. Im Gegensatz zur Skelett- und Herzmuskulatur weist sie unter dem Mikroskop keine sichtbaren Querstreifen auf. Sie findet sich etwa in den Wänden aller Hohlorgane. Dazu zählen die Blutgefäße, die Atemwege, der Darm oder die Harnwege. Auch unter der Haut befindet sich glatte Muskulatur, sie richtet dort beispielsweise unsere Haare auf – unwillkürlich, wenn wir Gänsehaut bekommen. Wie jedes andere Gewebe gerät die glatte Muskulatur bei Dehnung unter Zug.

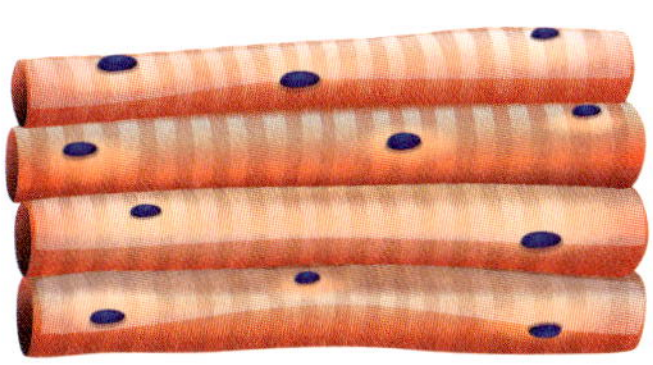
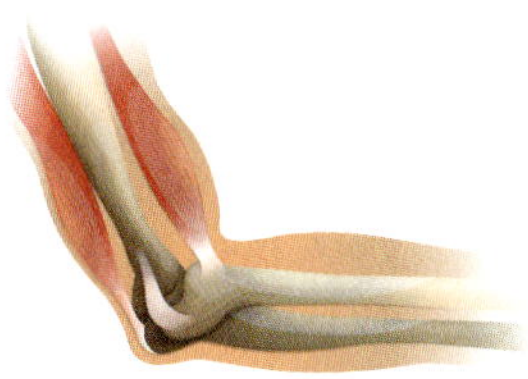

Skelettmuskulatur

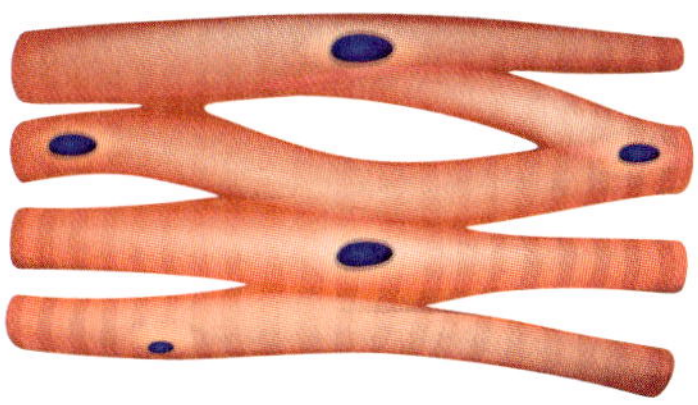
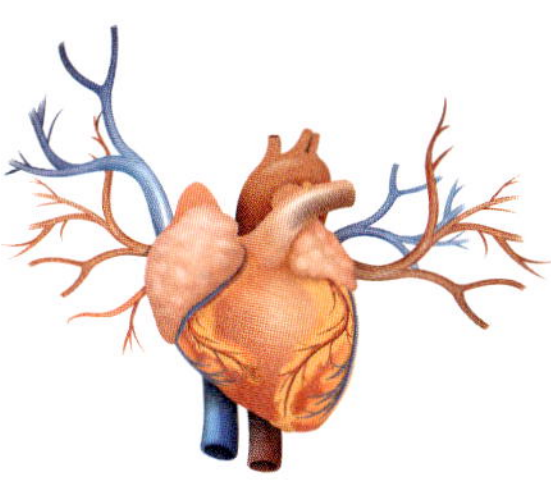

Herzmuskulatur

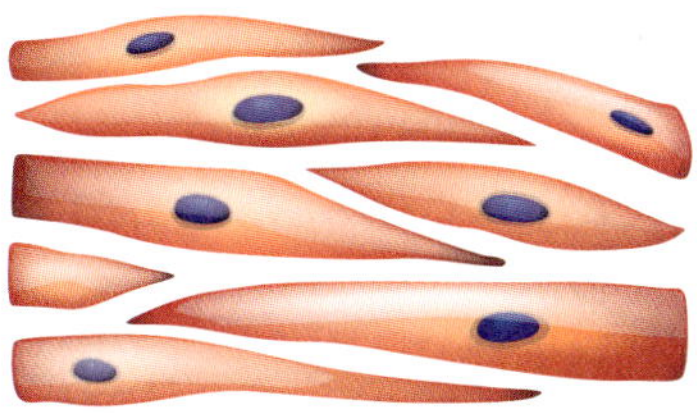
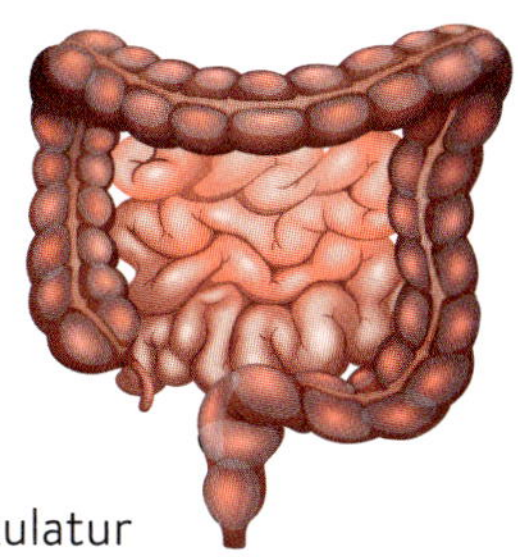

Glatte Muskulatur

Es werden drei verschiedene Arten von Muskulatur unterschieden. Nur die Skelettmuskulatur lässt sich willkürlich von uns ansteuern.

Die **Herzmuskulatur** ist eine modifizierte Form der Skelettmuskulatur und kommt nur im Herzen vor. Das Herz ist ein muskulöses Organ, das aus drei Schichten besteht: dem Endokard, dem Myokard und dem Epikard. Der Herzmuskel ist das Myokard, die mittlere Schicht des Herzens. Es ist die dickste Schicht und liegt zwischen dem einschichtigen Endokard und dem äußeren Epikard, das den viszeralen Herzbeutel bildet, der das Herz umgibt und schützt. Das Besondere am Herzmuskel ist, dass er die Eigenschaft hat, sich selbst zu stimulieren, also sich aus eigener Kraft selbst erregen und Strom bilden kann. Das Herz zieht sich zusammen, ohne dass wir uns anstrengen müssen wie bei einem anderen Muskel – beispielsweise wenn ich einen schweren Gegenstand heben will. Das Herz macht alles allein von sich aus.

In diesem Buch steht die **Skelettmuskulatur** im Mittelpunkt, die wir willentlich ansteuern können. Sie kommt überall dort vor, wo Knochen oder knöcherne Strukturen bewegt werden. Skelettmuskeln sind von festem Bindegewebe, den Faszien, umhüllt. Jedes Muskelfaserbündel wird von einer Bindegewebsschicht zusammengehalten. Mehrere Muskelfaserbündel wiederum bilden den gesamten Muskel. Unsere Muskulatur macht ungefähr 30 bis 40 Prozent der gesamten Körpermasse aus. Dieser Anteil setzt sich jedoch nicht nur aus den zusammenziehbaren Muskeln zusammen, sondern auch aus den bindegewebsartigen Anteilen. Diese machen wiederum rund 10 bis 15 Prozent des Muskels aus. Das sogenannte Endomysium umhüllt als straffe, zugfeste Bindegewebshaut den gesamten Muskel. Es geht direkt in die Sehne über, die wiederum mit dem Knochen verbunden ist.

Faszien – das Netz, das alles umhüllt

Nichts anderes als Bindegewebe – das sind die Faszien. Die Begriffe können synonym verwendet werden. Den Verbund aus Fasern und Zellen kann man sich ähnlich vorstellen wie die weiße Haut, die zwischen Fruchtfleisch und Schale einer Orange sitzt. Oder wie mehrere Lagen Klarsichtfolie. Früher ging man davon aus, dass Bindegewebe keine höhere Funktion hat, es galt einfach als ein Gewebe unseres Körpers, das wie Verpackungsmaterial Muskeln und Organe umhüllt. Heute wissen wir es besser. Diese Faszien sind mit hochempfindlichen Messfühlern bestückt, die dem Gehirn melden, wenn der Körper verletzt ist. Damit haben sie im Gegensatz zur früheren Annahme der Funktionslosigkeit eine ganz besonders wichtige Aufgabe.

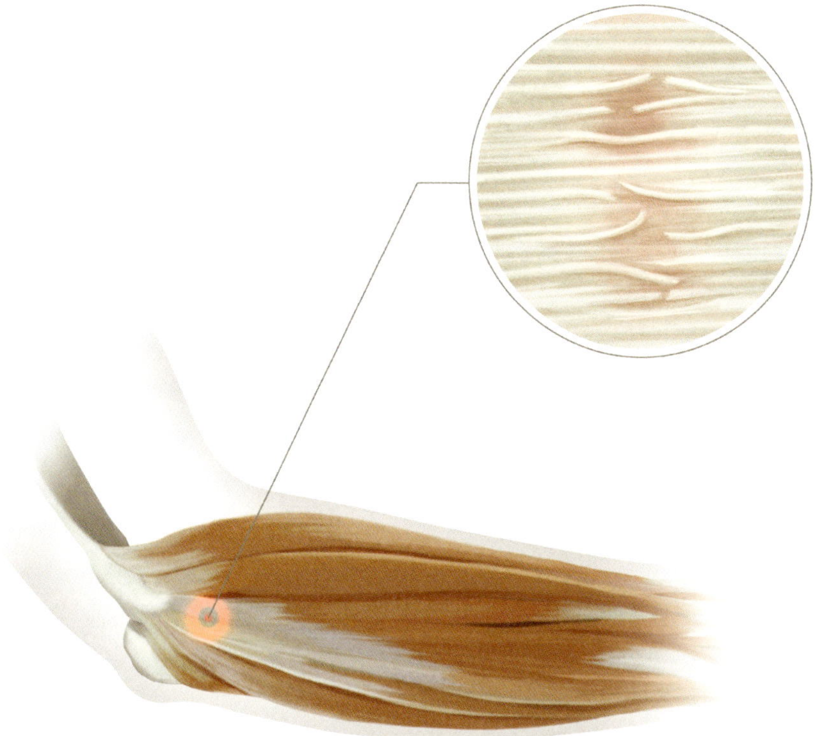

Faszien sehen ähnlich aus wie die weiße Haut zwischen Fruchtfleisch und Schale einer Zitrone oder Orange. Sie umhüllen die Muskeln, aber auch Knochen und Sehnen, Bänder, Nerven und auch die Organe.

Das Bindegewebe bildet sogar ein eigenständiges Organsystem, sozusagen ein hochsensibles sensorisches Sinnesorgan, das, wie man heute zum Glück weiß, eine Vielzahl von wichtigen Aufgaben erfüllt. Es umgibt nicht nur jeden Muskel, sondern auch jedes Organ und jede Bandstruktur unseres Körpers. Wenn wir Schmerzen spüren, spielen die Faszien in der Reizweiterleitung eine große Rolle. Es kann auch durchaus sein, dass wir den Schmerz an einer anderen Stelle spüren als dort, wo das eigentliche Problem sitzt. Und das liegt eben daran, dass Faszien unseren Körper wie ein Netz überziehen und durchziehen und so nahezu alles mit allem verbunden ist.

Ein gut trainiertes Fasziengewebe ist elastisch und reißfest zugleich und damit die Grundlage für körperliche Leistungsfähigkeit. Die Faszien geben unserem Körper die

Form, sie halten ihn zusammen. Wir könnten ohne Faszien die Kraft unserer Muskeln nicht nutzen und somit käme auch keine Bewegung zustande. Faszien übertragen die Kräfte der Muskeln auf die Knochen. Sie bestehen im Wesentlichen aus Kollagen, Elastin und der Grundsubstanz.

- Kollagen ist ein Strukturprotein, das dem Bindegewebe Festigkeit verleiht. Es hat eine reißfeste Eigenschaft.
- Elastin ist ebenfalls ein Protein, das über elastische Eigenschaften verfügt. Das Gewebe lässt sich dehnen und kehrt nach der Dehnung in seine ursprüngliche Form zurück.
- Die Grundstruktur besteht aus dem sogenannten extrazellulären Raum, dem Raum außerhalb beziehungsweise zwischen den Zellen und damit zwischen den Struktur gebenden bindegewebsartigen Bestandteilen Kollagen und Elastin. Durch seinen hohen Wasseranteil kann dieser Raum gut Kräfte, beispielsweise Stöße, absorbieren.

Diese gegensätzlichen Eigenschaften ergänzen sich und machen Faszien zu diesem ganz besonderen Gewebe mit zahlreichen Funktionen: Die Muskeln werden unterstützt, die Organe werden geschützt, Kraft wird übertragen und Reize werden weitergeleitet.

Dieses so besondere Fasziengewebe braucht Bewegung, um funktionstüchtig zu bleiben. »Faszien verfilzen wie die Wollfäden eines zu heiß gewaschenen Pullovers, wenn wir Fehlhaltungen einnehmen oder es beim Training zu Überlastungen kommt«, schreibt Alexandra Rigos im *GeoMagazin*.[9] Sogar psychischer Druck scheint Auswirkungen auf die Faszien zu haben. Stresshormone führen dazu, dass die Faszien sich zusammenziehen und somit verhärten. Durch Yoga werden die Faszien stimuliert und lockern sich. Faszien lieben auflockernde Bewegungen wie Schwingen oder Hüpfen, aber sie lieben auch Dehnung und Massage. All diese Aspekte kommen beim Yoga zur Geltung. Und damit ist Yoga Faszienpflege.

Die Wirbelsäule – Basis unserer Stabilität

Unsere Wirbelsäule ist ein Konstrukt der Perfektion. Gemacht übrigens für einen Körper, der einen Mangel an Bewegung, wie es für einen großen Teil der Menschen in der heutigen Gesellschaft Realität ist, nicht kennt und dem dieser Bewegungsmangel nicht guttut. Die Wirbelsäule ist so aufgebaut, dass sie auch widersprüchlichen Anforderungen gerecht werden kann. Denn sie ist mit ihren 24 Wirbeln stabil und beweglich zugleich. Sie wird unterteilt in sieben Halswirbel, zwölf Brustwirbel und fünf Lendenwirbel. Zwischen den einzelnen Wirbeln sind die Bandscheiben gelagert. Diese puffern Belastungen von außen, beispielsweise Stöße, durch ihren gallertartigen Kern und ihre reißfeste Hülle ab und schützen so die einzelnen Wirbel. Der Gallertkern hat die Fähigkeit, Wasser zu binden. Bei Entspannung saugt er Wasser auf und drückt es bei Belastung wieder raus, wodurch er mit Nährstoffen versorgt wird. Die Bandscheiben haben die besondere Eigenschaft, sich unter Belastung also zusammenzupressen, und bei Entlastung regenerieren sie. Durch den regelmäßigen Wechsel zwischen Anspannung und Entspannung bleiben die Bandscheiben flexibel. Wenn die Bandscheiben gesund sind, drücken sie die angrenzenden Wirbel auseinander und verteilen so die Last und entlasten die Wirbelstrukturen. Der äußere Bandscheiben-Faserknorpel ist fest mit den benachbarten Wirbeln verbunden. Dadurch erhält das Segment über die Flexibilität hinaus eine schützende Stabilität. Für eine gewisse Stabilität sorgen auch die Bänder. Insgesamt sind es sechs Systeme, die Wirbel und Bandscheiben miteinander verbinden, in Position halten und somit schützen. Es handelt sich hier um die folgenden sechs Systeme:

- das vordere Längsband *(Ligamentum longitudinale anterius)*, das die Wirbelsäule vom Bauchraum abgrenzt,
- das hintere Längsband *(Ligamentum longitudinale posterius)*, das an der Hinterseite der Wirbelkörper innerhalb des Wirbelkanals verläuft und mit den Bandscheiben verbunden ist,
- das sogenannte gelbe Band *(Ligamentum flavum)*, das zwischen den einzelnen Wirbelbögen verläuft,
- die Zwischenquerfortsatzbänder *(Ligamenta intertransversaria)*, die die Querfortsätze der übereinander liegenden Wirbel miteinander verbinden,

- die Zwischendornfortsatzbänder *(Ligamenta interspinalia)*, die die Verbindung der Dornfortsätze an der Rückseite der einzelnen Wirbel darstellen, und
- das Überdornfortsatzband *(Ligamentum supraspinale)*, das über alle Dornfortsätze verläuft und die Wirbelsäule als Ganzes stabilisiert.

Die Wirbelsäule lässt sich in verschiedene Richtungen kippen und verdrehen. Im Yoga spricht man tatsächlich gern von den acht Bewegungsrichtungen der Wirbelsäule, *Ashta Karana*. Die Wirbelsäule kann sich nach rechts und links zur Seite beugen, nach vorn und nach hinten beugen, nach rechts und links um die eigene Achse drehen und sich sowohl auseinanderziehen als auch zusammenziehen. Das Verrückte ist, dass wir meistens in unserem Alltag auf höchstens zwei Bewegungsrichtungen kommen. Die Wirbelsäule ist aber dafür gemacht, alle acht auszuführen. Denke doch an dieser Stelle einmal kurz nach: In welche Bewegungsrichtungen hast du deine Wirbelsäule heute schon bewegt? Kommst du auf zwei verschiedene? Oder auf mehr? Vermutlich hast du die Beweglichkeit der Wirbelsäule heute noch nicht in alle Richtungen genutzt und hast stattdessen viel Zeit im Sitzen verbracht. Doch das lange Sitzen ist für die Gesundheit unseres Rückens und unserer Bandscheiben nicht vorgesehen.

Aufbau der Wirbelsäule

Diese Kombination aus stabilen Elementen wie den Wirbelkörpern und flexiblen Elementen wie den Bandscheiben und den Wirbelgelenken macht die Besonderheit der Wirbelsäule aus und ist Voraussetzung dafür, dass wir mit unserem Körper all das machen können, was wir eben so tun. Denn dieses Konstrukt sorgt gleichzeitig für Stabilität, Beweglichkeit und eine richtige Lastenverteilung. Wenn du die Wirbelsäule von der Seite betrachtest, ist sie doppelt s-förmig gekrümmt. Deswegen kann sie Erschütterungen und Belastungen so gut abfedern. Die Bandscheibe eines jungen, gesunden Menschen kann das ungefähre Gewicht eines Kleinwagens abfedern. Warum das so wichtig ist? Trägst du beispielsweise einen Koffer, der 25 Kilogramm wiegt, drückt dieses Gewicht bei geradem Rücken bereits mit etwa 100 Kilogramm auf die untere Wirbelsäule. Wir sind uns im Alltag kaum bewusst darüber, welchen tatsächlichen Belastungen unsere Wirbelsäule ständig ausgeliefert ist.

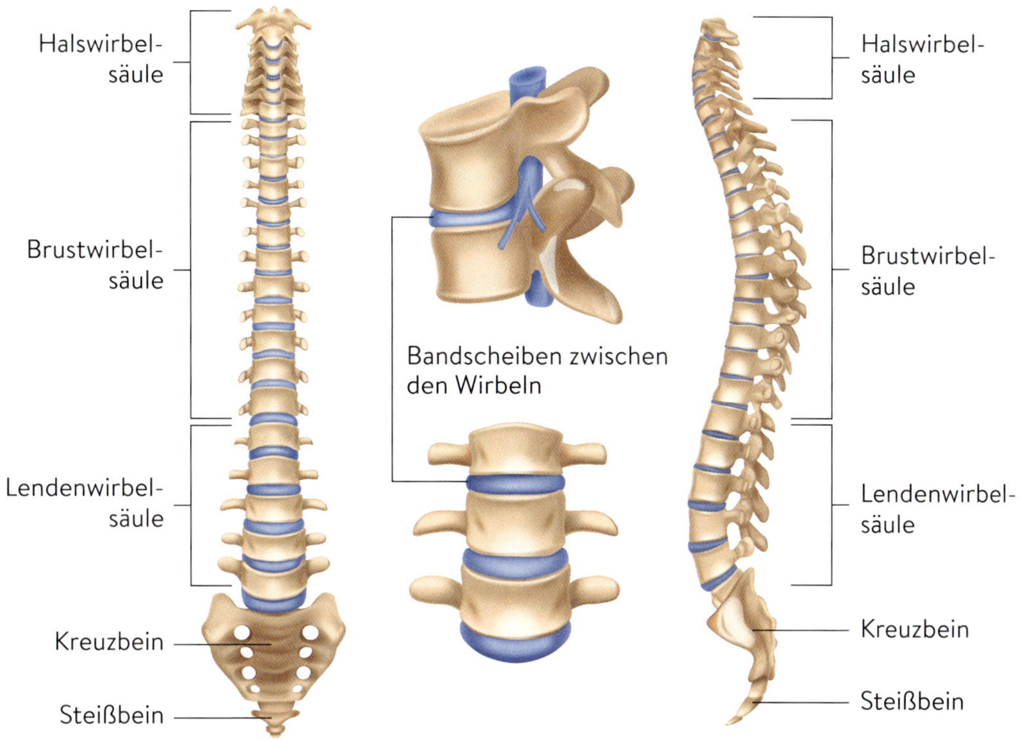

Die menschliche Wirbelsäule wird mit ihren 24 Wirbeln in Lenden-, Brust- und Halswirbel aufgeteilt. Sie setzt sich aus den einzelnen Wirbelkörpern und deren Bandscheiben zusammen.

Der Wirbelkörper

Die eigentliche Stützfunktion der Wirbelsäule wird von den Wirbelkörpern erfüllt. Zusammen mit den Zwischenwirbelscheiben bilden sie die Stütze für Rumpf, obere Extremität und Kopf. In der Breite und Höhe nehmen sie von oben nach unten zu. Das ist sinnvoll, denn die Lendenwirbel müssen die ganze Last des Oberkörpers tragen. Mit Ausnahme unseres obersten Halswirbels bestehen die Wirbel aus Wirbelkörper und -bogen. An den verschiedenen Fortsätzen setzen Rippen und Muskeln an. Die Muskeln werden durch Spinalnerven versorgt, die an bestimmten Stellen aus dem Wirbelkanal austreten, in dem gut geschützt unser Rückenmark verläuft. Das Rückenmark kannst du dir vorstellen wie einen langen Schlauch aus Nerven, der vom Gehirn durch die hohle Mitte der Wirbelsäule den Rücken entlang verläuft. Es ist der Kanal, der Nachrichten zwischen dem Gehirn und dem Körper austauscht.

Ursachen für eine instabile Wirbelsäule

Es gibt nur wenige Menschen, die ohne Rückenschmerzen durch ihr Leben gehen. Laut Robert Koch-Institut gehören Rückenschmerzen neben Kopfschmerzen zu den häufigsten Schmerzproblemen. Sie schränken die Lebensqualität gehörig ein und gelten in Deutschland als zwei der größten Gesundheitsprobleme, nicht nur für den Einzelnen, sondern für alle. Denn sie verursachen enorme Kosten. Die Kosten für Rückenschmerzen sind vergleichbar hoch wie die für Herzerkrankungen und Diabetes. Das Statistische Bundesamt schätzt die Krankheitskosten für Rückenschmerzen auf jährlich rund neun Milliarden Euro.[10] Bereits 2002 wurden für die Behandlung von Erkrankungen der Wirbelsäule und des Rückens in Deutschland knapp 8,4 Milliarden ausgegeben.[11] Laut Krankheitskostenstatistik waren es im Jahr 2022 bereits 11,6 Milliarden Euro. Damit fielen 2,8 Prozent der Krankheitskosten auf Rückenleiden.[12] Rückenschmerzen sind sogar ein häufiger Grund für Rentenanträge.[13] Außerdem interessant: Rückenschmerzen zählen erfahrungsgemäß zu den häufigsten Gründen, warum Menschen mit Yoga anfangen.

Die Behandlungskosten im Gesundheitssystem erhöhen sich laufend, deswegen steigen unsere Krankenkassenbeiträge. Allein durch einen gesünderen, aktiveren Lebensstil könnten wir dieser Entwicklung jedoch entgegenwirken. Unser heutiger Lebensstil ist absolut untypisch für eine menschliche Wirbelsäule. Wir bewegen uns zu wenig, sitzen zu viel. Der Mensch hat in den letzten Jahrzehnten ein für unseren Körper widersprüchliches Bewegungsverhalten entwickelt. Ein Körper, der, wie in Kapitel 1 auf Seite 223 bereits ausführlich beschrieben, für Bewegung gemacht wurde, versucht Bewegung auf ein Minimum zu reduzieren. Die gesellschaftliche Bequemlichkeit ist das Hauptproblem. Das Verrückte dabei ist: Wir wissen, dass diese Reduktion an Bewegung ungesund ist, aber wir reduzieren sie dennoch weiter. Wir vermeiden es, Treppen zu laufen, wo irgend möglich, gehen möglichst wenig zu Fuß. Den Rasen mäht ein Mähroboter, die Wohnung saugt der Saugroboter, die Einkäufe im Supermarkt übernimmt ein Lieferdienst. Solch ein Lebensstil ist letztlich ziemlich absurd.

Der Bewegungsmangel ist dabei nicht nur ein Phänomen, das sich bei Erwachsenen beobachten lässt, es geht schon im Kindesalter los. »Bereits in der Kindheit und Jugend – das Zeitfenster, in dem sich die Wirbelsäule mit ihren Krümmungen ausformt – wird durch das viele Sitzen der Grundstein für eine Fehlhaltung gelegt, die uns im Lauf des Lebens weiter begleitet.«[14] Bereits im Jahr 2003 gab es eine Studie an der Universität des Saarlandes mit 479 teilnehmenden Schülern, die zeigte, dass lediglich 43 Prozent der Gruppe in der Lage waren, eine aktive und stabile Körperhaltung einzunehmen.[15] Vermutlich ist das heute, rund 20 Jahre später, noch viel schlimmer. Dass Kinder sich zu wenig bewegen, liegt nicht nur am Schulsystem, sondern auch an mangelnden Vorbildern. Kinder orientieren sich an Erwachsenen. Das Ergebnis des unbewegten Lebensstils: Die meisten Menschen in unserer westlichen Gesellschaft haben einen verkürzten Hüftbeuger *(Musculus iliopsoas)* und einen zu schwachen Rückenstrecker *(Musculus erector spinae)*.

Schmerzen gehören zu unseren körperlichen Erfahrungen. Wir machen sie alle und müssen sie auch alle machen. Sie sind eine natürliche Schutzfunktion unseres Körpers, ein Warnsignal. Deswegen machen wir sie auch seit frühester Kindheit, denn auch Kinder sollen lernen, Gefahren zu erkennen und darauf zu reagieren.[16] Unser Körper gibt uns fortlaufend Signale als Antwort auf die Reize aus der Umwelt und als Rückmeldung des eigenen Befindens. Das Problem ist, dass wir diese Signale gern übersehen. Wir wollen nicht hinhören. Weil das Signal des Körpers meistens ein Hinweis darauf ist, dass wir etwas verändern sollten. Insbesondere gilt das für Rückenschmerzen. Wir könnten viel dagegen tun, warten aber lieber ab, bis sie unerträglich werden.

Unser Körper bleibt nur mit ausreichender Bewegung gesund. Er ist mit einer besonderen Eigenschaft ausgestattet: Bewegen wir uns regelmäßig mehr, passt er sich mit allen seinen Funktionen an die neue Herausforderung an. Es gibt also keinen Grund dafür, sich weniger zu bewegen. Wenn sich Muskeln und Faszien bewegen, werden sie mit Nährstoffen versorgt. Bewegung trainiert den Herzmuskel und die Atemmuskeln. Bewegung sorgt für eine bessere Durchblutung im Gehirn und hat deswegen positive Auswirkungen auf unsere Psyche. Vor allem aber reduzieren wir mit Bewegung unsere Rückenschmerzen. Wir brauchen hierfür eine stabile Tiefenmuskulatur. Aber sie ist niemals allein zu betrachten, weil Muskeln immer miteinander arbeiten und niemals isoliert. Wo diese Stabilisatoren der Wirbelsäule sitzen, warum es so schwierig ist, einige davon anzusteuern, und weswegen wir sie mit Yogahaltungen sehr gut schulen können, wird in diesem Ratgeber gesondert beschrieben.

Die Rumpfmuskulatur – Halt und Beweglichkeit

Neben den Bauch- und Rückenmuskeln zählen auch Teile der Gesäß- und Oberschenkelmuskulatur zur Rumpfmuskulatur. Generell ist es die Aufgabe unserer Rumpfmuskulatur, die Wirbelsäule zu stabilisieren. Wenn unsere Rumpfmuskulatur gut und funktionell trainiert ist, trägt sie dazu bei, dass Becken, Hüfte und Lendenwirbelsäule auch bei schnellen Läufen optimal stabilisiert und bewegt werden können. Betrachtet man die gesamte Rumpfmuskulatur aus dem Blickwinkel der Funktionalität, setzt sie sich aus der großen (oberflächlichen) Muskulatur, die auch global stabilisierende Muskulatur genannt wird, und der »kleinen« tief liegenden, lokal stabilisierenden Muskulatur zusammen. Die nicht sichtbaren, tiefer liegenden Muskeln sind kürzer und befinden sich nicht direkt unter der Körperoberfläche, sondern unterhalb der Oberflächenmuskulatur und nahe an den Gelenken. Das sind die Muskeln, die ins Spiel kommen, wenn es um das Stabilitätstraining geht.

Diese Tiefenmuskulatur liegt in der Körpermitte und ist um die Wirbelsäule herum angeordnet. Dazu zählen Bauch-, Rücken-, Hüft-, Beckenbodenmuskulatur und Zwerchfell. Stell es dir vor wie ein Korsett, das unseren Körper stabilisiert. Die Tiefenmuskulatur hält den Körper im Gleichgewicht und ist dafür verantwortlich, dass unsere Gelenke beweglich bleiben. Sie stärkt insbesondere den Rumpf und das Becken. Obwohl sie kürzer sind als die großflächigen sichtbaren Muskeln, können gerade sie enorme Kräfte entwickeln – zum Beispiel während der Presswehen beim Geburtsvorgang. Wenn die Tiefenmuskulatur nicht gut trainiert ist, kommt es leicht zu Verletzungen, vor allem beim Sport. Daher sollte eigentlich jeder, der gern Sport treibt, daran denken, sich um seine Tiefenmuskulatur zu kümmern und Stabilitätstraining in den sportlichen Alltag einzubinden.

Wie Oberflächen- und Tiefenmuskulatur arbeiten

Die Skelettmuskeln lassen sich in unterschiedliche Muskelgruppen einordnen. Man unterscheidet hier oberflächliche Muskulatur von der tief liegenden Muskulatur. Die oberflächliche Muskulatur ist meist mehrgelenkig, verläuft also über mehrere Gelenke, und ist zuständig für Bewegungen und Gleichgewicht. Zu ihr zählt die unter dem Begriff »Sixpack« bekannte und so angesagte Bauchmuskulatur. Die tief liegende Muskulatur – meist klein, gelenknah, eingelenkig – ist für die sogenannte segmentale Stabilität zuständig, das heißt für die Stabilität von einem Wirbel zum anderen. Bei einem gesunden Bewegungsablauf wird der Rücken immer zuerst über die tief liegende Muskulatur stabilisiert und dann erst folgt die äußere Bewegung. Bei einem gestörten und damit schmerzhaften Bewegungsablauf hingegen wird zuerst die äußere Muskulatur aktiv. Ist das der Fall, kommt es zu einer veränderten Statik im Körper, die wiederum eine unkoordinierte Verdrehung in der Wirbelsäule zur Folge hat. Erst der entstehende Schmerz führt dann zur Aktivierung der tiefen Rückenmuskulatur.

Weder das eine noch das andere System hat einen höheren Stellenwert. Auch wenn hier viel von der tief liegenden Muskulatur die Rede ist, ist diese nicht wichtiger als die oberflächliche. Die Trennung ergibt sich vor allem aus anatomischen Gesichtspunkten. An der Stabilisation des Rumpfes sind alle Rumpfmuskeln in unterschiedlichem Ausmaß beteiligt, abhängig von der Belastung und der Bewegungsrichtung. Fehlbelastungen entstehen, wenn eines der Systeme nicht in seiner normalen Funktion arbeitet. Zwar kann jeder Bewegung ein Muskel zugeordnet werden, der bei dieser bestimmten Aktion am stärksten beteiligt ist, aber das bedeutet nicht, dass er der einzige ist, der arbeitet. Arbeitet überhaupt ein Muskel jemals allein? Theoretisch könnten wir nur einen einzigen Muskel arbeiten lassen, aber so funktionieren wir im wirklichen Leben nicht. Und beim Stabilitätstraining geht es immer darum, den Körper für das wirkliche Leben stabil zu machen.

Im Alltag geht es nie um einzelne Muskeln, sondern bestimmte Aktionen und damit verbundene Bewegung. Das ist im Sport genauso: »Kein Golfspieler wird einen guten Abschlag zustande bekommen, wenn er versucht, ein paar ausgewählte Muskeln isoliert zu betätigen. Das genaue Gegenteil ist der Fall: Sämtliche Muskeln tragen ihren Teil dazu bei, einen optimalen Swing anzusteuern.«[17] Egal, ob wir sitzen, stehen, gehen, etwas tragen, uns bücken oder etwas heben – keine einzige dieser Tätigkeiten wird isoliert von einem einzigen Muskel ausgeführt. Immer sind ganze Muskelgruppen beteiligt. Wir bringen mehrere Gelenke in Bewegung und der Körper muss dabei stabilisiert werden. Und Yoga-Asanas sind keine Ausnahme, ganz im Gegenteil eignen sie sich besonders gut, gerade diese tief liegenden Muskeln an der Wirbelsäule zu trainieren, weil hier präzise und mit geringer Intensität gearbeitet wird. Dies macht Yoga zum perfekten Training für mehr Stabilität.

Sonderfall Beckenboden

Genau genommen besteht der Beckenboden aus mehreren Muskelschichten. Der bekannteste Teil der Beckenbodenmuskulatur ist die unterste Schicht; es handelt sich dabei um den sogenannten Schließmuskel. Und was wird damit in Verbindung gebracht? Klar – der Toilettengang. Kein Wunder, dass sich Beckenbodentraining irgendwo zwischen vergessenem Land und Tabuthema bewegt. Schließlich denkt beim Beckenboden jeder an Sexualität, Inkontinenz und Geburtsweg. Dabei leistet die Beckenbodenmuskulatur Spektakuläres und ist entscheidend für uns, wenn es um Körperhaltung und Bewegung geht.

Die mittlere Schicht verbindet die Sitzbeinhöcker miteinander und hält das Becken zusammen. Diese Muskelschicht ist bei Frauen nur halb so stark ausgebildet wie bei Männern. Es ist die Schicht, die während der Schwangerschaft das Gewicht des Fötus trägt und sich zur Geburt schließlich aufdehnt.

Die innerste Schicht liegt wie eine Schale im Beckenring, stützt die Unterleibsorgane und steht mit der Rumpfmuskulatur in Verbindung.

Ein gesunder Beckenboden ist in fast allen Aktivitäten und Bewegungen sehr hilfreich. Aktivieren wir die Beckenbodenmuskulatur, werden auch gleichzeitig die vielgefiederten Muskeln des Rückens *(Musculi multifidii)* sowie der tiefliegendste Muskel der Bauchmuskulatur *(Musculus transversus abdominis)* aktiviert. Das ist für unsere Körperhaltung sehr wichtig. Auch wenn wir husten oder niesen, arbeitet der Beckenboden. Er spannt sich an und hält somit einem enormen Druck stand. Generell gilt: Je näher ein Muskel am Körperzentrum beziehungsweise an der Wirbelsäule liegt, desto mehr unterstützende und stabilisierende Aufgaben übernimmt er.

Würden wir den Beckenboden regelmäßig trainieren, könnten zahlreiche Fälle von Rückenschmerzen vermieden werden. Unser gesamter Oberkörper wäre stabiler. Vor Hunderten von Jahren war gezieltes Training der Tiefenmuskulatur gar nicht notwendig. Damals liefen Menschen barfuß auf Waldboden, balancierten und kletterten, trugen schwere Lasten auf den Schultern und waren grundsätzlich auf unebenem Boden zu Fuß unterwegs. In genau solchen Situationen müssen die tief liegenden Muskeln arbeiten. Unser heutiger Alltag sieht ganz anders aus. Kinder sitzen in ihren wichtigsten Lebensjahren über einen enorm langen Zeitraum in Klassenräumen auf Stühlen. Wir laufen in Schuhen über asphaltierte Wege und trainieren im Fitnessstudio hauptsächlich die Muskeln, die äußerlich sichtbar sind, damit wir gut aussehen. Das führt dazu, dass die tief liegenden Muskeln – unsere

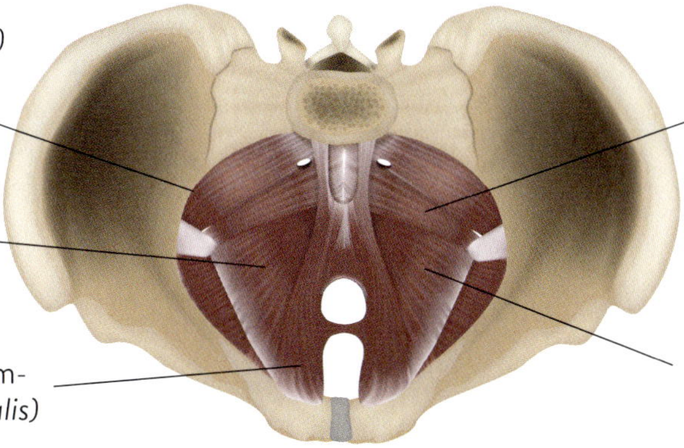

Der Beckenboden (hier die Ansicht von unten) ist mit seiner Muskulatur der untere Abschluss des Beckens. Er stabilisiert die Beckenorgane, die durch den aufrechten Gang Druck nach unten ausüben. Durch die notwendigen Öffnungen für Darm, Harn- und Geschlechtsorgane hat er jedoch auch Schwachstellen.

Stabilisatoren – verkümmern. Und dann ist es kein Wunder, dass Rückenschmerzen entstehen.

Beim Beckenboden geht es nicht primär um Kraft, sondern um ein gesundes Verhältnis der Fähigkeiten Anspannen und Loslassen, was im Übrigen für jeden Muskel gilt. Hier aber ist es besonders wichtig, die (Beckenboden-)Muskulatur gezielt in die richtige Richtung und zum richtigen Zeitpunkt zu aktivieren. Im Stehen funktioniert der Beckenboden folgendermaßen: Mit seiner innersten Längsschicht zieht er den Steiß Richtung Schambeinkante und und öffnet den Übergang von der Lendenwirbelsäule zum Kreuzbein (lumbosakral). Mit seiner Querschicht nähert er die beiden Sitzbeinhöcker dem Damm an und bewirkt so den sogenannten Klammereffekt und stabilisiert die beiden Iliosakralgelenke.

Noch ein Sonderfall: Das Zwerchfell

Der wichtigste Atemmuskel ist das Zwerchfell. Es handelt sich dabei um einen flachen Muskel beziehungsweise eine Muskel-Sehnen-Platte, die Brust- und Bauchhöhle voneinander trennt. Das Zwerchfell ist kuppelförmig aufgespannt und verbindet die unteren Rippen, das Brustbein sowie die oberen Lendenwirbel. Durch die Öffnungen im Zwerchfell verlaufen Speiseröhre, Nerven, Aorta und die untere

Hohlvene. Eine normale Atmung im Ruhezustand wird auch als Zwerchfellatmung oder Bauchatmung bezeichnet. Bei einer ruhigen Atmung übernimmt das Zwerchfell den Großteil der Atemarbeit und wird in Teilen von der Zwischenrippenmuskulatur sowie der schrägen Bauchmuskulatur unterstützt. Ein Teil des Zwerchfells steht in Kontakt mit den unteren Rippen und der Brustwand. Diese wird von der Rippenmuskulatur und unter anderem von der Bauchmuskulatur kontrolliert. Zusätzlich helfen Teile der Muskulatur des Schultergürtels und des Halses, die sogenannte Atemhilfsmukulatur, beim Atemvorgang.

Voraussetzung für eine gute Atmung ist also immer, dass die Atemmuskeln gut funktionieren. Wenn in diesem Bereich Störungen auftreten, kann es durch einen verminderten Zwerchfelldruck zu einer ineffizienten Atmung kommen. Dann wird der quer verlaufende Bauchmuskel, der unter anderem für die Stabilisation im Lendenwirbelbereich und die Atmung wichtig ist, nicht richtig eingesetzt. Dadurch werden die anderen Muskeln, die an der Atmung beteiligt sind, ihrerseits in ihrer Funktion gestört und laufen Gefahr zu überlasten. In diesem Fall kann es zuerst zu Kurzatmigkeit und verminderter Leistungsfähigkeit sowie zu Rückenschmerzen und Verspannungen in Schulter und Nacken kommen. Wenn wir einatmen, wird das Zwerchfell angespannt. Es senkt sich dabei in der Bauchhöhle ab. Gleichzeitig spannen sich die äußeren Zwischenrippenmuskeln an, die dann den Brustkorb heben und die Brusthöhle seitlich ausweiten. Und wiederum zur selben Zeit entspannen sich die Ausatemmuskeln (innere Zwischenrippenmuskeln), während die Lunge sich ausdehnt. Beim Ausatmen kommt es zur Entspannung des Zwerchfells. Dabei wölbt sich die Zwerchfellkuppel in die Brusthöhle hoch und das Lungengewebe zieht sich elastisch zusammen. Die inneren Zwischenrippenmuskeln spannen sich nur bei tiefer Ausatmung an. Gleichzeitig entspannen sich die Einatemhilfsmuskeln und die äußeren Zwischenrippenmuskeln. Am tieferen Ausatmen sind schließlich die Bauchmuskeln beteiligt.

Die Bauchatmung ist die gesündeste Form zu atmen. Sie ist auch die energiesparendste Form der Atmung. Wenn wir vollends entspannt sind, wechselt der Körper im Übrigen automatisch zu dieser Form der Atmung. Durch die Bauchatmung verbessert sich die Durchblutung im ganzen Körper. Das Verhältnis von Sauerstoff und Kohlendioxid ist im Gleichgewicht. Durch das weite Ausdehnen der Lunge ermöglicht sie eine verbesserte Sauerstoffaufnahme und das wiederum macht uns leistungsfähiger und wacher. Tatsächlich können Atemübungen am Morgen in etwa

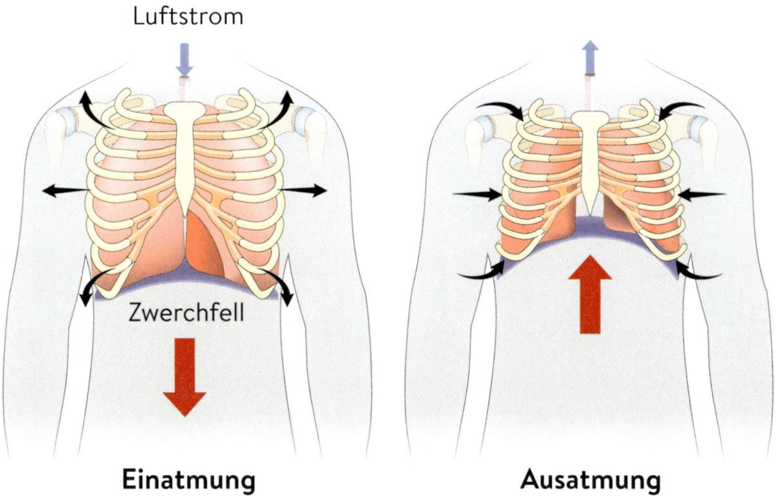

Bei der tiefen Atmung kommt das Zwerchfell voll zum Einsatz. Bei der Bauchatmung bewegt sich der Bauch nach innen und außen, weil das Zwerchfell sich mit der Einatmung nach unten hin ausdehnt und so auch die Organe nach vorn in Richtung Bauchraum geschoben werden.

denselben Effekt haben wie ein Espresso. Leider verlernen wir in unserer schnelllebigen Zeit, tief und ruhig zu atmen. Und wir lernen in jungen Jahren, dass ein flacher Bauch attraktiv ist, weswegen wir häufig den Bauch einziehen. Bauchatmung ist mit eingezogenem Bauch aber nicht möglich.

Mit der bewussten Bauchatmung können wir unseren Stresslevel reduzieren. Diese auch Zwerchfellatmung genannte tiefe Atmung aktiviert das parasympathische Nervensystem, das für Entspannung und Regeneration zuständig ist. Durch regelmäßiges Üben dieser Atemtechnik können Stresshormone reduziert und das allgemeine Wohlbefinden gesteigert werden.

Und tatsächlich wird durch Atemübungen auch das Immunsystem gestärkt. Atmung wirkt wie ein Schmerzmittel und, noch besser, sie hilft sogar beim Abnehmen. Bei der Bauchatmung kommt das Zwerchfell in Bewegung. Diese Aktivität fördert eine bessere Durchblutung der Verdauungsorgane und unterstützt Darmbewegungen, was zu einer verbesserten Verdauung führt. Das Lymphsystem wird unterstützt, die umliegenden Organe erhalten eine aktivierende Massage. Die Aktivierung des Zwerchfells bei dieser Atemtechnik kann dazu beitragen, die Körpermitte zu stärken und die Haltung zu verbessern. Der Blutdruck sinkt und der Beckenboden wird gestärkt, denn Zwerchfell und Beckenboden arbeiten in einer untrennbaren Synergie zusammen.

Tief liegende Muskulatur

Wenn von der tief liegenden Muskulatur die Rede ist, sind die inneren Muskelanteile des Cores gemeint. Diese Muskeln dienen der Stabilität. Sie lassen sich nicht so direkt trainieren wie die oberflächlich gelegenen Muskeln, beispielsweise der Bizeps über das Beugen und Strecken des Unterarms. Sie anzusteuern, erfordert ein gutes Körpergefühl und die Bereitschaft, mit niedriger Intensität präzise zu kräftigen. Genau hier kommen die in diesem Buch beschriebenen Stabilitätsübungen ins Spiel. Beim Erlernen und Üben von Yogahaltungen spielt genau diese Ansteuerung eine große Rolle. Zusätzlich schult Yoga die notwendige Achtsamkeit in Bezug auf den Körper, die bei der Ansteuerung der tief liegenden Muskeln helfen kann. Es sind gerade die tief liegenden Muskeln des Cores, die, wenn sie trainiert sind, Rückenschmerzen reduzieren können.

Die tief liegende Core-Muskulatur

Der **quer verlaufende Bauchmuskel** *(Musculus transversus abdominis)* ist der tiefste der flachen Muskeln des Bauches und liegt unter dem schräg verlaufenden inneren Bauchmuskel *(Musculus obliquus internus abdominis)*. Sein Name bezieht sich auf die Richtung des Faserverlaufs dieses Muskels. Er windet sich wie ein Korsett um den Bauchraum und hält die Vorderseite des Körpers gewissermaßen von links nach rechts zusammen. Er ist für die Rotation des Rumpfes zuständig, bei der Bauchpresse aktiv und an der Ausatmung beteiligt.

Der **schräg verlaufende innere Bauchmuskel** befindet sich flächig zwischen dem queren Bauchmuskel *(Musculus transversus abdominis)* und dem äußeren schrägen Bauchmuskel *(Musculus obliquus externus abdominis)*. Genau wie der quer verlaufende Bauchmuskel dreht und beugt er den Rumpf, presst den Bauch zusammen und ist an der Ausatmung beteiligt.

Auch der **quadratische Lendenmuskel** *(Musculus quadratus lumborum)* gehört zur tief liegenden Bauchmuskulatur. Er stabilisiert die Lendenwirbelsäule und das Becken, neigt die Wirbelsäule zu den Seiten und senkt die zwölfte – die unterste – Rippe. Außerdem ist er ebenfalls ein Atemhilfsmuskel.

Die tief liegende autochthone Rückenmuskulatur

Dieser speziellen Muskulatur kommt eine besondere Bedeutung zu, wenn es um die Stabilisation geht. Die Muskeln üben eine Schlüsselfunktion bei der Aufrichtung und

Stabilisierung der Wirbelsäule aus. »Autochthon« bedeutet »ortsständig« oder »eingeboren«; damit ist gemeint, dass diese Muskeln sich noch dort befinden, wo sie sich entwicklungsphysiologisch beim Embryo entwickelt haben. Sie können im Vergleich zur Skelettmusklatur (nur) begrenzt angesteuert werden. Zu ihnen zählen die **vielgegliederten Muskeln** *(Musculi multifidii)*, ein Verbund vieler kleiner Muskeln, die zwischen den Wirbelkörpern für Stabilität sorgen. Sie verlaufen über drei Wirbelsäulensegmente und sind im Übrigen bei allen Säugetieren zu finden.

Der **Rückenstreckermuskel** *(Musculus erector spinae)* verläuft seitlich entlang der Wirbelsäule. Auch er besteht aus einer größeren Gruppe von Muskeln, die der Aufrichtung beziehungsweise dem Strecken sowie der Rotation wie auch der Seitneigung der Wirbelsäule dienen. Der Rückenstrecker bietet den Widerstand, der die

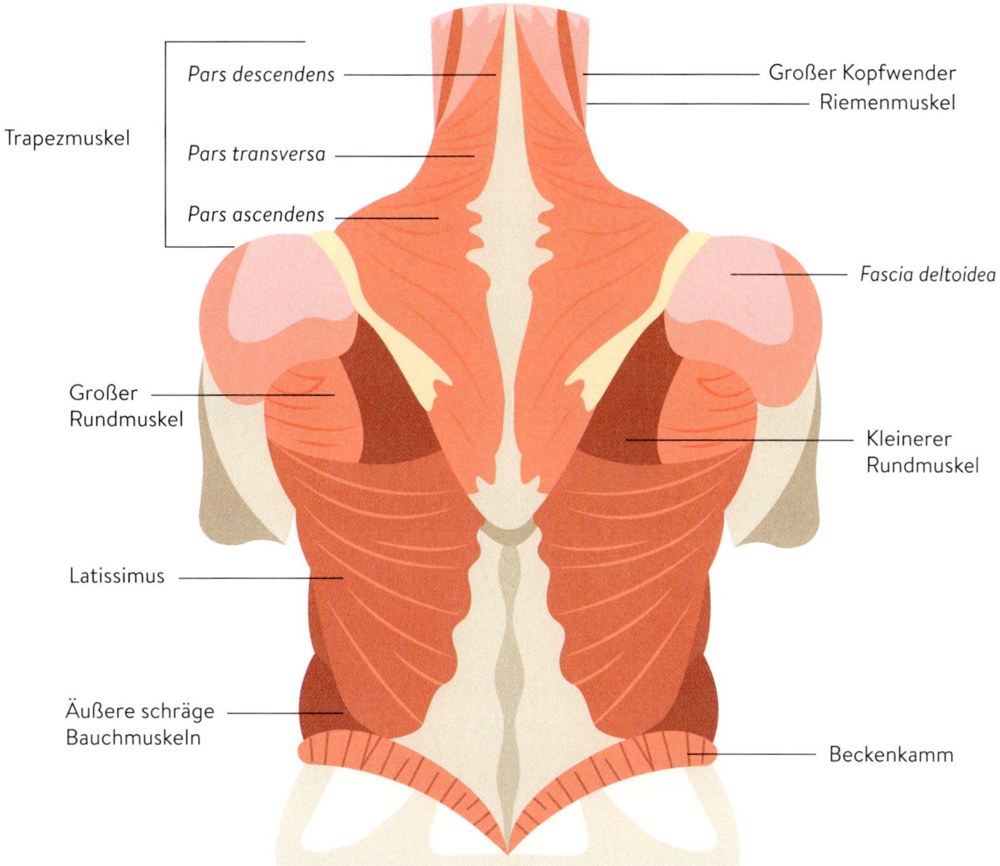

Die Rückenmuskulatur besteht aus großflächigen, sichtbaren und sehr vielen tief liegenden kleinen, nicht sichtbaren Muskeln. Der Rückenstrecker ist ein großer, oberflächlicher Muskel.

Kontrolle beim Vorwärtsbeugen in der Taille unterstützt, und wirkt als kraftvoller Strecker, um den Rücken nach dem Nach-vorn-Beugen wieder aufzurichten.

Die **Zwischenquerfortsatzmuskeln** *(Musculi intertransversarii)* verbinden, wie der Name schon sagt, die Querfortsätze aneinanderangrenzender Wirbel miteinander. Die **Dornfortsatzmuskeln** *(Musculi spinales)* sind eine weitere Gruppe der autochthonen Rückenmuskulatur. Ein Dornfortsatz ist ein knöcherner Fortsatz an der Rückseite eines Wirbelbogens. Sie dienen als Ansatzpunkt für viele Muskeln und Bänder, die für die Bewegung und Stabilisierung der Wirbelsäule, des Rumpfes und der Extremitäten wichtig sind. Der Muskel hilft beim Aufrichten der Wirbelsäule und des Kopfes und bei der Seitneigung der Wirbelsäule.

Der **Halbdornmuskel** *(Musculus semispinalis)* gehört auch zu den tief gelegenen, autochthonen Muskeln des Rückens. Er ist beim Strecken und Aufrichten der Wirbelsäule und des Kopfes beteiligt und bei der Seitneigung.

Bei den **Drehmuskeln** *(Musculi rotatores)* handelt es sich wiederum um eine Muskelgruppe. Es sind die kürzesten und tiefsten Rückenmuskeln. Sie ziehen von den Querfortsätzen zu den Dornfortsätzen höher liegender Wirbel. Auch sie sind Aufrichter der Wirbelsäule und beim Strecken beteiligt. Sie halten den Kopf und die Wirbel stabil und helfen – wie der Name verrät – bei der Rotation der Wirbelsäule.

Oberflächlich liegende Muskulatur

Die sichtbaren, oberflächlich liegenden Muskeln sind vor allem für die großen Bewegungen des Oberkörpers verantwortlich, sorgen aber auch für den Schutz des Bauchraumes. Wird beim Training die gerade und schräge Bauchmuskulatur eingesetzt, wird zwar über die Erhöhung des Druckes im Bauchinnenraum der Wirbelsäule eine gewisse Stabilität verliehen, die tatsächliche Stabilität der einzelnen Wirbelkörper ist dadurch allerdings nicht gewährleistet. Hierfür brauchen wir die zuvor beschriebene tiefe Muskulatur. Ein sichtbarer Sixpack sagt nicht direkt etwas darüber aus, wie stark deine tief liegende Bauchmuskulatur ausgeprägt ist.

Die oberflächlich liegenden Bauch- und Rückenmuskeln

Für den besagten Sixpack ist der **gerade Bauchmuskel** *(Musculus rectus abdominis)* zuständig. Es ist ein langer Muskel, der sich vertikal über die vordere Wand des Bau-

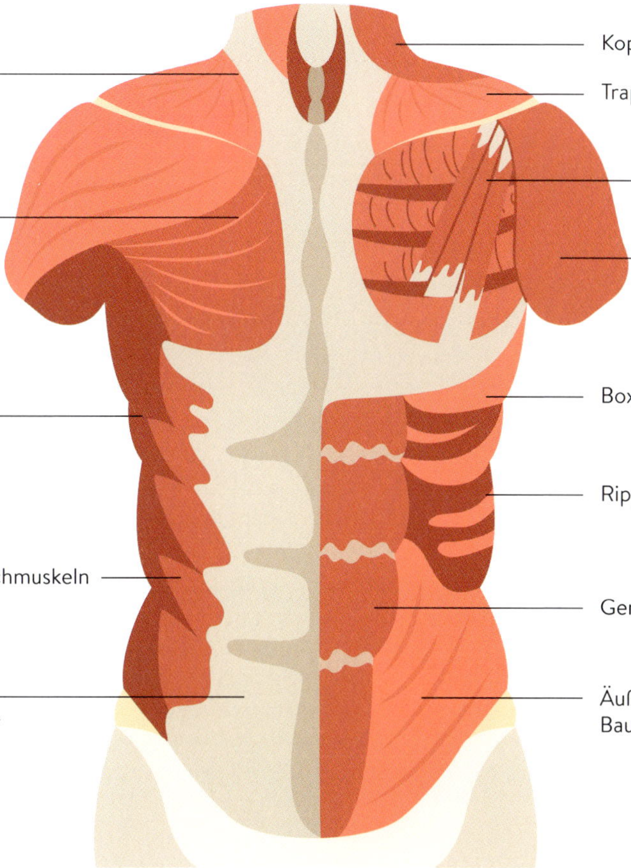

Die verschiedenen Bauchmuskeln ergänzen einander in ihrer Stütz- und Schutzfunktion für die Organe und bilden, gemeinsam mit den Rückenmuskeln, ein stützendes Korsett für den Rumpf.

ches erstreckt. Er ermöglicht eine Flexion, also Beugung, des Oberkörpers. Damit ist er zum Beispiel bei Sit-ups besonders aktiv. Seine beiden parallelen Muskelstränge machen unter anderem die Form des Sixpacks aus und werden durch den als *Linea alba* bekannten Sehnenstreifen aus Bindegewebe in der Körpermitte voneinander getrennt. Der Muskel spielt eine große Rolle bei der Stabilisierung des Rumpfes und der Unterstützung der Atmung.

Der **schräg verlaufende äußere Bauchmuskel** *(Musculus obliquus externus abdominis)* bedeckt den unter ihm liegenden inneren schräg verlaufenden Bauchmuskel *(Musculus obliquus internus abdominis)*. Er ist an Beugung und Drehung des Rumpfes beteiligt und hilft beim Ausatmen.

Die Rektusdiastase – Quelle für Instabilität im Rumpf

Vielleicht hast du den Begriff »Rektusdiastase« schon einmal gehört oder bist sogar davon betroffen. In der Regel ist die Linea alba, die senkrecht an der Mittellinie des Bauchs verläuft, maximal zwei Zentimeter breit. Als Folge von starker Belastung der Bauchwand kann das Bindegewebe der Linea alba jedoch so überdehnt werden, dass sich der Spalt zwischen rechtem und linkem Strang verbreitert. Hauptrisikofaktor für eine Rektusdiastase ist die Schwangerschaft. Aber auch Übergewicht oder Bindegewebsschwäche kann zu dieser Bauchwandschwäche führen. Eine schwach ausgeprägte Rektusdiastase verursacht meistens keine Beschwerden. Dagegen beeinträchtigt eine starke Lücke zwischen den Muskelsträngen die Halte-, Stütz- und Tragefunktion der Bauchmuskulatur. Das Muskelkorsett der Körpermitte verliert an Stabilität und es kann zu Rückenschmerzen kommen.

Um den Spalt zu verkleinern, wird – nach einer Schwangerschaft – eine spezielle Rückbildungsgymnastik empfohlen, wodurch die Bauchmuskulatur sanft gekräftigt wird. In anderen Fällen kann mit einer speziell darauf ausgerichteten Physiotherapie gearbeitet werden. In schweren Fällen beziehungsweise wenn ein Gewebebruch vorliegt, wird schulmedizinisch eine Operation angeraten.

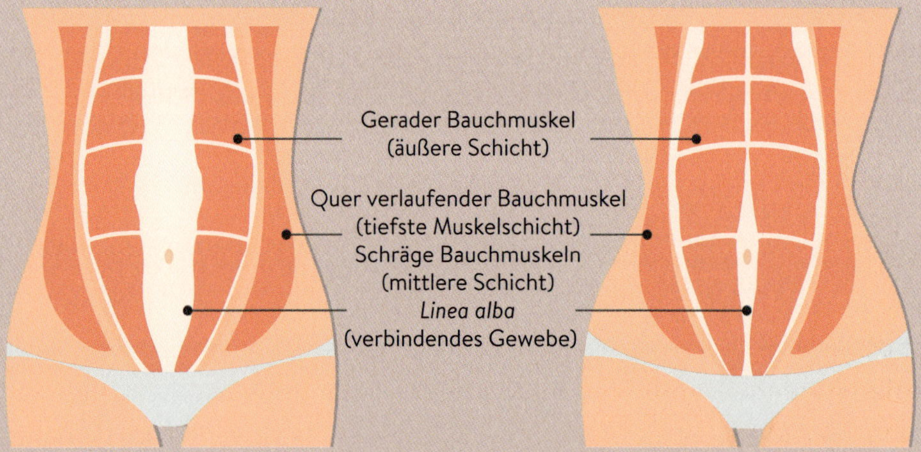

Das linke Bild zeigt eine stark überdehnte Linea alba, rechts ist der Normalzustand zu sehen. Die Lücke zwischen den Muskelsträngen beeinträchtigt die Stützfunktion der Bauchmuskulatur sehr.

Der **Pyramidenmuskel** *(Musculus pyramidalis)* gehört zu den Bauchmuskeln, aber im Vergleich zu seinen Kollegen wirkt er arbeitslos. Es ist ein kleiner Muskel, der kaum an Bewegungen beteiligt ist. Er entspringt am Schambein und setzt an der *Linea alba* an und spannt diese in Richtung Becken. Genau das ist auch seine Aufgabe, er befestigt die *Linea* alba und die Sehnen des geraden Bauchmuskels zusätzlich am vorderen Beckenring. Bei 10 bis 25 Prozent der Menschen fehlt er übrigens ganz.

Der **große Rückenmuskel** *(Musculus latissimus dorsi)* ist, wie der Name sagt, ein Rückenmuskel. Er zieht sich vom Kreuz- und Darmbein über die Dornfortsätze der Lenden- und Brustwirbel durch die Achselhöhle zum Oberarm. Er überdeckt fast alle Rückenmuskeln und ist wichtig für die Bewegung des Arms, des Rumpfes und wirkt ebenfalls als Atemhilfsmuskel.

Muskulatur rund um Hüfte und Gesäß

Die Hüftmuskulatur ist eine Gruppe von Muskeln, die um das Hüftgelenk herum gelegen ist. Sie entspringt vom knöchernen Becken und setzt am **Oberschenkelknochen** an. Eine kräftige und bewegliche Hüfte zu haben, wäre ideal. Leider wird ausgerechnet die Hüfte häufig vernachlässigt, wenn es um Kraft und Beweglichkeit geht. Vielen wird die Bedeutung einer gut ausgeprägten Hüftmuskulatur erst bewusst, wenn Probleme und damit Schmerzen einhergehen. Die folgenden Gesäß- und Hüftmuskeln zählen zu den besonders wichtigen Muskeln dieser Gruppe.

Die Gesäßmuskeln

Der **große Gesäßmuskel** *(Musculus glutaeus maximus)* ist tatsächlich dem Volumen nach der größte Muskel des Menschen und einer der kräftigsten. Er ist der kräftigste Strecker (Extensor) und Außenrotator des Hüftgelenks. Zudem trägt er zur Stabilisierung des Hüftgelenks bei. Außerdem unterstützt er die Abduktion und Adduktion des Beins im Hüftgelenk. Des Weiteren stabilisiert er das Iliosacralgelenk, das aus dem Darmbein und dem Kreuzbein gebildet wird und in das Becken mündet.

Der **mittlere Gesäßmuskel** *(Musculus glutaeus medius)* verläuft vom äußeren Beckenkamm zum Oberschenkelknochen. Er spielt eine entscheidende Rolle bei der Stabilisierung des Beckens und der seitlichen Bewegung der Hüfte.

Der **kleine Gesäßmuskel** *(Musculus glutaeus minimus)* ist der unterste, am tiefsten liegende der drei Gesäßmuskeln und wird vom mittleren Gesäßmuskel überdeckt. Er entspringt an der Außenfläche des Darmbeins und setzt am großen Rollhügel *(Trochanter major)* des Oberschenkelknochens an. Gemeinsam mit dem mittleren Gesäßmuskel dient er dem Abspreizen sowie der Auswärts- und Einwärtsdrehung des Oberschenkels. Im Hüftgelenk unterstützt er Streckung und Beugung. Außerdem hilft er, im Stehen das Becken zu stabilisieren.

Die tief liegende Hüftmuskulatur

Eine besonders wichtige Muskeleinheit, der im Yoga glücklicherweise viel Beachtung geschenkt wird, gehört zur tief liegenden Hüftmuskulatur: der Lenden-Darmbein-Muskel, besser bekannt unter dem Namen Hüftbeuger *(Musculus iliopsoas)*. Er besteht aus dem großen Lendenmuskel *(Musculus psoas major)*, dem Darmbeinmuskel *(Musculus iliacus)* und dem kleinen Lendenmuskel *(Musculus psoas minor)*, wobei Letzterer nicht bei allen Menschen gleich ausgebildet ist. Der Hüftbeuger wird meist

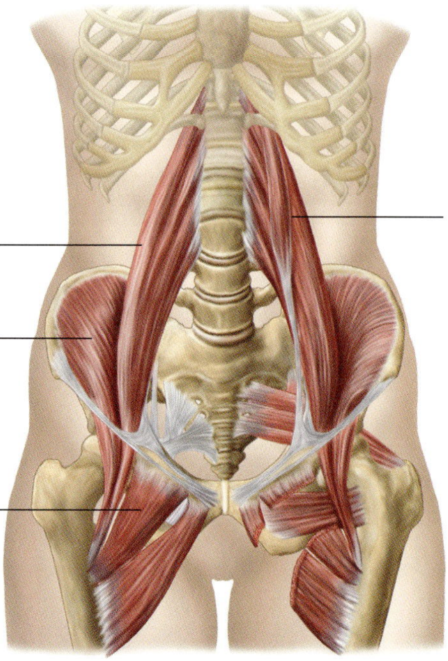

Der Hüftbeuger wird von uns täglich stark beansprucht, aber wir denken kaum darüber nach, wie wir ihm nach langem Sitzen und Stress etwas Gutes tun können.

zum Core gezählt, da er ebenfalls an der Wirbelsäule ansetzt. Er ist unter anderem an der Stabilisierung sowie Rumpfbeugung beteiligt. Seinen Ursprung hat er an den Wirbelkörpern der unteren Brustwirbelsäule und der oberen Lendenwirbelsäule sowie an den Knochenfortsätzen der oberen Lendenwirbelkörper. Er zieht zu seinem Ansatz am Knochenfortsatz des Oberschenkels hin. Somit verbindet er die Wirbelsäule mit den Oberschenkeln. Langes Sitzen und dauerhafter Stress tun ihm nicht gut, weshalb er bei vielen Menschen verkürzt ist.

Atmung und Stabilität

Wir atmen automatisch – zum Glück. Nicht auszudenken, wie viel Stress wir hätten, wenn wir auch noch daran denken müssten. Doch den wenigsten Menschen ist bewusst, dass sie ihre Atmung nahezu immer und überall steuern können. Das bedeutet nicht, dass wir uns nun 24 Stunden am Tag damit beschäftigen sollten, wie wir atmen. Jeder Mensch hat einen eigenen individuellen Atemrhythmus. Doch diesen verlieren wir häufig in unserem mit Hektik durchzogenen Alltag durch Druck, Anspannung, mentale Belastung. Immer mal wieder innezuhalten und sich daran zu erinnern, dass Atmung die einzige vegetative Funktion unseres Nervensystems ist, die wir beeinflussen können, ist sehr wertvoll. Das sprichwörtliche »tief Durchatmen« ist immer eine Erste-Hilfe-Maßnahme. Je nachdem, wie wir atmen, hat das Auswirkungen auf unsere Reaktionen im Alltag, beispielsweise darauf, wie und was wir auf eine Frage antworten oder wie wir eine Situation bewerten und meistern.

Eine Partnerschaft: Sauerstoff und Kohlendioxid

Unsere Zellen benötigen Sauerstoff, um zu funktionieren. Durch das Einatmen kommt Sauerstoff in die Lungen. Von dort wird er an das Blut abgegeben. Das Blut verteilt den Sauerstoff im ganzen Körper und befördert Kohlendioxid als Abfallprodukt des Stoffwechsels aus dem Körper – wir atmen es aus. Aber Kohlendioxid ist nicht nur ein Abfallprodukt, sondern für uns von immenser Bedeutung. In Wahrheit ist es der Gehalt an Kohlendioxid, also CO_2, im Blut, der unsere Atmung steuert. Im Ruhezustand werden nur 12 bis 15 Prozent des Kohlendioxids abgeatmet. Der Rest wird im Organismus für lebenswichtige Aufgaben zurückgehalten. CO_2 ist der Schlüssel zur Freisetzung des Sauerstoffs in unserem Körper. Aber es wirkt auch wie ein natürliches Entspannungsmittel. »Es weitet Blutgefäße, entlastet Organe, beruhigt Nerven und schützt Zellen vor Beschädigung. Ohne Kohlendioxid im Blut kann der Körper den an den roten Blutkörperchen gebundenen Sauerstoff nicht weiterverarbeiten«, schreibt Dr. Egor Egorov in seinem Buch *10 Atemzüge und nie wieder müde*.[18] Hämoglobin ist eine Eiweißverbindung, die unserem Blut die rote Farbe verleiht, weil diese zu einem großen Teil aus (rötlichem) Eisen besteht. Es wird daher auch als roter Blutfarbstoff bezeichnet, es macht den Großteil der roten Blutkörperchen aus. Hämoglobin nimmt vor allen Dingen den Sauerstoff aus der Atemluft in den Gefäßen der Lunge auf, transportiert ihn und gibt ihn schließlich an die Zellen im Gewebe ab. Dort nimmt das Hämoglobin Kohlenstoffdioxid auf und bringt es zurück zur Lunge. Wenn wir zu wenig davon haben, sind der Transport von Sauerstoff und die Neubildung von roten Blutkörperchen gefährdet. Kohlendioxid macht unser Blut »sauer«. Wird das Blut saurer, gibt das Hämoglobin nicht nur Sauerstoff, sondern auch Stickoxid (NO) ab, welches die Gefäße erweitert, sodass die Blut- und damit die Sauerstoff- und Glukoseversorgung des Gewebes besser wird. Dies gilt aber auch umgekehrt. Sinkt der Kohlendioxidgehalt im Blut, so steigt der pH-Wert, das Blut wird also alkalischer, und entsprechend wird weniger Sauerstoff beziehungsweise Stickoxid abgegeben. Die Sauerstoff- und Glukoseversorgung des Gewebes werden damit gedrosselt. Ein zu niedriger Kohlendioxidwert kann den Körper daher schwächen.

Aus diesem Grund ist langsames Atmen so gesund. Viele Menschen ziehen beim Atmen die Schultern nach oben und den Bauch ein. Dann können wir nur einen geringen Teil der Lungenkapazität einsetzen. So kann man sagen: Wir atmen zum Glück automatisch, aber wir atmen nicht automatisch richtig. Dabei ist Atmung eine absolute Wunderwaffe beziehungsweise eher eine Superkraft. Wir können zu jeder Zeit entscheiden, wie wir gerade jetzt in diesem Moment atmen wollen. Nur vergessen wir das leider. Das gilt gerade in Situationen, wenn es brenzlig wird! Vielleicht ist dir das auch schon mal aufgefallen. Sobald es wackelig, stressig und gefährlich wird, halten wir die Luft an. Dabei wäre es viel klüger, genau dann ganz ruhig zu atmen. Das Gute wiederum ist, dass wir lernen können, uns in genau solchen Situationen an unsere Superkraft zu erinnern.

In ständiger Bereitschaft: Kampf oder Flucht?

Aus einem Urinstinkt heraus stellt sich unser Körper permanent die Frage: »Bin ich sicher?« Wenn die Antwort auf die Frage nach der Sicherheit mit Nein beantwortet wird, schaltet unser Körper in den Kampf-oder-Flucht-Modus. So nannte der US-amerikanische Physiologe Walter Cannon (1871–1945) unsere natürliche Stressreaktion. Er hat herausgefunden, dass in Stresssituationen eine Reihe von Prozessen in unserem Körper in Gang gesetzt wird: Das Gehirn sendet Noradrenalin – ein körpereigener Botenstoff, der als Stresshormon und Neurotransmitter wirkt – aus, der Körper stellt sich innerhalb von Sekunden darauf ein, zu kämpfen oder zu fliehen. Verschiedene Hormone werden ausgeschüttet, die dazu führen, dass der Sympathikus aktiviert wird.

Im Prinzip geht es bei dieser natürlichen Reaktion unseres Körpers darum, Prozesse zu aktivieren, die unser Leben schützen sollen. Stresshormone, die von den Nieren ausgeschüttet werden, strömen durch unser Blut, unser Körper ist nun bereit zu rennen oder zu kämpfen. Das Herz schlägt automatisch schneller, die Bronchien erweitern sich, damit Sauerstoff schneller ausgetauscht werden kann. Die Arterienwände kontrahieren und lassen Blut in Muskeln und Gehirn schießen, denn wir sollen nicht nur schnell rennen können, sondern auch darüber nachdenken, wohin. Fett und Zucker werden in den Blutstrom gelassen, um schnelle Energie bereitzustellen. Sogar unsere Blutgerinnung erhöht sich für den Fall, dass wir uns verletzen. Unser Immunsystem ist in so einer Situation für etwa 30 Minuten auf dem absoluten Höhepunkt. Gleichzeitig wird die Verdauungstätigkeit heruntergefahren, die in einer Gefahrensituation nicht so wichtig ist. Wenn der Sympathikus aktiviert ist, sind also die verschiedensten Organe und Organsysteme daran beteiligt.

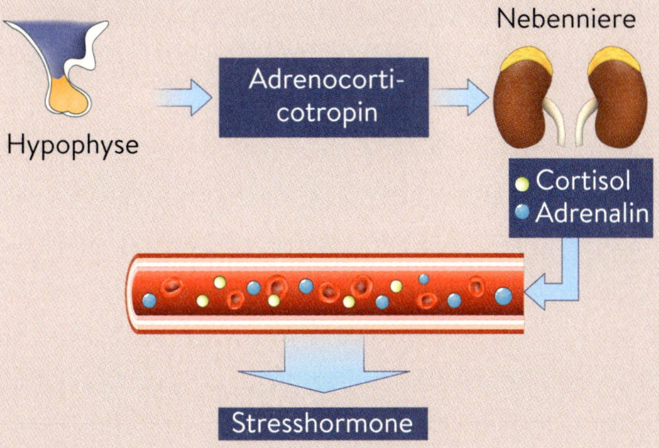

Die Kampf-oder-Flucht-Reakton ist die rasche physische und psychische Anpassung an Gefahrensituationen. Das wesentliche Merkmal ist ein erhöhter Sympathikustonus, der verschiedene Reaktionen in unserem Körper in Gang bringt, woran zahlreiche Organe und Organsysteme beteiligt sind.

Wie die Atmung auf das Nervensystem wirkt

Mit der Atmung können wir auf das Verhältnis zwischen Sympathikus und Parasympathikus einwirken. Sympathikus und Parasympathikus sind Teil des vegetativen (unwillkürlichen) Nervensystems. Sie wirken wie Gegenspieler; wir brauchen sie beide. Sie steuern die Energieversorgung in unserem Körper. Das sympathische Nervensystem wirkt aktivierend. Es stellt unseren Körper auf Aktivitätssteigerung ein. Dadurch setzen wir Energie frei und bereiten unseren Körper auf kurzfristige Höchstleistungen vor. Auslöser sind hierfür die Stresshormone Adrenalin, Noradrenalin und Cortisol. Das parasympathische Nervensystem kann uns zurück in einen Zustand der Ruhe und Erholung versetzen. Der Parasympathikus ist für Erholung, Entspannung und – nicht zu vergessen – für Energieaufbau verantwortlich. Wir brauchen also beide und idealerweise in einem gesunden Verhältnis.

Für unser Leben ist das Gleichgewicht aus Anspannung und Entspannung wichtig. Der Sympathikus ist überlebenswichtig, weil er uns vor Gefahren schützt. Er hält uns wach(sam). Das ist ein natürlicher Schutzmechanismus unseres Körpers. Doch ein dauer-aktivierter Sympathikus macht krank. Ein Körper, der in stetigem Leistungsdruck, andauernder Hektik und Aufregung ist, wird überfordert, unser Stresssystem wird überstrapaziert. Das passiert in unserem heutigen Alltag leider häufig. Unser Körper schafft es bei allen Anforderungen nicht mehr, zur Ruhe zu kommen. Wir fühlen uns permanent unter Druck und Anspannung. Die Mechanismen, die sonst dem Gehirn zurückmelden, wenn wieder Ruhe im Körper einkehren kann, sind dadurch gestört. Sie wurden zu oft ausgelöst und arbeiten nun ohne Pause. Die Stresshormone Adrenalin und Cortisol, die uns zu Höchstleistungen aufputschen sollen, werden weiter ausgeschüttet, auch wenn zeitweise einmal Ruhe einkehrt. Mit einer ruhigen Atmung können wir dem entgegenwirken. Denn damit stimulieren wir den Parasympathikus und bauen so gezielt Stress ab.

Heute sind wir selten tatsächlich lebensbedrohlichen Situationen ausgesetzt. Aber vielleicht sind dir einige dieser Prozesse deines Körpers schon aufgefallen, wenn du in eine Stresssituation gerätst, zum Beispiel, dass dein Herzschlag sich erhöht, wenn du dich über etwas oder jemanden aufregst, du das Gefühl hast, ungerecht behandelt zu werden, oder du einen wichtigen Termin hast und befürchtest, zu spät zu kommen. Unser Körper kann leider nicht unterscheiden, ob das eine tatsächlich lebensbedrohliche Situation ist oder ob wir einfach »nur« dem ganz normalen Wahnsinn des Alltags ausgesetzt sind. Das Problem ist hier, dass wir heute oft im Dauerstress sind. All diese Prozesse, die in der Regel für den Zeitraum von 30 Minuten auf Hochtouren laufen sollen, sind dauerhaft aktiviert. Somit überwiegt der Sympathikus und unser Körper greift permanent auf innere Reserven zurück. Das ist damit gemeint, wenn es heißt, dass die Nervensysteme nicht gesund ausbalanciert sind und sich Sympathikus und Parasympathikus in ihrer Aktivität nicht ausreichend abwechseln.

Autonom, aber beeinflussbar

Die Atmung hat einen enormen Einfluss auf das autonome und das zentrale Nervensystem. Sie steht an der Spitze aller biologischen Grundfunktionen. Das heißt, alle anderen biologischen Grundfunktionen wie beispielsweise die Nahrungsaufnahme und -verwertung, Schlaf und Wärmeregulation sind nach der Atmung von zweitrangiger Bedeutung. Wir können längere Zeit ohne Nahrung, ohne Schlaf überleben, jedoch nur wenige Minuten, ohne zu atmen. Mit dem ersten Atemzug beginnt das selbstständige Leben eines Menschen. Und mit dem letzten endet es, während andere Funktionen vielleicht schon vorher ausgefallen sind.

Im Durchschnitt atmet der Mensch 16-mal pro Minute und damit fast 24 000-mal am Tag. Von der richtigen Atemtechnik, da sind sich Regenerationsspezialisten wie beispielsweise der Kölner Sportwissenschaftler Thorsten Ribbecke vom Deutschen Olympischen Sportbund, einig, profitiert nicht nur die Gesundheit, sondern auch die Leistungsfähigkeit.[19] Atmung erzeugt Reaktionen in unserem Nerven-, Muskel- und Fasziensystem sowie Knochen- und Gelenksystem. Atemtherapie ist eine Wunderwaffe gegen alle Krankheiten, die stressbedingt entstehen.

Ort des Gasaustauschs – die Lunge

Die Lunge ist ein wesentlicher Bestandteil des Atemsystems. Sie ermöglicht uns zu atmen. Beide Lungenflügel bestehen aus mehreren Lappen, über die wir Sauerstoff ein- und Kohlendioxid ausatmen. Der rechte Lungenflügel ist der größere der beiden Lungenflügel und besteht aus drei Lappen. Der linke Lungenflügel, der nur aus zwei Lappen besteht, ist kleiner, damit das Herz genügend Platz hat. Die zwei Lungenflügel sind zwar verschieden groß, erfüllen aber beide die gleiche Aufgabe: unsere Atmung.

Eine gesunde Lunge versorgt den Körper mit Sauerstoff und scheidet das Kohlendioxid aus. Manchmal allerdings beeinträchtigen Krankheiten oder Giftstoffe die Lungenfunktion. Die Lungenkapazität hängt von Alter, Geschlecht, Körpergröße und individuellem Trainingszustand ab. An ihr lässt sich messen, wie viel Luft eine Person ein- und wieder ausatmen kann. Im Schnitt hat ein gesunder Erwachsener ein Atemvolumen von zwei bis drei Litern. Leistungssportler können ein Volumen von acht Litern erreichen und Apnoetaucher, die ohne technische Hilfsmittel frei bis zu 130 Meter tief tauchen, sogar einen Spitzenwert von zehn Litern. Das Gute ist: Die Lungenkapazität kann durch Training verbessert werden. Und das ist nicht nur für Lungenkranke wichtig, sondern auch für gesunde Menschen.

Im Alter kommt es zu deutlichen Veränderungen der Lungenstruktur und des Lungengewebes: Die Zahl der Lungenbläschen (Alveolen) und kleinen Blutgefäße geht zurück. Und auch die Menge an elastischen Fasern nimmt ab, sodass sich die Lunge nicht mehr so gut ausdehnen und zusammenziehen kann. Insgesamt gelangt dadurch weniger Sauerstoff ins Blut, die körperliche Belastbarkeit nimmt ab. Aber wir können etwas für unsere Lungengesundheit tun.

Atmung und Training

Für das Stabilitäts- und generell für Krafttraining gibt es beim Atmen einiges zu beachten. Wichtig ist, dass bei Belastung ausgeatmet, bei Entlastung eingeatmet wird. Im Yoga atmen wir meistens durch die Nase ein und aus. Wenn du merkst, dass die Übungen anstrengend werden, insbesondere wenn du die Bauchmuskeln trainierst, atmest du am besten durch die Nase ein und durch den Mund wieder aus.

Wende beim Yoga und beim Sport die Bauchatmung statt der Brustatmung an – also nicht die Brust anheben beim Luftholen, sondern den Bauch »aufblähen«. Das hat folgenden Vorteil: Einatmen verbraucht mehr Energie als Ausatmen, weil sich das Zwerchfell zusammenzieht, um die Lunge mit Luft zu füllen. Wenn du also beim Einatmen in die anstrengende Position gehst, verschwendest du unnötige Energie. Beim Ausatmen spannen sich die Muskeln der Körpermitte automatisch an, um die Luft rauszudrücken. Das stabilisiert deine Wirbelsäule und verbessert deine Haltung. Dieser Prozess ist genau das, was wir beim Stabilitätstraining wollen, und dadurch können wir automatisch mehr Leistung bringen.

Die Zwerchfell- oder Bauchatmung ist beim Sport besser, weil sie weniger Muskeln beansprucht, als wenn du »mit der Brust« atmest. Atmest du mehr »mit dem Bauch«, nimmst du mehr Luft auf und deine Muskeln erholen sich schneller. Beim Beweglichkeitstraining ist erhöhte Muskelspannung kontraproduktiv. Denn ein reduzierter Muskeltonus lässt uns noch tiefer in die Dehnposition sinken. Mit der tiefen und langsamen Atmung reduzierst du die Sympathikusaktivität. Wenn dein Körper sich entspannt, fällt ihm das Dehnen leichter. Deswegen ist die Atmung während des Trainings nicht zu unterschätzen. Bleibst du achtsam, wirst du merken, wie es dir mehr und mehr gelingt, mithilfe der Atmung genau die Effekte deines Trainings zu erzielen, die du erreichen möchtest: Entspannung, Zentriertheit, innere Ruhe und Stabilität – und nicht zuletzt Kräftigung.

Was Atmung mit Stabilität zu tun hat

Beim Stabilitätstraining kommt der Atmung ein wesentlicher Aspekt hinzu: Wenn wir uns bewusst auf unsere Atmung konzentrieren, können wir unsere Tiefenmuskulatur besser ansteuern. Beim Yoga wird die Atmung mit der Bewegung synchronisiert. Jede Bewegung hat einen bestimmten Atemrhythmus, der den Fluss der Übungen unterstützt. Beispielsweise erfolgt beim Einatmen eine Dehnung und mit dem Aus-

Sind wir unter Narkose beweglicher?

Hast du gewusst, dass wir unter Narkose beweglicher sind? Das liegt daran, dass unser Nervensystem die Beweglichkeit beeinflusst. Unser Gehirn analysiert und bewertet die Körperposition im Raum permanent.[20] Das ist ein natürlicher Schutzmechanismus. Wenn das Gehirn bei ungewohnten Bewegungen keine volle Funktionalität gewährleisten will, schützt es uns, indem es die Bewegung erst gar nicht zulässt. Wenn wir lernen, eine Bewegung muskulär zu kontrollieren, geben wir unserem Gehirn mehr Sicherheit. Und wenn das Gehirn Sicherheit registriert, lässt es mehr Beweglichkeit zu. Unter Narkose hingegen sind die Schutzmechanismen ausgeschaltet, sodass die Beweglichkeit im vollen Ausmaß vorhanden bleibt. Durch die Vollnarkose und die Gabe von Muskelrelaxation wird vorübergehend das Schmerzempfinden ausgeschaltet und die Muskelanspannung heruntergefahren.

Die *Bandhas* – Muskelkontraktionen

Wenn im Yoga von den *Bandhas* die Rede ist, geht es physisch gesehen um Muskelkontraktionen. *Bandha* ist Sanskrit und bedeutet so viel wie »fesseln«, »binden«, »halten«, aber auch »Schloss«, »Siegel« oder »Ventil«. In der traditionellen Yogalehre geht man davon aus, dass durch diese speziellen Kontraktionen Ventile verschlossen werden, die Energie im Körper halten, sie regulieren und leiten. Damit diese Energie dem Körper nicht verloren geht, sondern gezielt genutzt werden kann, aktivieren Yogis die *Bandhas* und optimieren diesen Vorgang. Mit den *Bandhas* wird die Tiefenmuskulatur angesteuert, was beim Stabilitätstraining eine große Hilfe ist. Im Alltag nutzen wir die *Bandhas* daher auch unbewusst als Schutzmechanismus unseres Körpers, beispielsweise beim Heben eines schweren Gewichts. Somit werden wir vor Verletzungen geschützt. Und genauso nutzen auch Turner oder Balletttänzer beispielsweise die *Bandhas*, nur nennen sie diese anders.

Das für dieses Buch wichtigste *Bandha* ist *Mula Bandha* – der sogenannte Wurzelverschluss: *Mula* bedeutet auf Sanskrit »Wurzel«. Es handelt sich bei diesem *Bandha* um die Kontraktion der Beckenbodenmuskulatur. Anfänglich hilft die Vorstellung, auf die Toilette zu müssen, aber nicht zu können, wodurch alle Schließmuskeln aktiviert werden.

Ein weiteres *Bandha* ist das *Uddiyana Bandha* – die Bauchkontraktion. Hier wird der mittlere und oberen Rücken stabilisiert. Auf diese Weise werden Fehlhaltungen im Brustwirbelbereich verhindert. Auf Sanskrit bedeutet *Uddiyana* »emporfliegen«. Beim Üben kannst du *Uddiyana Bandha* spüren, wenn du den Bauch leicht nach innen und oben ziehst. Der Hauptmuskel, der im *Uddiyana Bandha* eingesetzt wird, ist der quer verlaufende Bauchmuskel, die tiefste und horizontal gelegene Muskelschicht der Bauchmuskulatur. Hierin liegt auch die Schwierigkeit, denn während du versuchst, diese Muskeln zu aktivieren, sollten die darüber liegenden Muskeln entspannt bleiben.

Das dritte Ventil, *Jalandhara Bandha*, wird im Yoga hauptsächlich bei Atemübungen eingesetzt. *Jalandhara Bandha* steht für den Kinnverschluss. Der Name dieser Übung setzt sich aus den verschiedenen Teilen der Bezeichnung zusammen. So steht das Wort *jal* für »Hals«, während *jalan* für »Netz« und *dharan* im übertragenen Sinne für »Strom« beziehungsweise »Energie« steht. Es geht bei dieser Übung folglich um einen Kehl- beziehungsweise Kinnverschluss, wodurch die Energieströme in den Nerven- und Blutbahnen des Halses und Nackens kontrolliert werden sollen. Es ist eine Atemübung, die das Anhalten des Atems trainiert, ähnlich wie beim Tauchen. Setzt man alle drei *Bandhas* gleichzeitig ein, spricht man von der Aktivierung des *Maha Bandha.*

atmen eine Kontraktion oder Anspannung. Diese Synchronisation von Atmung und Bewegung hilft, die Übungen effektiver und kontrollierter auszuführen. Wenn wir uns über unsere Atmung bewusst werden, fördert das unsere Präsenz während der Übungen. Zusätzlich ergibt sich noch ein weiterer wunderbarer Effekt: Unser Nervensystem darf sich beruhigen. Diese Kombination ermöglicht eine mentale Verbindung zu dem Körper. Es mag sich seltsam anhören, aber wir beginnen, die Übungen von innen heraus auszuführen, die äußere Form darf in den Hintergrund rücken. Mit etwas Übung beginnst du so, deinen Körper und seine Signale besser wahrzunehmen. Und so lernen wir auch, Muskeln anzusteuern, die tiefer liegen, und damit deren stabilisierende Kraft zu stärken. Wir können während des Übens in einen meditativen Zustand kommen, der uns in eine tiefe Konzentration versetzt, und sind so vor hektischen und unachtsamen Bewegungen geschützt.

Bauchtraining? Ausatmen!

Wie du ja schon weißt, trainieren wir mit dem Atmen immer unseren Beckenboden mit. Aber das ist nicht der einzige Muskel, für den Ausatmen ein richtig gutes Workout ist. Das mag jetzt ziemlich verrückt klingen, aber es ist so: Ausatmen trainiert deine Bauchmuskulatur, und zwar nicht zu knapp! »Atme aus« ist vielleicht sogar der beste Tipp, wenn du erlernen möchtest, wie du deine Tiefenmuskulatur ansteuerst.

Gerade die innere Rumpfmuskulatur ist stark an der Ausatmung beteiligt. In der Yogapraxis ziehen wir beim Ausatmen die verschiedenen Bauchmuskeln aktiv vom Schambein bis zum Nabel nach innen. Diese Kontraktion ist ein Zusammenspiel der geraden, schrägen und tiefen Bauchmuskulatur. Hinzu kommt auch die Beckenbodenmuskulatur. Durch diesen Fokus auf die Bauchmuskulatur stabilisieren wir unseren unteren Rücken und es entsteht mehr Raum für Organe und Bandscheiben. Diese aktive Form der Ausatmung kräftigt tatsächlich die Bauchmuskeln, gleichzeitig dehnt sie die Muskeln im unteren Rücken. Im Yoga atmen wir insbesondere bei Vorbeugen, Drehungen und Seitbeugen auf diese intensive Weise.

Bei der Bauchpresse aktivieren sich die lokalen Rumpfmuskeln und der Zwerchfellanteil entspannt sich. Der Bauch wird dabei flach gezogen und die umliegenden globalen Anteile können noch besser arbeiten. Die Atmung führt die Bewegung – vielleicht hast du diesen Satz schon mal gehört. Er beinhaltet viel Wahres. Wenn du spürst, dass dir das Atmen schwerfällt, du verspannst, dein Atem ins Stocken gerät oder gepresst klingt, solltest du die Übung so anpassen, dass deine Atmung wieder harmonisch fließt.

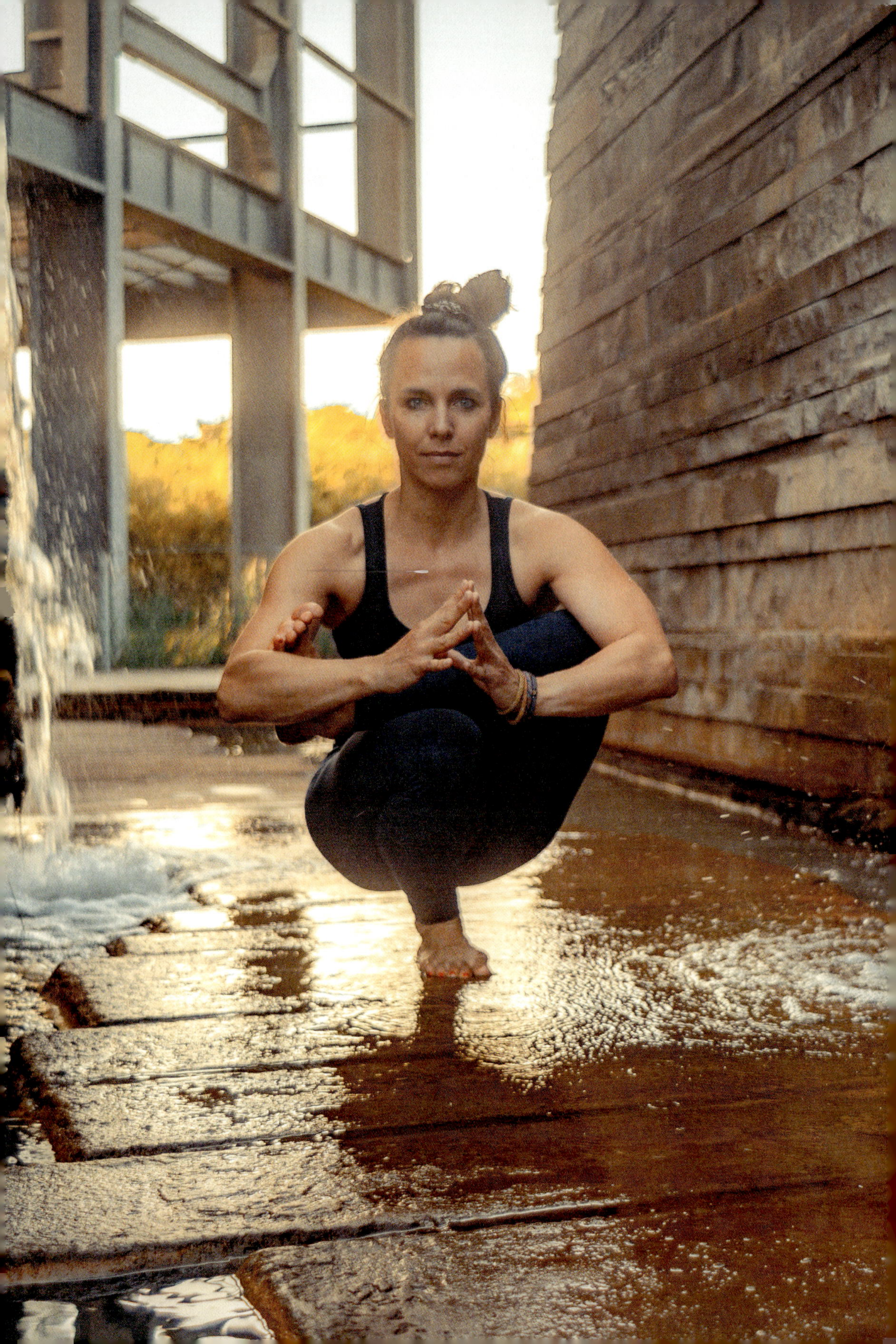

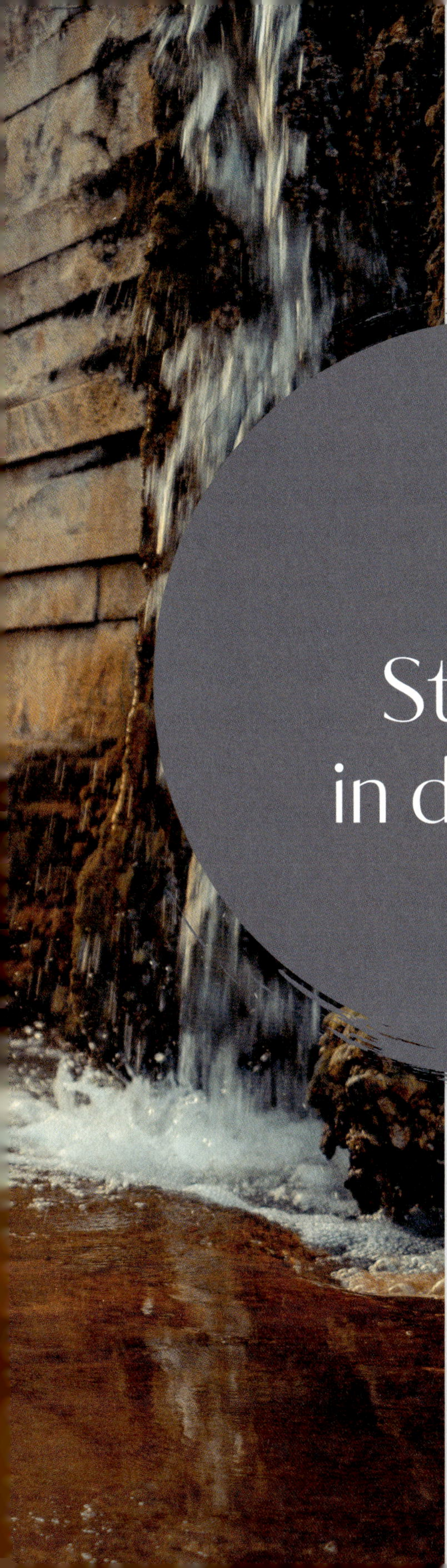

3 Stabilität in der Praxis

So funktioniert's

Regel Nummer eins beim Yoga lautet: Falscher Ehrgeiz hat hier nichts zu suchen. Das gilt auch, wenn es um Stabilitätstraining mit Yoga geht. Ja, du möchtest mehr Kraft aufbauen, mehr Beweglichkeit und Stabilität in deinem Körper entwickeln, aber alles braucht seine Zeit, jeder Körper ist anders und Vergleiche sind beim Yoga unangebracht. Jeder Mensch hat einen anderen Knochenbau, eine andere Gelenkigkeit, startet bei einem anderen Trainingszustand, weist andere Kraftwerte auf, lebt unter anderen Lebensbedingungen und so weiter. Deswegen achte auf dich, höre auf deinen Körper. Erhöhe die Intensität nur allmählich, taste dich langsam heran. Sowohl für Kraftaufbau als auch für Beweglichkeitstraining gilt, sich langsam, aber stetig zu steigern. Das Einzige, woran du dich messen solltest, ist deine eigene Entwicklung. Gib deinem Körper immer die notwendige Zeit zur Anpassung.

Der viel zitierte Satz »Yoga ist kein Wettkampf« sollte ernst genommen werden. Das macht Yoga als Bewegungskonzept auch so besonders. Erstaunlicherweise wählen Yogaanfänger, die sportlich sind, häufig die schwierigen Haltungen. Doch kein Laufanfänger würde je sofort mit einem Marathon starten. Höre also genau hin und versuche, wenn du Neuling bist, erst die leichtere Variante. Wenn das prima klappt, gehst du einen Schritt weiter.

Ein stabiles Fundament

Ein stabiler Schultergürtel oder eine stabile Körpermitte entstehen nicht über Nacht. Es braucht Zeit, um die dazugehörige Muskulatur aufzubauen. Schaue dir die einzelnen Übungen sehr gut an und nimm dir so viel Zeit, um Aufbau und Funktion zu verstehen. Lies dafür die Hinweise und Tipps für die korrekte Ausführung durch.

Du hast es bereits gelesen: Die grundlegenden Qualitäten der Asanas sind Standfestigkeit und Leichtigkeit. »Sthira und Sukha, Festigkeit und Leichtigkeit. Für Stabilität ist beides vonnöten; Stabilität wiederum erleichtert Festigkeit und Leichtigkeit. Bei jedem Höhepunktasana müssen bestimmte Bereiche des Körpers stabil sein.«, schreibt Mark Stephens in *Yoga-Workouts gestalten*[21]. Schau dir dabei immer zunächst folgende Punkte an: Welche Körperteile sind am Boden platziert? Und wie können

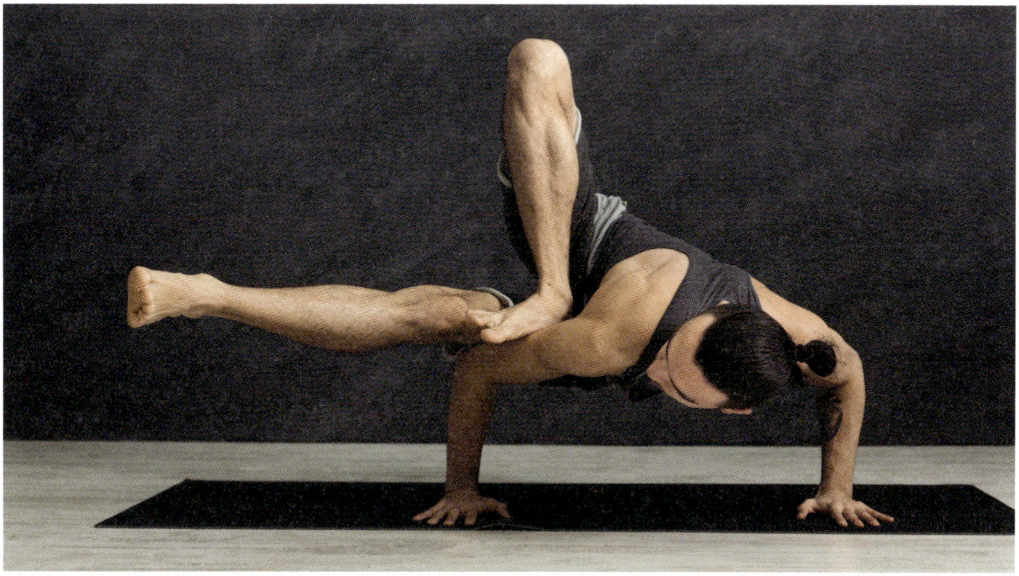

Diese Haltung ist ein extremes Beispiel für Stabilität und Leichtigkeit und nur durch die Verbindung von Kraft und Beweglichkeit möglich.

diese fester verankert werden, ohne dass die Leichtigkeit beeinträchtigt wird? Wenn du dich in eine Position begibst, werde dir darüber bewusst, welche Körperteile das Fundament bilden, und gehe von unten nach oben vor. Genauso wie beim Bau eines Hauses. Wenn das untere Fundament nicht stimmt, wird das Haus nicht stabil sein.

Die meisten Menschen haben Haltungsschäden und Fehlstellungen im Körper. Oft auch oder besonders dann, wenn sie »einfach nur« stehen. Stehen wir in der Berghaltung, gibt es schon vieles zu beachten. Zum Beispiel: Zeigen die Zehen nach vorn? Ist das Gewicht gleichmäßig auf beiden Füßen verteilt? Ist das Becken gerade aufgerichtet? Sind die Schultern entspannt? Ist die Bauchmuskulatur leicht aktiviert? Die Fußstellung ist das Geheimnis dieser Haltung. Nur, wenn wir das Gewicht gleichmäßig auf der Fußsohle verteilen und das Fußgewölbe aktivieren, können wir uns zentrieren und stabil stehen. »Ohne viel Tamtam vermittelt diese Übung Ruhe, Stabilität und Gleichgewicht«, schreibt Dana Pukowski auf der Yogaplattform yogaeasy.de[22] über die Berghaltung. Schön ausgedrückt! Unterschätze auch vermeintlich simple Yogahaltungen nicht. Schau sie dir genau an und dann spüre, wie du die Haltung ausführst.

Ein weiteres Beispiel ist der Krieger 2, eine klassische Yogahaltung, die fast in jeder Einheit geübt wird. In dieser Haltung stehst du in einem Ausfallschritt, das vordere Bein ist gebeugt, das hintere gestreckt. Deine Arme ziehen in entgegengesetzte

Richtungen. Das wichtigste Fundament sind auch hier die Füße, mit denen du am Boden stehst. Deswegen legst du in der Haltung den Fokus zuerst auf die Füße: Stehen sie in der richtigen Position? Zeigen die Zehen des vorderen Fußes nach vorn und platzierst du dein ganzes Körpergewicht gleichmäßig auf beide Füße? Wenn das so ist, schaust du dir das nächste Stockwerk an: Ist dein Knie im 90-Grad-Winkel gebeugt? Sind Hüfte und Becken in der richtigen Haltung, der Bauch angespannt und so weiter?

Vielleicht wirst du jetzt denken: Na klar, die Füße sind immer das Fundament. Das stimmt aber nicht, denn manchmal startest du im Yoga auf allen vieren (dann musst du die Hände miteinbeziehen) und in manchen Positionen ist dein Gesäß am Boden platziert. Dann musst du beispielsweise darauf achten, ob deine Sitzbeinhöcker am Boden platziert sind, und so weiter. Mache dir bewusst, dass es immer von unten nach oben geht. Insbesondere bei Balancehaltungen solltest du die Aufmerksamkeit

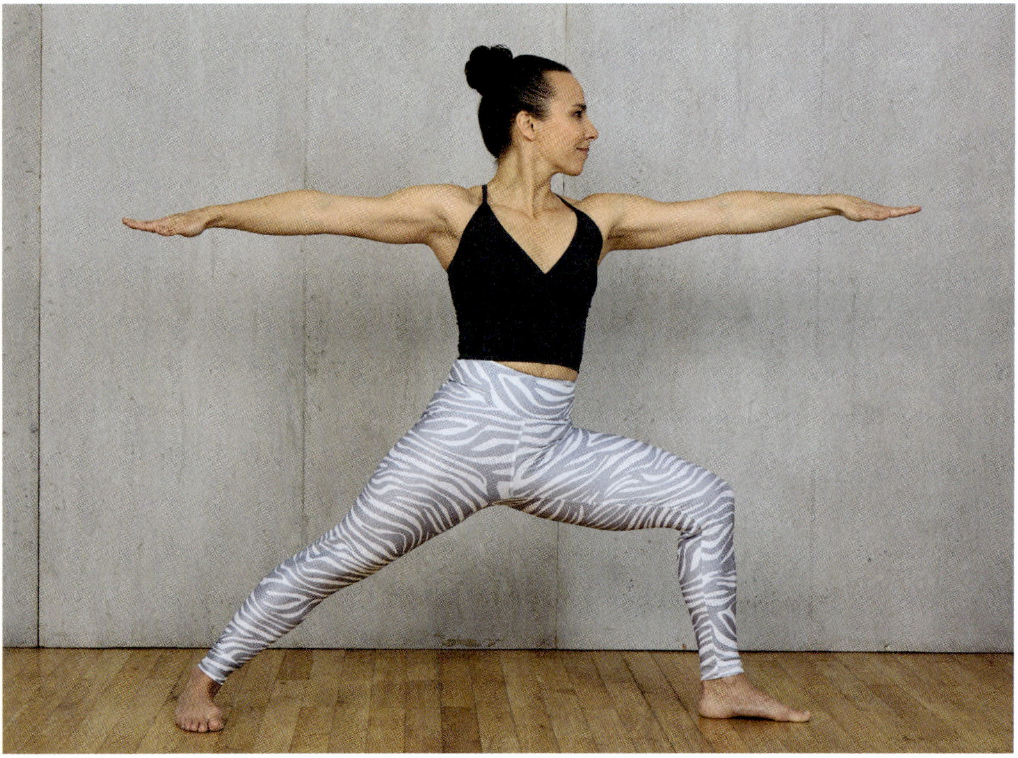

Im Krieger 2 stehen wir mit beiden Füßen am Boden. Die Haltung von unten nach oben aufzubauen, bringt uns Stabilität. Deswegen sollte hier zunächst auf die korrekte Ausrichtung der Füße geachtet werden.

auf den Teil deines Körpers lenken, der dich tragen soll –idealerweise bereits bevor du ein Bein anhebst oder das Gewicht verlagerst.

Übersetzt heißt Asana auch so etwas wie »Beziehung zur Erde«, und diese sollte eben immer so sein wie die Ausrichtung unseres Körpers: stabil und leicht. Wenn unser Fundament stabil ist und wir ruhig atmen, können wir unsere Körperteile in verschiedene Positionen bringen.

So startest du durch!

Wenn du deine Tiefenstabilität verbessern möchtest, passe dein Training an. Dein Körper braucht neue Reize, sonst wird er sich nicht steigern. Variiere deswegen und übe nicht immer dieselben Haltungen, sondern insbesondere auch diejenigen, die du vielleicht nicht so gern magst. Steigere die Schwierigkeit und ergänze Yoga idealerweise mit anderen Sport- und Bewegungseinheiten. Hier ein paar Regeln, die dir dabei helfen, deine Ziele zu erreichen:

- Vermeide ruckartige Bewegungen! Yoga sieht von außen – und insbesondere in diesem Ratgeber – häufig aus wie Sport. Verabschiede dich von diesem Gedanken und stell dir vor, dass es sich beim Yoga immer um eine Achtsamkeitspraxis handelt oder eine Meditation in Bewegung. Der ursprüngliche Sinn des Yoga gilt heute noch: Es geht um körperliche Selbsterfahrung. Führe die Übungen aus diesem Ratgeber achtsam und kontrolliert aus. Das gilt auch für die dynamischen Übungen. Bleibe mit deinen Gedanken bei der Übung.
- Respektiere deinen Körper! Der Schwerpunkt des Übens liegt darauf, ein gutes Körpergefühl zu entwickeln. Deswegen ist es wichtig, dass du bei jeder Übungseinheit in deinen Körper hineinspürst. Wie fühlst du dich heute? Gibt es Unterschiede zum Tag davor? Beachte deine Grenzen und übe immer mit einer liebevollen Einstellung zu dir selbst.
- Lass dich nicht ablenken! Beim Yoga ist es wichtig, dass wir uns ganz auf unseren Körper einlassen. Nimm dir deswegen für das Üben gerade am Anfang Zeit und richte es möglichst ein, dass du ungestört bist. Die hier beschriebenen Workouts und Flows haben eine Dauer von sieben bis 60 Minuten. Du kannst also variieren und das Workout passend dazu auswählen, je nachdem, wie viel Zeit dir zur Verfügung steht.

- Verfolge keine Dogmen! Ich mag keine Dogmen. Dogmen haben beim Yoga keinen Platz und deswegen halte ich mich zurück mit Empfehlungen wie vor der Praxis nichts zu essen oder zu trinken. Wenn du kurz vor deiner Praxis das Gefühl hast, unterzuckert zu sein, iss einfach ein paar Nüsse oder Trockenfrüchte. In der Regel solltest du nicht mit vollem Magen praktizieren. Das würde sich beim Yoga nicht gut anfühlen, insbesondere weil wir hier mit unserer Körpermitte arbeiten und bei einigen Haltungen die Bauchorgane massiert werden. Ein Völlegefühl wäre unangenehm. Stell dir aber auf jeden Fall etwas zu trinken bereit. Wann immer du durstig bist, darfst du natürlich auch während des Übens nach deiner Wasserflasche greifen!
- Taste dich an deine individuelle Dehngrenze heran! Beim Yoga geht es immer auch um Dehnung. Wenn du deine Beweglichkeit verbessern möchtest, musst du an den Punkt kommen, an dem du einen Dehnreiz spürst. Achte auf den schmalen Grat zwischen einem Zuviel und Zuwenig. Lerne, Dehnungsschmerz von »echtem« Schmerz zu unterscheiden. Der Dehnungsschmerz lässt in der Regel nach einer Weile nach und wird angenehm. Wenn du Yogaanfänger bist, taste dich hier langsam herantasten. Es empfiehlt sich, vorsichtig anzufangen und darauf zu achten, dass sich die Übungen gut anfühlen.
- Nimm die Atmung als Maßstab! Höre auf deine Atmung. Die Atmung zeigt dir den Weg: Wenn wir nicht richtig atmen, ist die Übung nicht richtig gewählt. Atmung ist dein wichtigstes Barometer. Spürst du sie? Atmest du überhaupt noch? Manchmal halten wir in einer Position die Luft an, ohne dass es uns bewusst ist. Stelle dir immer wieder die Frage: Wie atme ich jetzt gerade? Und das ist auch das Gute an Yoga: Denn du wirst lernen, dir diese Frage genauso in deinem Alltag zu stellen. Dir wird mit wachsender Achtsamkeit auffallen, dass es Situationen gibt, in denen du gestresst und kurzatmig bist, obwohl es vielleicht gerade keinen Grund dafür gibt. Ich ertappe mich häufig sogar in entspannten Situationen dabei, dass ich flach atme. Dann erinnere ich mich daran, dass ich selbst entscheiden kann, und vertiefe die Atmung bis in den Bauchraum. Das Gute daran ist: Kein Mensch sieht dir an, wenn du Atemübungen machst.
- Variiere! Yoga ist wundervoll. Das steht außer Frage. Aber Yoga ist erstens kein Heilmittel für alles und auch nicht die Lösung für alle Probleme. Wenn du glaubst, Sport nicht zu mögen, oder wenn du »deinen« Sport noch nicht gefunden hast und nun Yoga für dich entdeckst, ist das wunderbar. Denn Yoga als Bewegung ist

besser als keine Bewegung. Aber Abwechslung tut gut. Schau dich um, wir haben heute so viele Möglichkeiten wie noch nie. Das gilt auch für das Training zu Hause. Probiere Unterschiedliches aus und verabrede dich mit Freunden zum Spazieren, zum Tennis- oder Badmintonspielen, zum Klettern, zum Radfahren, stelle dich auf ein Stand-up-Paddleboard oder probiere so etwas »Verrücktes« wie Roundnet, bei dem vier Personen versuchen, einen Ball um ein Netz herum zu spielen, oder rolle beim Bubble Soccer in aufblasbaren Kugeln über die Wiese. Idealerweise ist Yoga die Ergänzung zu anderen Bewegungsformen.

- Hol dir Rat! Hast du gerade eine schwerwiegende Verletzung gehabt, eine Operation hinter dir oder gar eine akute Verletzung? Wenn du gesundheitliche Bedenken hast, sprich vorher mit einem Arzt oder Physiotherapeuten.

Wie eine Trainingseinheit aufgebaut ist

Yogasequenzen haben in der Regel einen klaren Aufbau – ganz gleich, welcher Stilrichtung:

- Jede Stunde beginnt mit dem Element der **Achtsamkeitsmeditation** oder des **Ankommens**: Während du entspannst, darf dein Nervensystem »herunterfahren«, du kannst den Tag und deine To-do-Liste hinter dir lassen und wirst körperlich und mental ruhiger. So kannst du dich auch besser auf die bevorstehende Asana-Praxis fokussieren. Mit Atemübungen nimmst du Einfluss auf dein Befinden. Manchmal merken wir gar nicht – selbst wenn wir bereits auf der Yogamatte liegen –, dass wir noch immer, vom Rausch des Tages eingenommen, hektisch und schnell atmen. Mit tiefen Atemzügen und der Aktivierung deiner Bauchatmung wirst du ruhiger, dein ganzer Körper entspannt und du tankst Energie.
- Dann folgt ein Warm-up. Es ist beim Yoga genauso wichtig wie bei jeder anderen Sportart. Die allmähliche Erwärmung des Körpers erhöht die Flexibilität und verringert das Verletzungsrisiko. Beim Yoga hat das Aufwärmen eine Vielzahl von positiven Folgen. Wenn sich die Körpertemperatur erhöht, werden die Muskeln weicher und leistungsfähiger. Die erhöhte Herzfrequenz bereitet das Herz-Kreislauf-System auf eine intensivere Aktivität vor. Von der verbesserten

Durchblutung profitieren die Muskeln, Spieler und Gegenspieler arbeiten besser zusammen, die Nervenimpulse agieren in einer höheren Geschwindigkeit, was eine subtilere Wahrnehmung der Körperbewegungen ermöglicht. Die Gelenke werden auf die kommenden Belastungen vorbereitet, denn durch Mobilisation der Gelenke bildet sich Gelenkflüssigkeit, die dafür sorgt, dass zwei Gelenke besser aufeinander gleiten. Das minimiert das Verletzungsrisiko.

- Mit den **Yogahaltungen** beginnt nach dem Warm-up die Praxis. Die Yogahaltungen werden in der Regel nach dem Prinzip vom Einfachen zum Komplexen aufgebaut. Meistens wird mit stehenden Haltungen begonnen, gefolgt von Sitzhaltungen und Drehhaltungen.
- Anschließend folgt ein **Cool-down**. Hier bleibst du im Yoga meistens am Boden und beginnst, dein Nervensystem auf die Entspannung vorzubereiten. Puls- und Herzschlag dürfen sich verlangsamen. Tiefe, meistens wohltuende Dehnungen runden die Stunde ab.
- Die Yogastunde klingt in einer **Entspannungsphase** aus. Sie ist essenzieller Bestandteil jeder Yogapraxis. Am Ende steht immer die Tiefenentspannung. Wir brauchen in der heutigen Zeit den Rückzug zur Stille, weil immer mehr Impulse auf uns einprasseln. Wir sind permanent Sinneseindrücken und -reizen ausgesetzt, fühlen uns gehetzt. Nimm dir nach jeder Yogaeinheit diese wenigen Minuten auf der Matte, um ganz klar ein Statement für Pause, Stressreduktion und Erholung zu setzen. In dieser abschließenden liegenden Haltung darf dein Körper auch nachspüren, das Geübte abspeichern. Du wirst merken, wie sich diese wenige Minuten der totalen Entspannung auf den Rest deines Tages auswirken.

Yogahaltungen können auf zwei unterschiedliche Arten ausgeführt werden. Entweder dynamisch, das bedeutet, dass wir in fließenden Bewegungen von einer Pose in die nächste weitergleiten oder eine Übung mehrere Male hintereinander ausführen, während wir im Bewegungsfluss bleiben. Diese Art zu üben fördert Kraft und Flexibilität. Gerade wenn du Muskelkater hast oder nach besonders starker Belastung wie beim Maximalkrafttraining ist das die richtige Art des Dehnens für dich. Die sanften, federnden Bewegungen von idealerweise 10 bis 15 Wiederholungen ziehen die Muskeln durch den Bewegungsfluss kontinuierlich sanft in die Länge und lockern sie wieder. Außerdem freuen sich Faszien besonders über federnde Bewegungen, weil sie so optimal ernährt werden.

Darüber hinaus können Yogahaltungen statisch gehalten werden. Du verbleibst länger in den einzelnen Asanas, zum Teil bis zu drei Minuten lang. Auch das ist ein wunderbares Stabilitätstraining, denn hier hältst du deine Muskulatur unter Daueranspannung bewegungslos. Das heißt, hier arbeitet nicht nur deine Muskulatur unter Hochdruck, sondern auch dein Herz-Kreislauf-System. Was Dehnübungen betrifft, haben statische Übungen ebenfalls einen Effekt. Je länger du in einer Haltung bleibst, umso tiefer wirst du allmählich in die Dehnung kommen.

Worauf du noch achten solltest

Hast du Rückenschmerzen? Dann denke daran, deine Knie gebeugt zu lassen, wenn du dich in eine Vorbeuge neigst. Das solltest du auch dann tun, wenn deine Beinrückseiten verkürzt sind. Sonst kann es passieren, dass sich deine Lendenwirbelsäule zu stark rundet, was einen erhöhten Druck auf deine Bandscheiben ausübt. Generell solltest du darauf achten, dass die Gelenke nie überstreckt sind. Lasse dein Standbein bei Balancehaltungen auf einem Bein ganz leicht gebeugt. Es gibt einige Grundregeln, die jeder von uns beim Üben beachten sollte:

- Achte auf die sogenannte Dreipunktbelastung der Füße: Belaste den Großzehballen, die Außenseite des Fußes, also die Seite, an der der kleine Zeh sitzt, und die Ferse.
- Ziehe beim Ausatmen den Bauchnabel zur Wirbelsäule, um den Lendenwirbelsäulenbereich zu stützen.
- Hebe das Brustbein an, ziehe die Schulterblätter nach unten.
- Halte die Hüften parallel ausgerichtet.
- Richte das Becken im Vierfüßlerstand parallel zum Boden aus.
- Versuche in der Bauchlage und bei Rückbeugen, den Beckenboden zu aktivieren.
- Suche dir in Balancehaltungen einen *Dristhi*, so nennt man im Yoga einen Fokuspunkt, den deine Augen fixieren. Das hilft dir, die Balance zu halten. Es kann sich dabei um einen Punkt auf dem Boden oder an der Wand vor dir handeln. Es sollte etwas sein, das sich nicht bewegt.

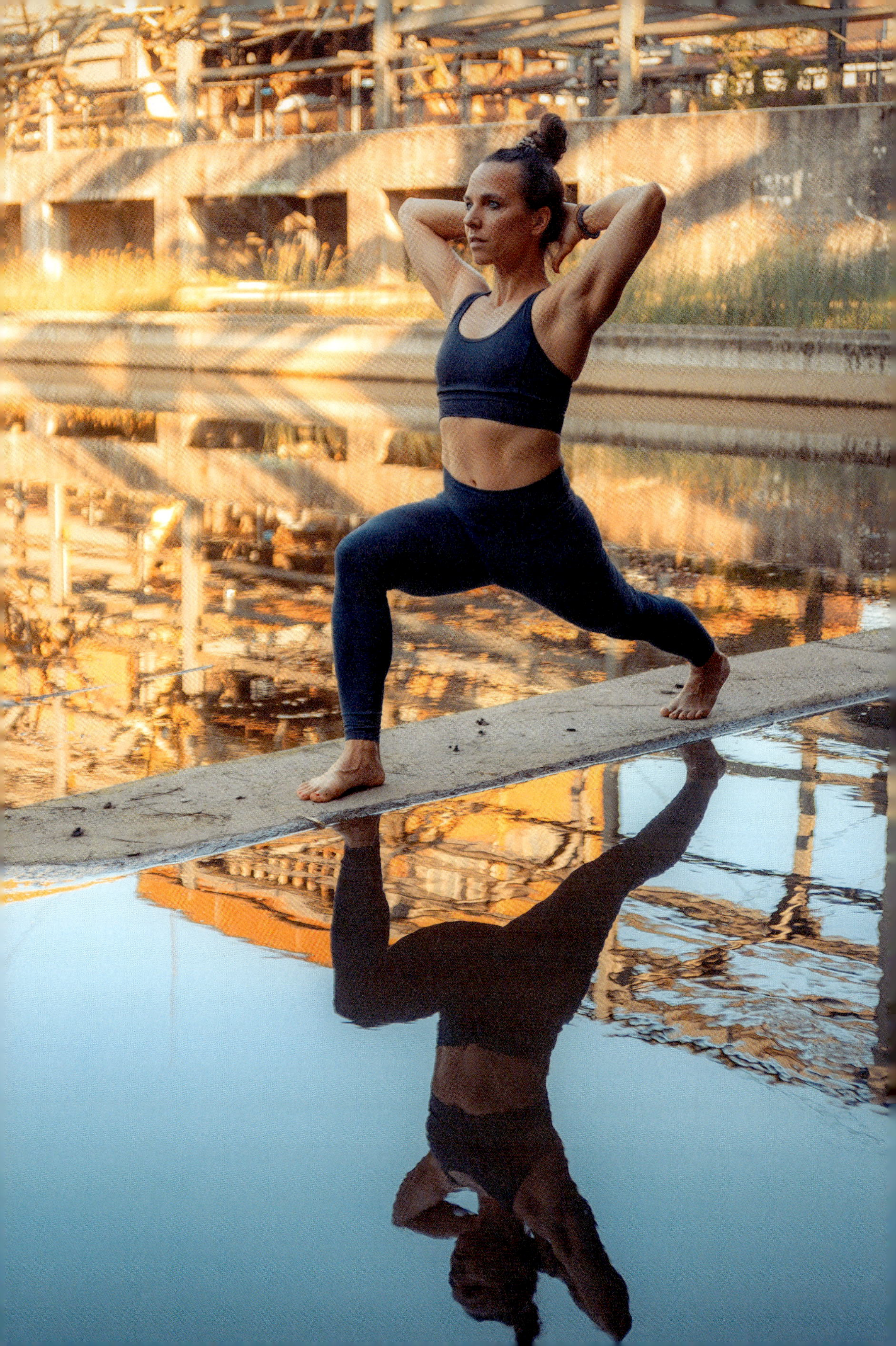

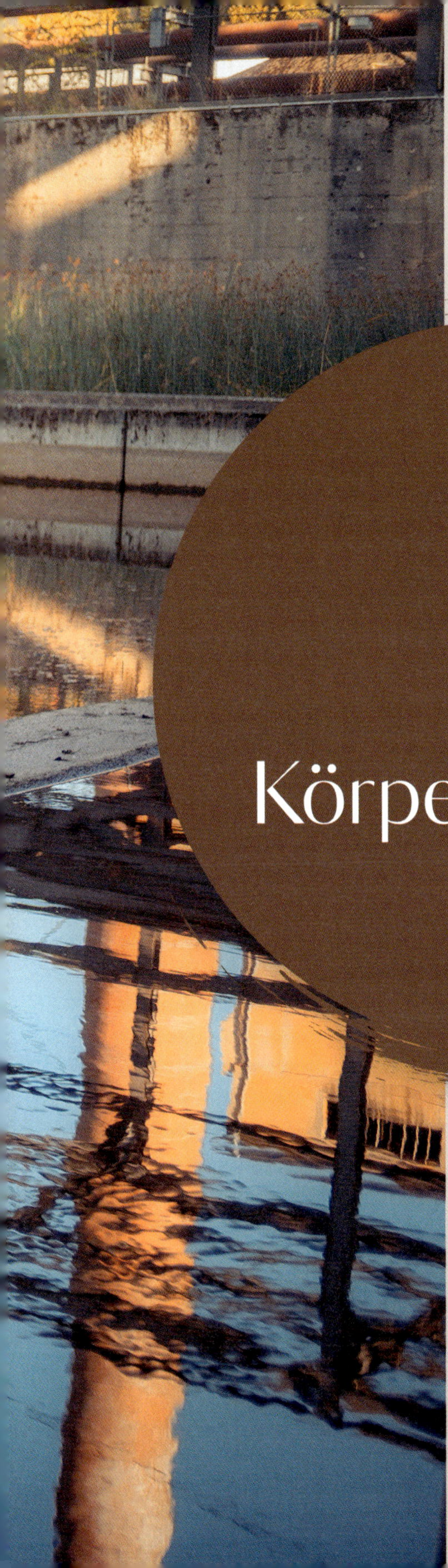

4
Die Körperhaltungen

Los geht's!

Yoga fordert. Insbesondere die Asanas in diesem Buch. Wir wollen unseren Körper kräftigen, stabilisieren, die Tiefenmuskulatur anregen und beanspruchen. Es kann also anstrengend werden. Lerne dabei, Herausforderungen anzunehmen, ohne deinen Körper zu überfordern.

Aber: Schmerzen haben beim Yoga keinen Platz. Beachte bitte stets die korrekte Ausführung einer Übung. Lies dir die Hinweise durch, worauf zu achten ist, und übe immer nur das, was für deinen Körper an diesem Tag möglich ist. Das kann tatsächlich von Tag zu Tag unterschiedlich sein. Wann immer du dich ausruhen möchtest, komm in eine ruhende Haltung, wie beispielsweise die Stellung des Kindes, und mache weiter, wenn du bereit dafür bist.

Beim Yoga brauchst du nicht viel, und das macht den Reiz von Yoga aus. Eines sollte jedoch klar sein: Komme dir niemals komisch vor, wenn du Hilfsmittel nutzt, stattdessen eher: clever. Für das Training benötigst du eine rutschfeste Yogamatte. Ohne Matte würde das Üben für deine Gelenke unangenehm und schmerzhaft werden. Gerade beim Stabilitätstraining mit Yoga bietet sich eine dünne Matte an. Je dicker die Matte ist, desto komplizierter wird es, Balanceübungen auszuführen, und desto ungeschützter sind deine Gelenke. Benutze ein oder zwei Yogablöcke und andere Hilfsmittel, eventuell ein Fitnessband. Ein solches habe ich nur beim Dreieck als Variante (Seite 123) eingesetzt. Es gibt sie in unterschiedlichen Stärken. Wenn du keinen Yogablock hast, kannst du genauso gut ein dickes Buch verwenden. Allerdings findest du brauchbare Yogablöcke schon ab zehn Euro.

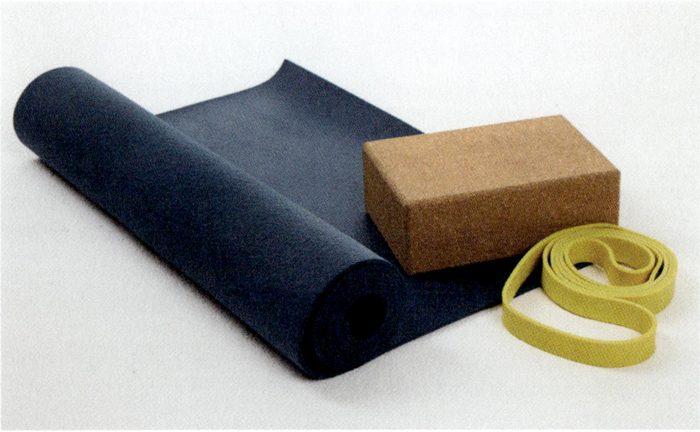

Alles, was du für das Training brauchst, ist nichts weiter als eine Yogamatte, ein oder zwei Yogablöcke und vielleicht ein Fitnessband.

Deine Matte kannst du überall dort ausrollen, wo du einen ebenen Untergrund vorfindest. Wenn du im Freien übst, beispielsweise am Strand oder auf einer Wiese, kann das eine wundervolle Stimmung kreieren, aber du wirst auch merken, dass gerade die Stabilitäts- und Balancehaltungen schwieriger durchzuführen sind. Es ist aber möglich! Bei der Kleidung gilt nur eine Regel: Sie sollte bequem sein. Nun kannst du starten!

Yoga und elastische Bänder

Elastische Bänder, die auch Resistance-Bänder oder Powerbänder genannt werden, gibt es in unterschiedlichen Stärken und Formen und sie sind eine sehr schöne Ergänzung für dein Training. Die Variante des Dreiecks mit Powerband (Seite 123) ist nicht einfach und erfordert viel Kraft im Bereich des Schultergürtels. Hierfür benötigst du ein sogenanntes Deuser- oder auch Powerband. Namensgeber ist der ehemalige Masseur und Physiotherapeut des Deutschen Fußball-Bundes (DFB) Erich Deuser. Das Deuserband ist aus Naturkautschuk und bietet durch seine Dicke einen hohen Widerstand. Das etwa drei Zentimeter breite und im ungedehnten Zustand ein Meter lange Band hat eine klassische Ringform. Durch seinen Zugwiderstand von bis zu 24 Kilogramm wird das Deuserband im Kraft-, Stabilisations- und Schnellkrafttraining eingesetzt. Ähnliche Bänder gibt es unter dem Namen Powerband. Wichtig ist bei dieser Version des Resistance-Bandes, dass es sich um die ein Meter lange und drei Zentimeter breite Version handelt. Welche Bandstärke die richtige ist, hängt sowohl von den Übungen als auch von dem Fitnesslevel ab. Für andere Haltungen wie beispielsweise im Vierfüßlerstand oder bei Sit-ups sowie der Schulterbrücke kannst du auch Minibänder nutzen. Probiere am besten verschiedene Bänder aus. Wähle eine Bandstärke, die dich nicht überfordert. Die Bänder bringen dein Workout noch mal auf ein neues Level, sie bieten einen besonderen Widerstand. Durch die konstante Spannung, die während der Bewegungsausführung aufrechterhalten wird, können Muskeln effektiv stimuliert werden. Gerade für das Schultertraining sind Übungen mit elastischen Bändern sehr empfehlenswert.

Wie die Übungen eingeteilt und aufgebaut sind

Im Folgenden werden alle Übungen beschrieben, die du nachher in den Flows findest. Die Übungen habe ich wie folgt unterteilt:

- Atemübungen
- Übungen zur Einstimmung
- Warm-up
- Streckhaltungen
- Drehhaltungen
- Seitbeugen
- Vorbeugen
- Rückbeugen
- Übungen für die Körpermitte
- Balancehaltungen
- Umkehrhaltungen
- Cool-down
- Entspannung

Im klassischen Yoga zählen einige der Übungen zu mehreren Kategorien. Der Krieger 3 ist beispielsweise eine Vorbeuge, in diesem Buch wird er aber unter den Balancehaltungen eingeordnet. Ebenso zählt das Boot im Yoga zu den Vorbeugen, hier ist es unter den Übungen für die Körpermitte zu finden. Für unser Training erschließt sich die Kategorisierung aus dem Workout-Charakter. Manche Übungen können in mehreren Varianten ausgeführt werden. Bei jeder Übung erfährst du zunächst, welche Wirkung sie auf dich und deinen Körper hat. Zudem ist jede Übung mit einem Schwierigkeitsgrad ausgezeichnet, den du an drei Punkten erkennst:

1 Übungen für Einsteiger

2 Übungen für Fortgeschrittene

3 Übungen für ambitionierte und geübte Yogis

Anschließend wird die Übungsausführung inklusive genauer Anleitung zur Atmung detailliert beschrieben. Bei der Angabe der Dauer beziehe ich mich auf eine empfohlene Haltezeit. Sie ist nicht verbindlich, sondern soll dir nur eine Orientierungshilfe sein. Sollte sich eine Übung für dich nicht gut anfühlen oder ist sie sogar mit Schmerzen verbunden, übe nicht mit falschem Ehrgeiz. Versuche nicht krampfhaft, die angegebene Haltedauer zu erfüllen. Dein Körper ist klug. Seine Erfahrungen und sein Gefühl stehen über den Ratschlägen und Hinweisen, die ich hier zusammengefasst habe. Bei vielen Übungen gebe ich dir noch zusätzliche Hinweise oder Tipps, was du bei der Ausführung oder der Atmung beachten solltest.

ATEMÜBUNGEN

Im Yoga spielt Atmung eine ganz wesentliche Rolle. Sie gehört zur Yogaphilosophie und wird auch als *Pranayama* oder Atemkontrolle bezeichnet. Wenn wir bewusst Einfluss auf unsere Atmung ausüben, nehmen wir auch gleichzeitig Einfluss auf unser Energielevel. Atmung umfasst vier Teile – nicht nur zwei. Denn sowohl nach dem Einatmen als auch nach dem Ausatmen erfolgt immer eine Pause. Wir nehmen diese Pausen kaum wahr; im Yoga bei der Ausübung von Atemtechniken hingegen schon.

Dreiteilige yogische Atmung

Wirkung: beruhigt das Nervensystem, stärkt die Konzentration und trainiert die Lungenfunktion

Lege dich auf den Rücken und winkle die Knie an. Stelle die Füße etwa hüftbreit auf. Wenn das am unteren Rücken unangenehm ist, kannst du die Füße etwas breiter aufstellen und die Knie nach innen fallen lassen. Lege eine Hand auf dein Herz, die andere Hand auf den Bauch. Atme nun gegen die Hand, die auf deinem Bauch liegt. Der Bauch hebt und senkt sich dabei. Spüre, wie sich bei jedem Einatmen auch Brustkorb und Schlüsselbeine heben. Beim Ausatmen zieht sich der Bauch nach innen, der Brustkorb und die Schlüsselbeine sinken nach unten. Lass deinen Atem tief und gleichmäßig fließen.

Dauer: mindestens 1 Minute

Tipp

Versuche, durch die Nase ein- und auszuatmen und deine Atemzüge etwas zu verlängern. Dabei wirst du feststellen, wie sich Gesicht, Nacken, Schultern und Extremitäten entspannen und dein Körper tiefer in den Boden sinkt. Konzentriere dich ganz auf die langsame Ausatmung und verlängere mit der Zeit die Ein- und die Ausatmung noch ein wenig, solange sich dies für dich gut anfühlt.

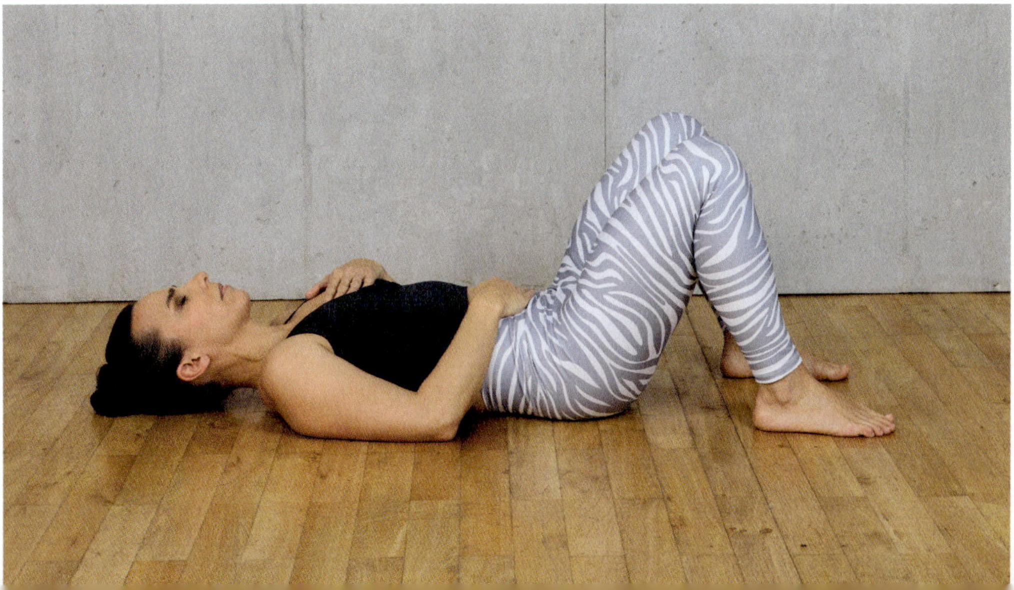

Ujjayi-Atmung

Wirkung: befeuchtet die Luft, reinigt von Schmutzpartikeln, durchblutet Kehl- und Rachenbereich, trainiert die Atemmuskeln, verbessert die Konzentration, wirkt entspannend und energetisierend zugleich, hilft dabei, länger in den Körperhaltungen zu bleiben

1. Komme in den Schneider- oder Fersensitz. Du solltest entspannt, aber aufrecht sitzen. Richte die Wirbelsäule auf und lasse die Schultern locker. Lege die Hände an den Bauch.
2. Atme tief durch die Nase ein und lege die Hände noch während der Einatemphase an die Rippen und dann an den Brustkorb. Nimm wahr, wie sich alle drei Bereiche weiten. Mit der Ausatmung verengst du die Stimmritze. Stelle dir dabei vor, du würdest mit geöffnetem Mund leise ein »Haaaaa« hauchen. Allerdings bleibt der Mund geschlossen und du atmest durch die Nase.
3. Deine Hände wandern beim Ausatmen vom Brustkorb zu den Rippen und zuletzt wieder zum Bauch. Bleibe etwa 5 Runden lang mit den Händen an deinem Oberkörper. Lasse dann die Arme entspannt nach unten sinken und lege die Hände auf den Oberschenkeln ab, während du ruhig weiteratmest.

Dauer: mindestens 10 tiefe Atemzüge, idealerweise 1 bis 2 Minuten

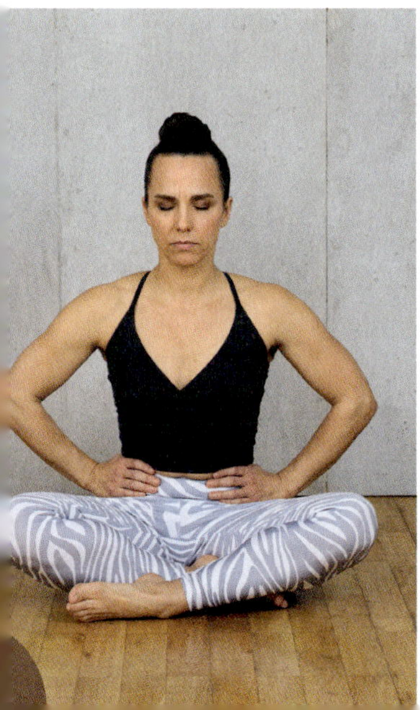

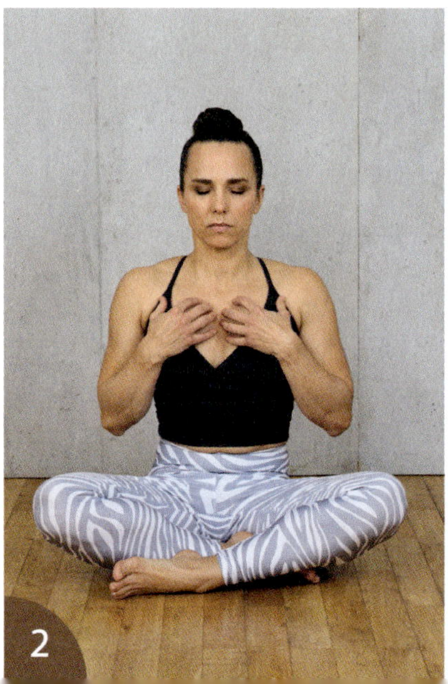

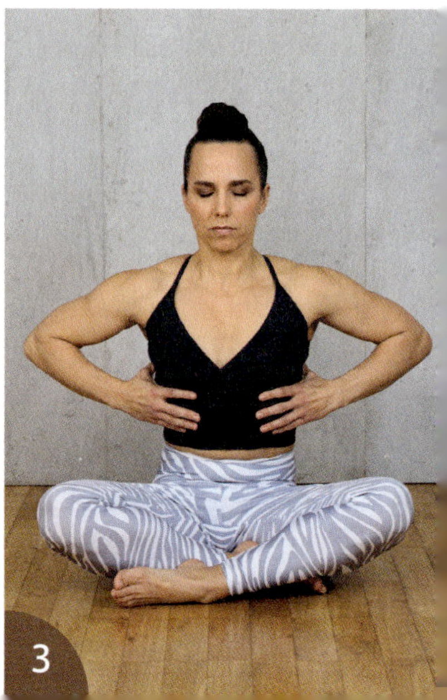

Siegreiche oder ozeanische Atmung

Ujjayi bedeutet übersetzt der »siegreiche Atem«. Er wird auch oft als »ozeanische Atmung« bezeichnet, weil es sich ein wenig so anhört wie das Rauschen des Meeres. Das liegt daran, dass bei dieser Atemtechnik die Stimmritze in der Kehle verengt wird. Diese Atmung wirkt sowohl entspannend als auch energetisierend.

Die *Ujjayi*-Atmung hilft dir, deinen Bewegungsfluss mit der Atmung zu synchronisieren und in einen Rhythmus zu bringen. Du wirst merken, dass du durch diese Technik konzentrierter bei der Sache bist und die Asanas länger halten kannst. Die Atemtechnik ist auch ein ideales Barometer, um deine Anstrengung zu kontrollieren. Solange dein Atem entspannt fließt, liegst du mit der Intensität deiner Praxis richtig. Wichtig ist, dass – auch wenn die Ujjayi-Atmung eine Technik ist, bei der die Kehle leicht verengt wird – der Atem durch die Nase fließt. Halte also deine Lippen sanft geschlossen. Entspanne dabei den Kiefer.

Warum heißt diese Atemtechnik eigentlich die »siegreiche Atmung«? Mithilfe der *Ujjayi*-Atmung nimmst du nach der Philosophie der Yogis Prana, also Lebensenergie, auf, und zwar gerade so viel, dass dir auch schwierige Asanas gelingen. Durch die verengte Stimmritze und das leicht angespannte Zwerchfell muss sich die Atemluft einen Weg durch eine kleine Öffnung bahnen. Das trainiert die Atemmuskeln, da sie mehr Kraft aufwenden müssen, um die Luft durch die enge Öffnung zu saugen. Die Muskulatur muss also mehr Kraft aufwenden. Außerdem befeuchtet die Atmung durch die Nase die Luft, temperiert sie und befreit sie von Schmutzpartikeln. Das *Ujjayi*-Geräusch erzeugt eine leichte Vibration der Bronchien, auch das ist gesund! Das Flimmerepithel, feine »Härchen« aus Epithelzellen, wird aktiviert und die Lunge wird auf diese Weise zusätzlich von Schmutzpartikeln gereinigt.

ÜBUNGEN ZUR EINSTIMMUNG

Fersensitz

1 2 3

Wirkung: dehnt die Muskulatur in Schienbeinen und Fußspann

Setze dich auf die Fersen und lasse die Schienbeine parallel zusammen. Lasse das Gesäß auf den Fersen ruhen. Du kannst einen Block oder eine Decke unter das Gesäß schieben, falls sich das für dich angenehmer anfühlt. Richte dann die Wirbelsäule auf. Lasse den Hinterkopf dabei lang und die Schultern ganz locker. Die Hände ruhen entspannt auf den Oberschenkeln. Schließe die Augen und beginne, ganz bewusst zu atmen. Mit jeder Einatmung weitet sich deine Bauchdecke, mit jeder Ausatmung ziehst du den Bauchnabel sanft nach innen. Spüre in deinen Körper hinein und nimm deine Atmung bewusst wahr. Lasse den Atem in den Bauchraum fließen. Atme durch die Nase ein und wieder aus.

Dauer: mindestens 3 Minuten

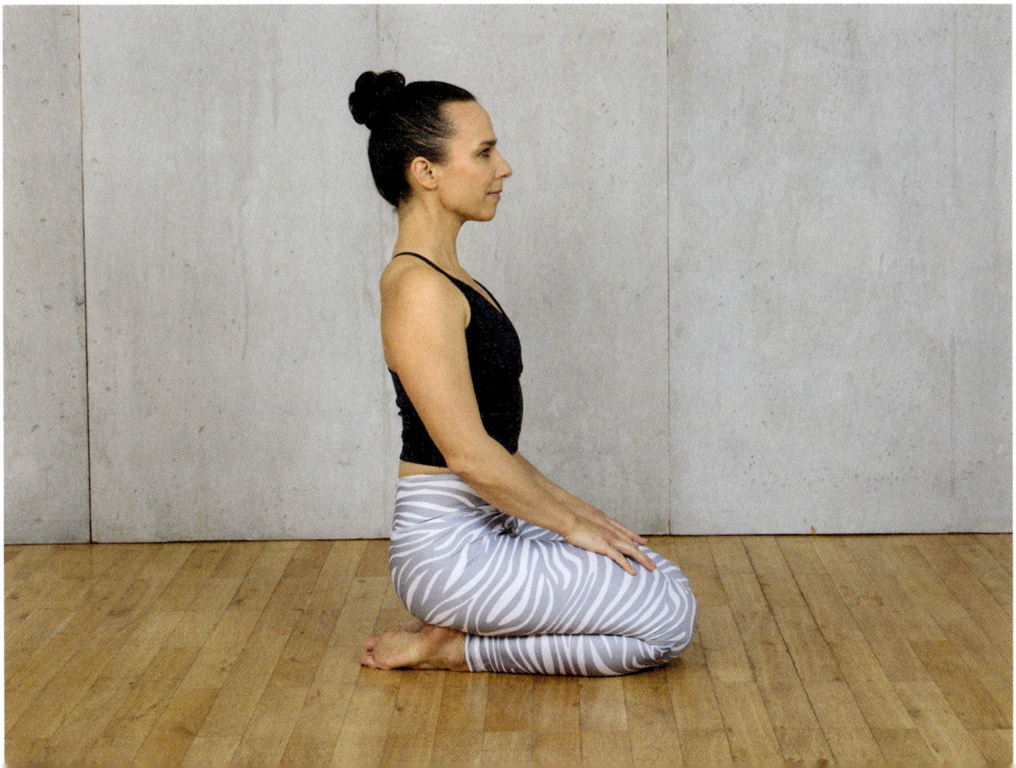

Schneidersitz

1 2 3

Wirkung: stärkt die Rückenmuskulatur, schafft Länge in der Wirbelsäule und hat einen erdenden Effekt; öffnet außerdem die Atemräume und schult die Präsenz

Setze dich auf den Boden und schlage nah am Körper die Unterschenkel vor dir übereinander, sodass die Füße sich kreuzen und die Knie zu den Seiten nach unten sinken. Falls das unbequem für dich ist, kannst du ein Kissen oder eine gefaltete Decke als Unterlage nehmen und sie so platzieren, dass du dich direkt an die Kante setzt. Spüre beide Sitzbeinhöcker am Boden. Richte deine Wirbelsäule auf. Entspanne die Schultern und lasse den Hinterkopf lang. Schließe für einen Moment des Ankommens die Augen. Du sollst aufrecht, aber nicht verkrampft sitzen. Lasse die Hände auf den Knien oder den Oberschenkeln ruhen. Spüre in deinen Körper hinein und nimm deine Atmung bewusst wahr. Lasse den Atem in deinen Bauchraum fließen. Atme durch die Nase ein und wieder aus.

Dauer: mindestens 3 Minuten

Hinweis: Falle nicht in ein Hohlkreuz.

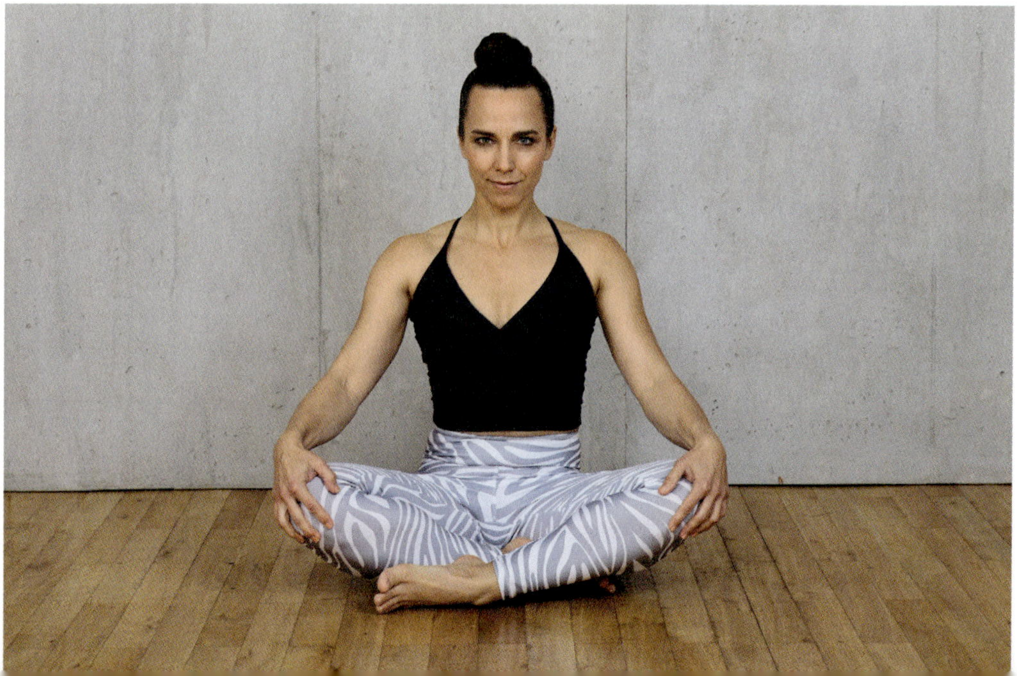

Schneidersitz mit Drehung

Wirkung: steigert die Flexibilität der Wirbelsäule und des unteren Rückens

1. Setze dich auf den Boden und schlage nah am Körper die Unterschenkel vor dir übereinander, sodass sich die Füße kreuzen und die Knie zu den Seiten nach unten sinken.
2. Atme ein und drehe mit der Ausatmung den Oberkörper zur rechten Seite. Lasse die linke Hand auf das rechte Knie und die rechte Hand neben deiner Hüfte zu Boden sinken. Atme noch einmal tief ein und verlängere die Wirbelsäule Richtung Decke. Versuche, so aufrecht wie möglich zu sitzen, und schiebe die Schulterblätter nach unten. Finde mit jeder Einatmung mehr Länge, vertiefe mit jeder Ausatmung den Twist.

Dauer: 5 tiefe Atemzüge auf jeder Seite

Tipp

Bevor du den Oberkörper zur Seite drehst, kannst du mit dem Einatmen die Arme nach oben strecken und mit dem Ausatmen in die Drehung kommen. Das kann dir helfen, die Wirbelsäule vor der Rotation in die Länge zu ziehen.

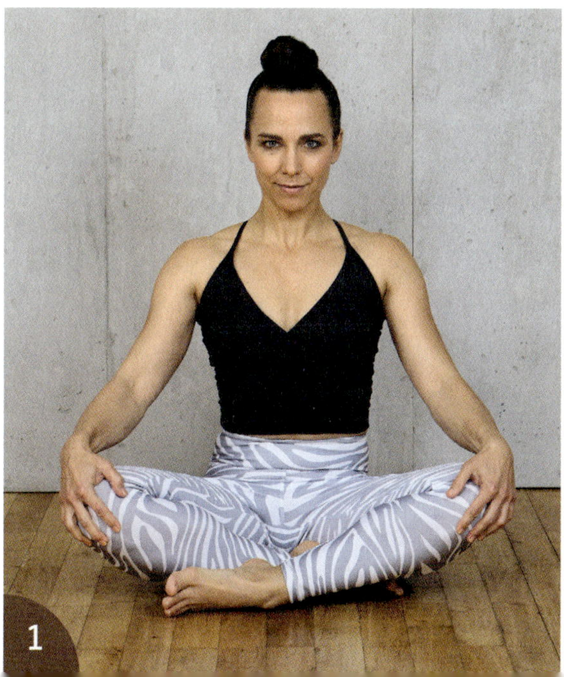
1

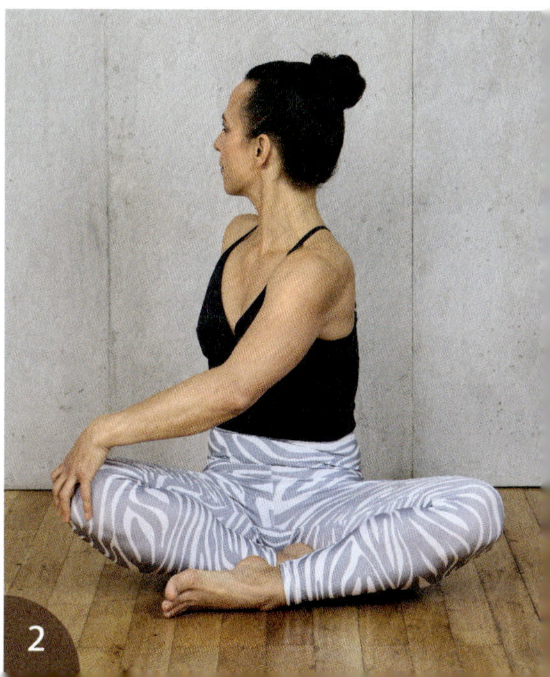
2

Stellung des Kindes

1 2 3

Wirkung: dehnt die Armrückseiten, kräftigt die Schultern, schafft Länge in der Wirbelsäule und dehnt den Rücken; wirkt beruhigend, der Fokus richtet sich nach innen

Komme in den Vierfüßlerstand. Die Knie sind mindestens hüftbreit geöffnet. Führe die großen Zehen hinter dem Gesäß zusammen und schiebe das Gesäß Richtung Fersen. Strecke die Arme nach vorn aus und lege die Stirn auf dem Boden ab. Atme tief in den Bauchraum und versuche, immer mehr Länge in der Wirbelsäule zu schaffen. Die Hüfte darf immer schwerer Richtung Boden sinken. Nimm die Atmung bewusst wahr und fokussiere dich ganz auf dich, deinen Körper und deine Atmung. Versuche, die Arme lang nach vorn zu schieben.

Dauer: 3 Minuten

Hinweis: Überstrecke den Nacken nicht. Versuche, entspannt im Nacken- und Schulterbereich zu bleiben.

Tipp
Lege dir bei empfindlichen Knien eine Decke unter die Knie.

Variante

1 2 3

Stellung des Kindes – Päckchen

Bringe deine Knie enger zusammen. Lege die Arme neben dem Körper ab, sodass die Hände mit den Handrücken am Boden neben den Füßen ruhen. Lasse die Schultern entspannt Richtung Boden sinken. Diese Variante dehnt den unteren Rücken, massiert die inneren Organe und wirkt sehr beruhigend.

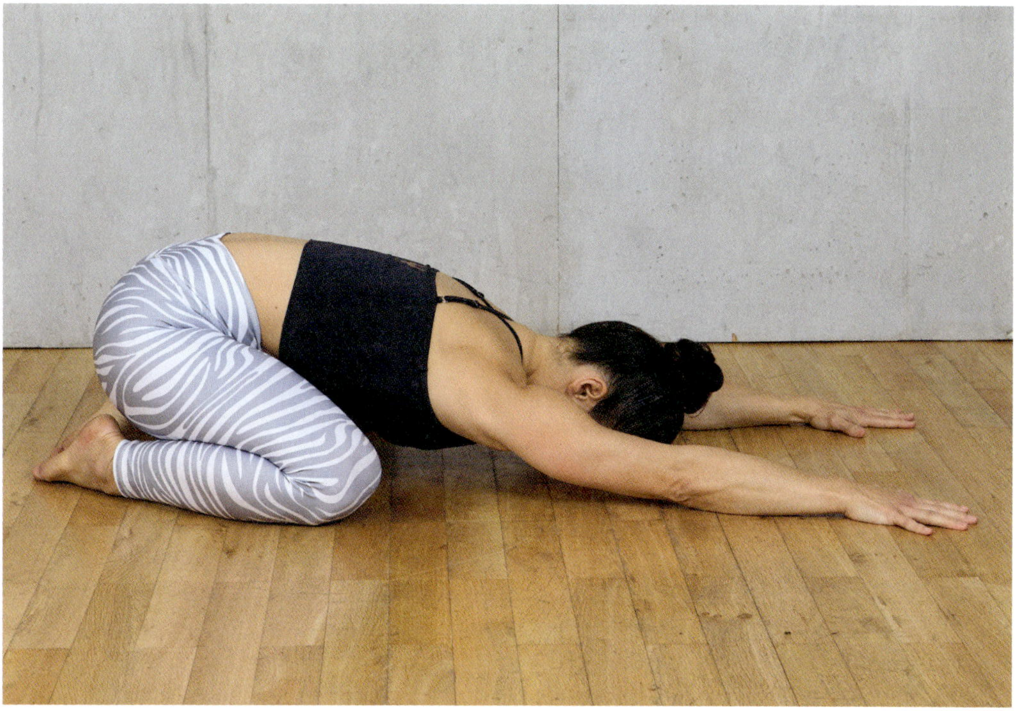

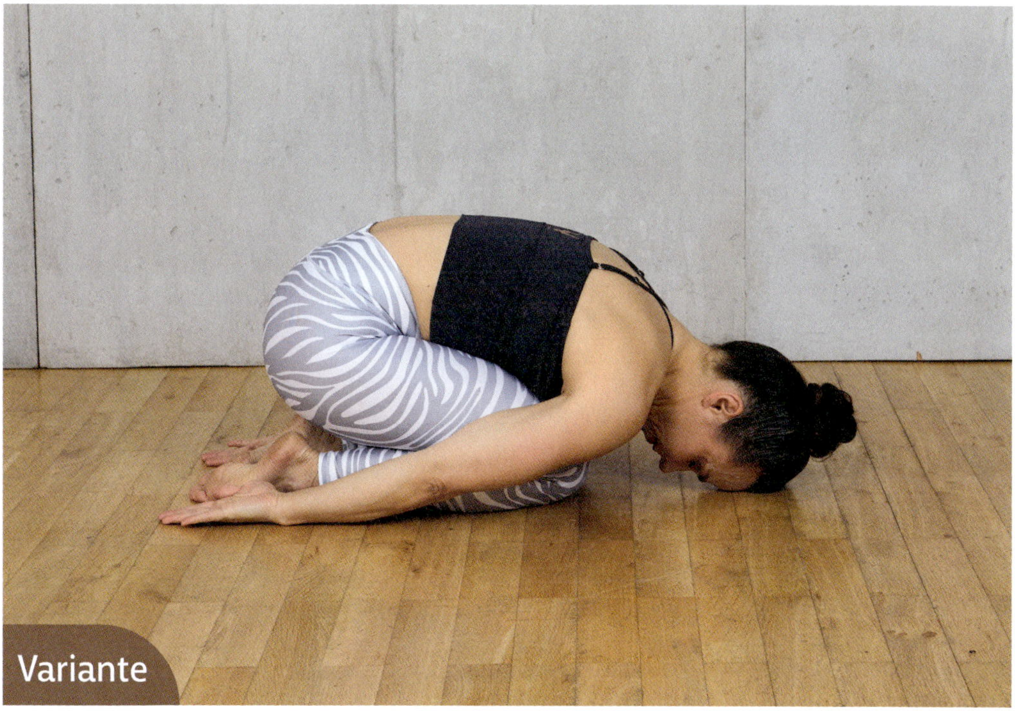

Variante

WARM-UP

Vierfüßlerstand

1 2 3

Wirkung: stärkt die Bauchmuskulatur und ist eine gute Ausgangsposition für viele Asanas

Komme in den Vierfüßlerstand. Platziere die Hände direkt unter den Schultern und die Knie direkt unter der Hüfte. Spreize die Finger und drücke sie fest in den Boden. Die Wirbelsäule ist entspannt. Lasse die Knie im hüftweiten Abstand auf der Matte. Halte den Kopf in Verlängerung der Wirbelsäule. Beuge die Ellenbogen minimal.

Dauer: ein paar Atemzüge. Wenn der Vierfüßler eine zwei Haltungen verbindende Funktion hat, dann bleibst du für die Dauer eines Atemzugs in dieser Haltung.

Tipp

Als Unterstützung für die Knie kannst du eine Decke unter die Knie legen.

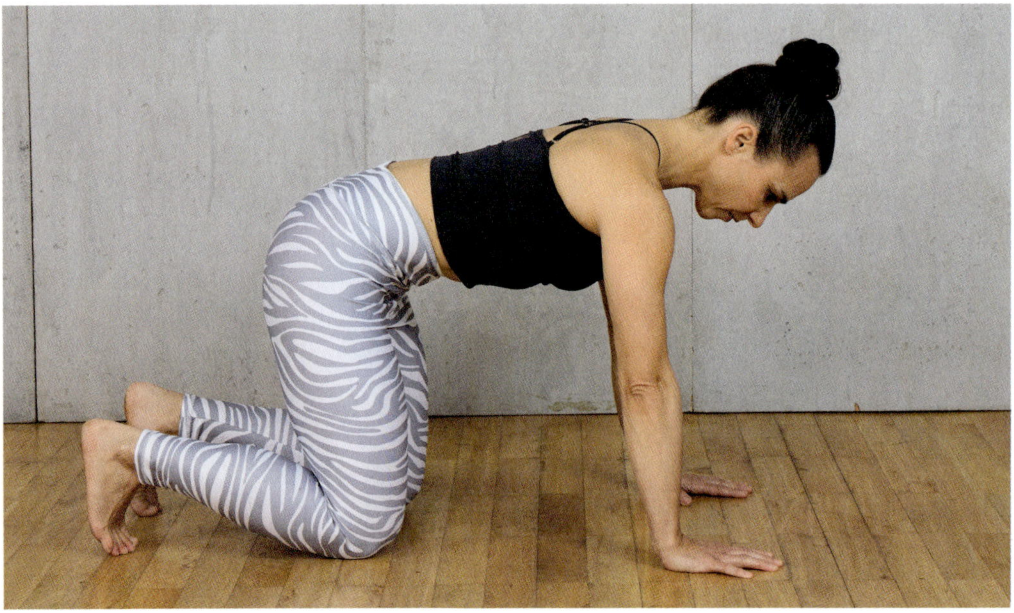

Vierfüßlerstand mit Flankendehnung

Wirkung: dehnt die Flanke und stärkt die Bauchmuskulatur

1. Komme in den Vierfüßlerstand. Positioniere die Hände direkt unter den Schultern, die Knie direkt unter den Hüften.
2. Nun führe den linken Fuß über den rechten Unterschenkel und stelle ihn rechts außen ab. Schau zur rechten Seite, atme tief aus und kreiere einen Bogen in der linken Körperhälfte. Schiebe die linke Flanke dabei noch mehr nach außen, das heißt nach links. Komme nach der angegebenen Zeit zurück in den Vierfüßlerstand und wiederhole die Übung auf der anderen Seite.

Dauer: ein paar Atemzüge

Hinweis: Spüre, wie wohltuend diese Dehnung auf die Flanken ist.

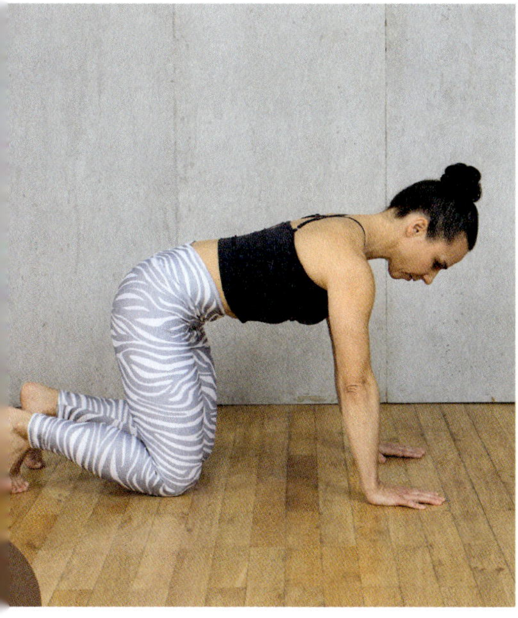

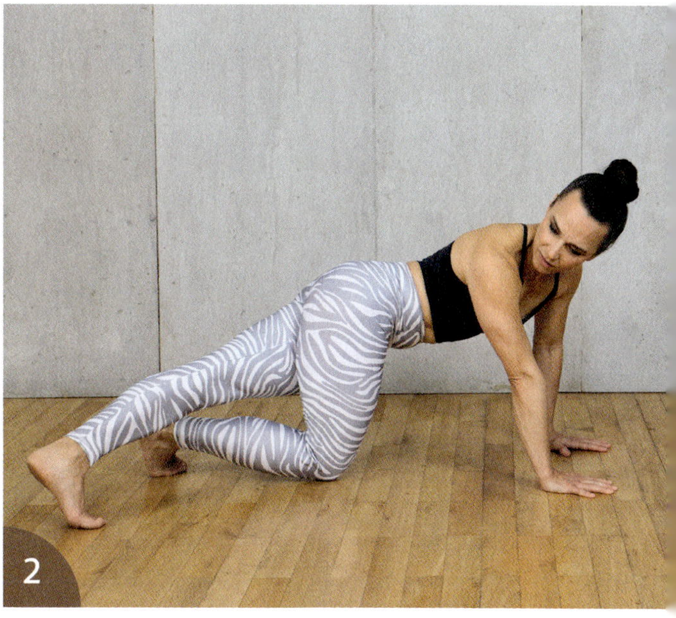

Katze und Kuh

1 2 3

Wirkung: mobilisiert die Wirbelsäule und lässt den Atem fließen; öffnet den Herzraum und wirkt vitalisierend

1. Komme in den Vierfüßlerstand. Platziere die Hände direkt unter den Schultern und die Knie hüftweit geöffnet direkt unter den Hüften. Achte darauf, dass Zeige- oder Mittelfinger nach vorn zeigen. Spreize die Finger. Beuge mit der Einatmung die Ellenbogen ein wenig und schiebe das Brustbein nach vorn. Der Bauch sinkt dabei etwas nach unten. Richte den Blick nach vorn. Ziehe die Schultern nach hinten. Du bist nun in einem leichten Hohlkreuz.
2. Strecke mit der Ausatmung die Arme wieder und schiebe Wirbel für Wirbel die Wirbelsäule Richtung Decke, wie eine Katze, die einen Buckel macht. Ziehe dabei den Nabel nach innen und blicke zum Bauch.

Wiederholungen: 10-mal wiederholen

Hinweis: Praktiziere den Wechsel zwischen Hohlkreuz und Buckel im Rhythmus deines Atems. Versuche, die Wirbel einzeln anzusteuern und in ihrer Bewegung wahrzunehmen.

Tipp

Lasse die Augen die Bewegungen des Nackens führen.

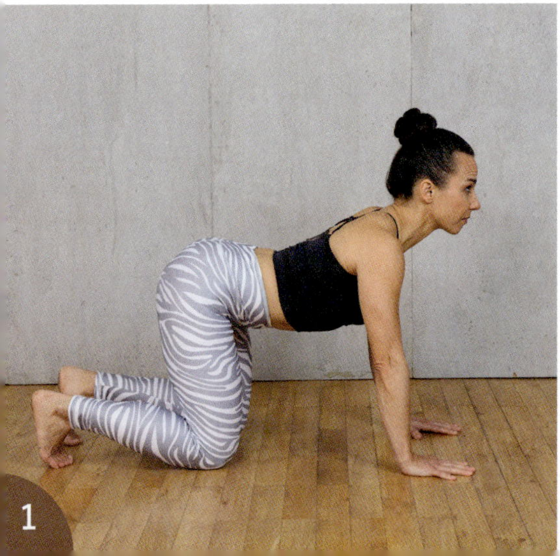

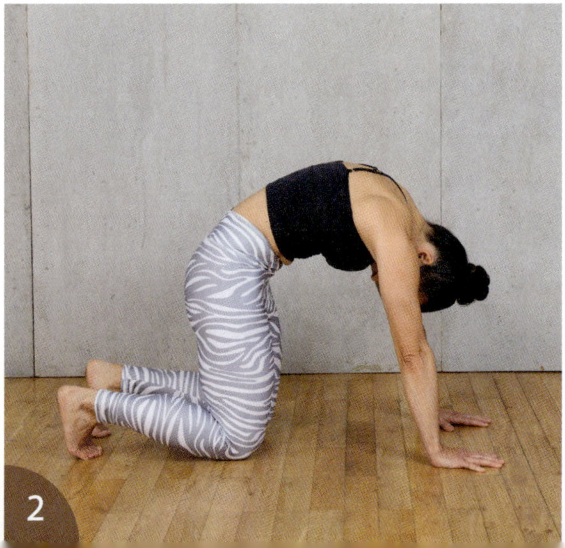

Diagonale Katze

1 2 3

Wirkung: mobilisiert die Wirbelsäule, aktiviert das Zentrum

1. Komme in den Vierfüßlerstand. Platziere die Hände direkt unter den Schultern und die Knie hüftweit geöffnet direkt unter den Hüften. Achte darauf, dass Zeige- oder Mittelfinger nach vorn zeigen. Spreize die Finger.
2. Strecke mit der Einatmung das rechte Bein lang nach hinten aus. Drehe den Oberschenkel etwas nach innen, um die Hüfte parallel zum Boden auszurichten. Atme aus und ziehe dabei den Bauchnabel leicht nach innen. So stabilisierst du noch mal die Körpermitte. Strecke mit der nächsten Einatmung den linken Arm nach vorn aus. Schaue auf die Yogamatte und atme tief durch die Nase ein und aus.

Dauer: 3 tiefe Atemzüge je Seite

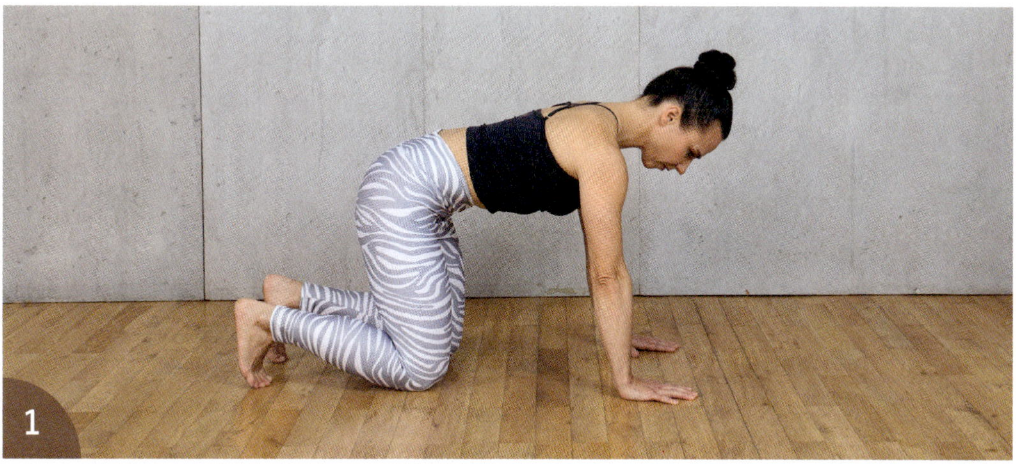

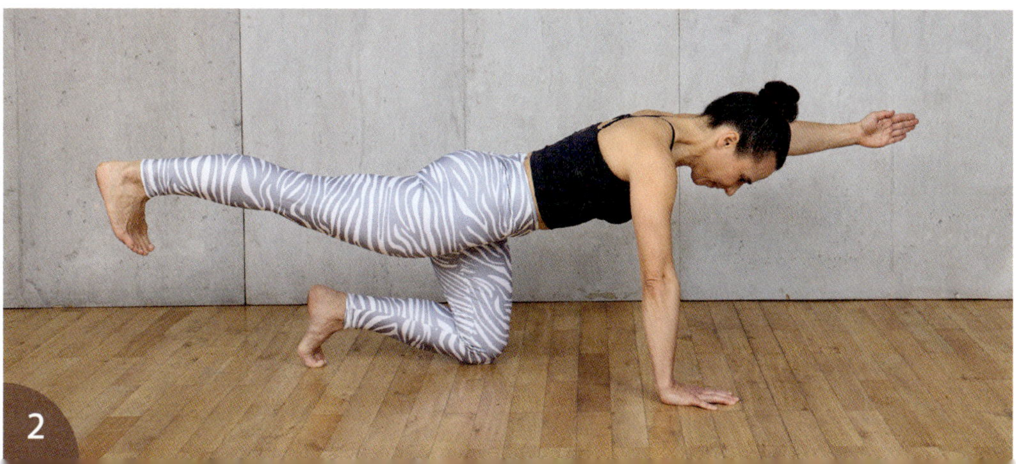

Dynamische Katze

1 2 3

Wirkung: kräftigt die Rumpfmuskulatur, fördert die Balance

1. Komme in den Vierfüßlerstand. Platziere die Hände direkt unter den Schultern und die Knie hüftweit geöffnet direkt unter den Hüften. Achte darauf, dass Zeige- oder Mittelfinger nach vorn zeigen. Spreize die Finger.
2. Strecke das rechte Bein nach hinten aus und den linken Arm nach vorn. Drehe den Oberschenkel etwas nach innen, um die Hüfte parallel zum Boden auszurichten, und ziehe dabei den Bauchnabel leicht nach innen.
3. Beuge den linken Arm und das rechte Bein. Ziehe das rechte Knie während der Ausatmung diagonal mit einer langsamen Bewegung unter dem Bauch zum linken Ellenbogen. Halte Knie und Ellenbogen hier kurz zusammen und spanne deine Bauchmuskeln an. Strecke dann Arm und Bein mit der nächsten Einatmung wieder in die Länge.

Wiederholungen: 5- bis 10-mal, gehe dabei langsam vor

Hinweis: Achte darauf, die Hüfte parallel zum Boden auszurichten.

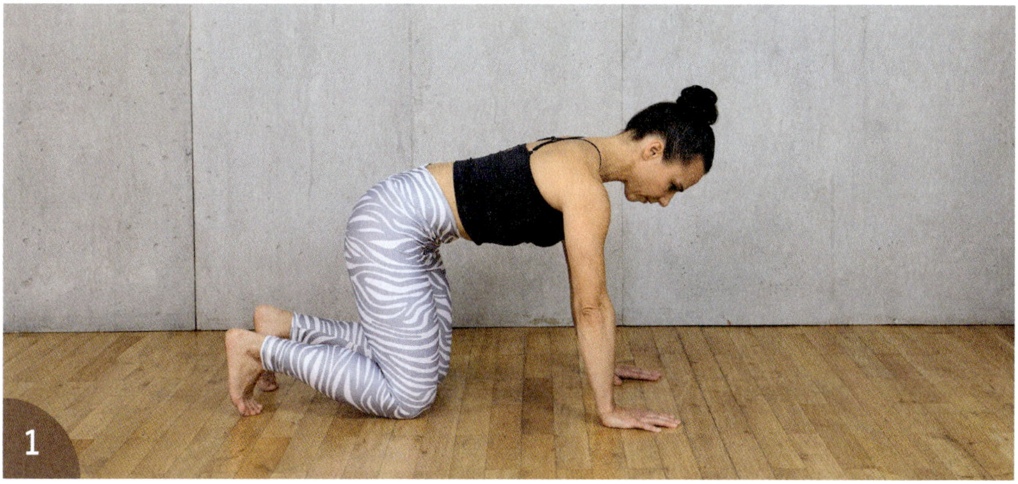
1

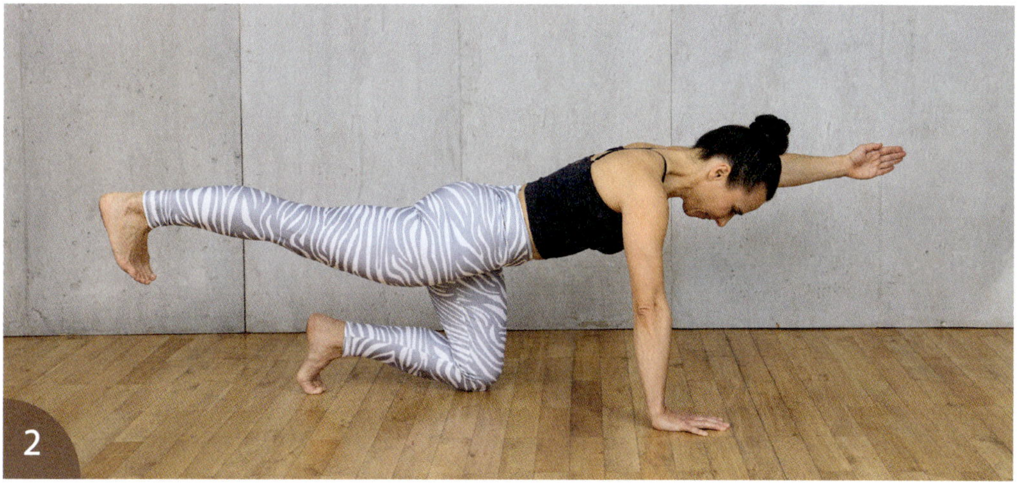
2

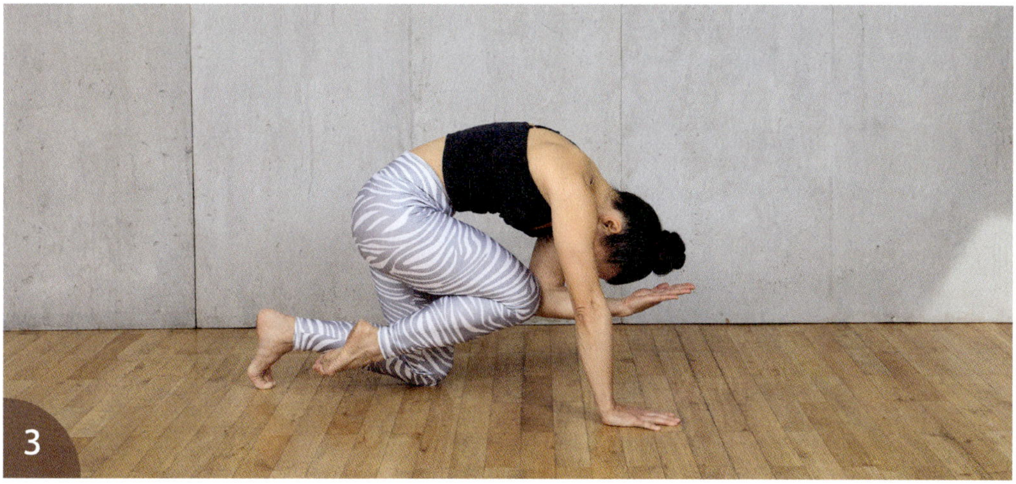
3

Variante: Schwebender Vierfüßlerstand

Möchtest du es noch schwieriger und richtig anspruchsvoll? Dann hebe aus dem Vierfüßlerstand die Knie weg vom Boden, halte sie etwa 3 bis 5 Zentimeter in der Luft und führe dann die Übung genau so aus wie beschrieben: Arm und Bein maximal ausstrecken, Knie und Ellenbogen unter dem Bauch diagonal aufeinander zu ziehen.

Wiederholungen: wenn möglich, 5 Wiederholungen

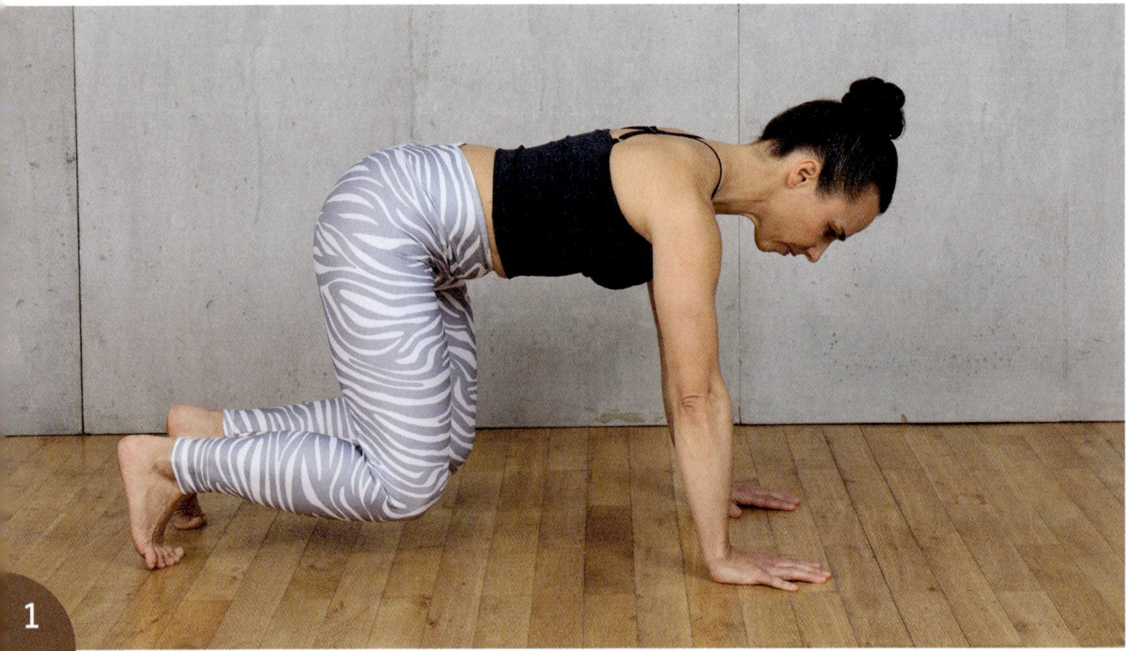

1

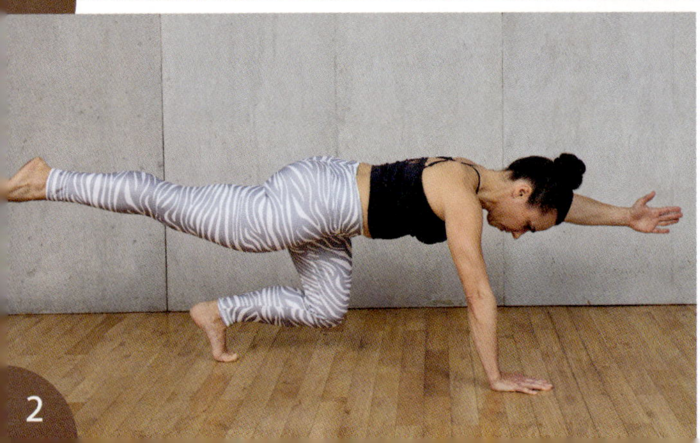

2

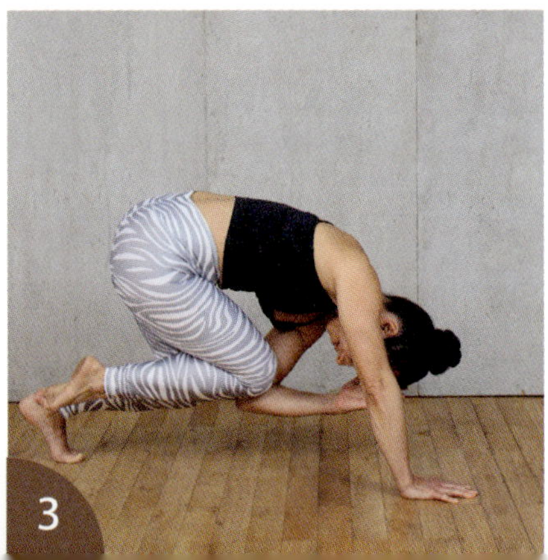

3

Tor

Wirkung: dehnt die Innenseite der Oberschenkel, das IT-Band (Iliotibialband) und die Flanken; bringt Länge in die Wirbelsäule und weitet den Schultergürtel

1. Komme in einen Kniestand. Stemme die Hände in die Hüften.
2. Strecke das linke Bein direkt zur Seite. Setze den linken Fuß auf einer Linie mit dem rechten Knie auf. Drücke die Außenkante des linken Fußes kraftvoll in den Boden.
3. Atme ein und strecke die Arme über den Kopf. Beuge dich mit der Ausatmung seitlich zum linken Bein und gleite mit der linken Hand das Bein entlang. Der rechte Arm bleibt über den Kopf hinaus gestreckt. Komme dann zurück zur Mitte, hebe die Arme wieder an und wiederhole die Übung zur anderen Seite.

Dauer: 10 bis 20 Atemzüge

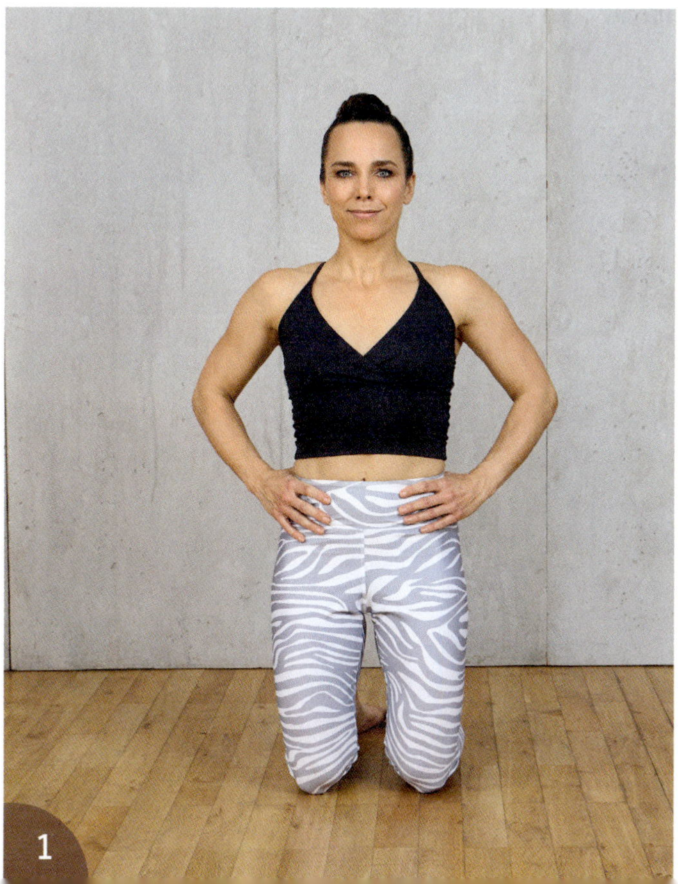

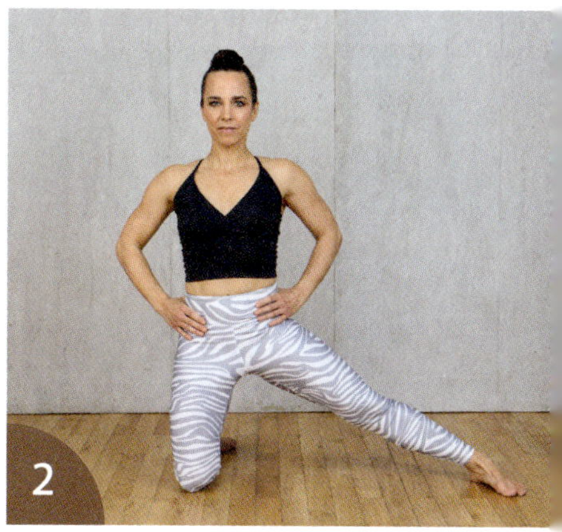

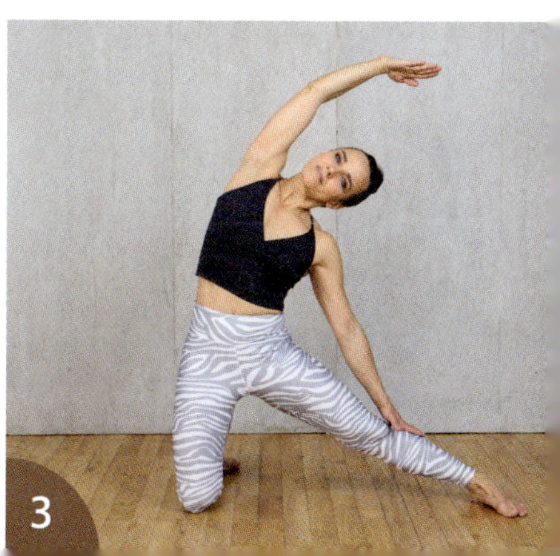

STRECKHALTUNGEN

Berghaltung

1 2 3

Wirkung: aktiviert die gesamte Muskulatur, verbessert die Haltung, hilft bei Rückenschmerzen, schult Präsenz und Bewusstsein; wirkt ausgleichend auf den gesamten Körper und schafft Stabilität

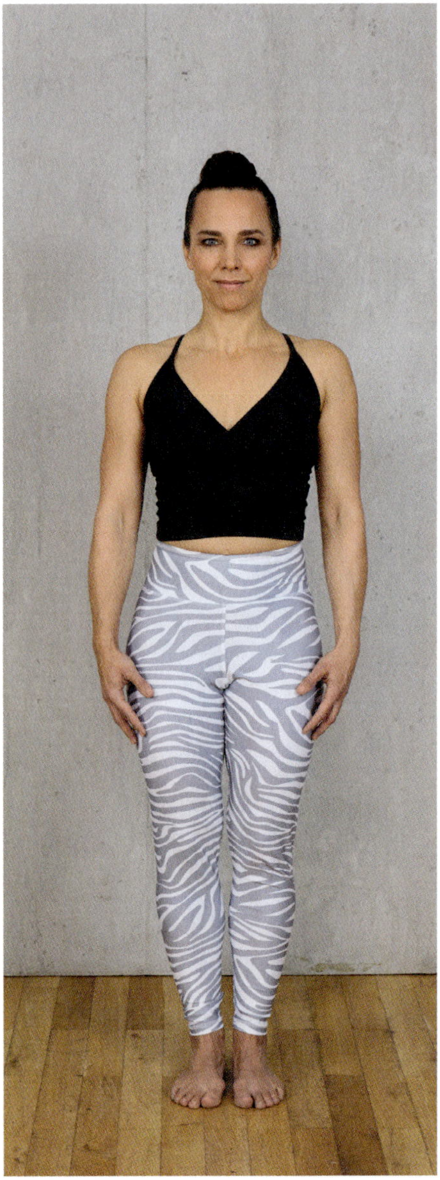

Stelle dich mit beiden Füßen auf die Yogamatte. Die Füße stehen relativ nah parallel zueinander. Wenn es sich für dich besser anfühlt, kannst du die Füße auch hüftbreit aufstellen. Spüre ganz bewusst die Füße am Boden und verteile das Gewicht auf den Großzehenballen, der Außenkante des Fußes (die Seite, an der der kleine Zeh sitzt) und den Fersen. Aktiviere die Oberschenkelmuskulatur. Lasse die Schultern locker, die Arme hängen entspannt an den Körperseiten nach unten, und ziehe den Bauchnabel in Richtung Wirbelsäule und gleichzeitig nach oben. Schambein und Steißbein ziehen aufeinander zu. Hebe das Brustbein und richte das Kinn parallel zum Boden aus. Atme ruhig und gleichmäßig.

Dauer: zunächst mindestens 2 Minuten

Hinweis: Überstrecke nicht die Knie. Achte darauf, dass du nicht im Hohlkreuz stehst.

Berghaltung mit gehobenen Armen

1 2 3

Wirkung: aktiviert die gesamte Muskulatur, verbessert die Haltung, hilft bei Rückenschmerzen, schult Präsenz und Bewusstsein; wirkt ausgleichend auf den gesamten Körper und schafft Stabilität

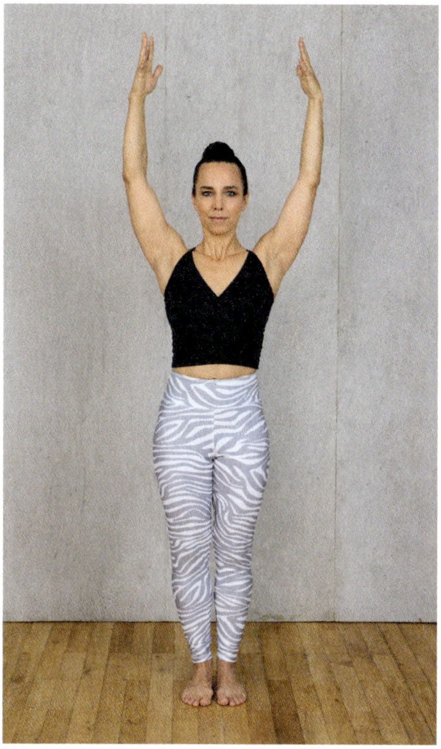

Ausgehend aus der Berghaltung hebe mit der Einatmung beide Arme Richtung Decke. Löse die Schultern von den Ohren. Atme ruhig und gleichmäßig.

Dauer: 5 tiefe Atemzüge

Variante

1 2 3

Berghaltung mit Schulterdehnung

Wirkung: aktiviert die gesamte Muskulatur, verbessert die Haltung, dehnt die Schultern und Arme

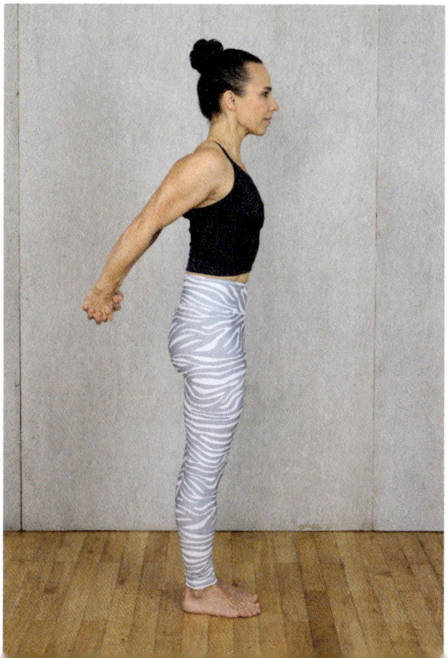

Führe in der Berghaltung die Hände hinter den unteren Rücken zusammen. Atme ein, bringe Länge in die Schultern und ziehe die Arme nach hinten weg vom Rücken.

Dauer: 5 bis 10 tiefe Atemzüge

Berghaltung mit Schulter-Warm-up

Wirkung: aktiviert den Schultergürtel

1. Stelle dich mit beiden Füßen höchstens hüftbreit geöffnet auf die Yogamatte. Die Füße sind parallel zueinander ausgerichtet. Aktiviere die Oberschenkelmuskulatur. Achte auf eine gute Körperhaltung, die Wirbelsäule ist lang. Ziehe Steiß- und Schambein aufeinander zu, sodass sich die Lendenwirbelsäule verlängert und du nicht im Hohlkreuz stehst. Halte das Becken neutral und ziehe den Bauch sanft ein. Lass die Arme zu den Seiten sinken, die Handflächen zeigen zu den Beinen.
2. Drehe die Handflächen mit der Einatmung nach außen und hebe die Arme bis über den Kopf an. Entspanne die Schultern.
3. Drehe die Handflächen in der oberen Position mit der Ausatmung wieder nach außen und senke die Arme über die Seiten wieder ab. Wiederhole diesen Vorgang kontrolliert mindestens 30 Sekunden.

Dauer: mit 30 Sekunden starten und den Zeitraum mit wachsender Yogapraxis bis auf 3 Minuten verlängern

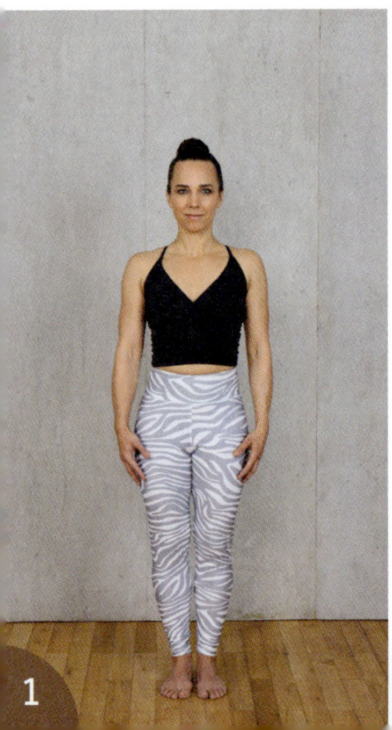

1

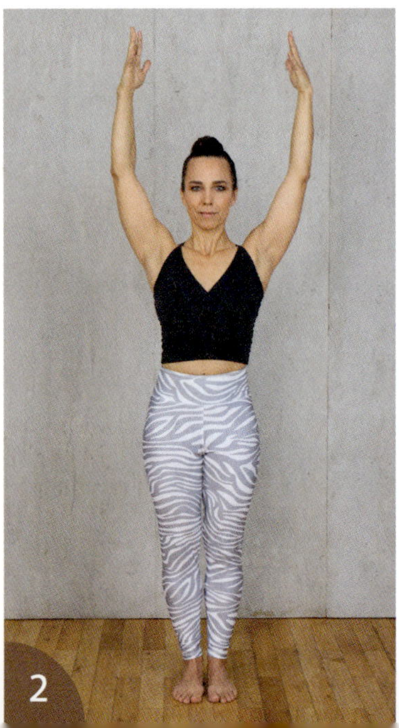

2

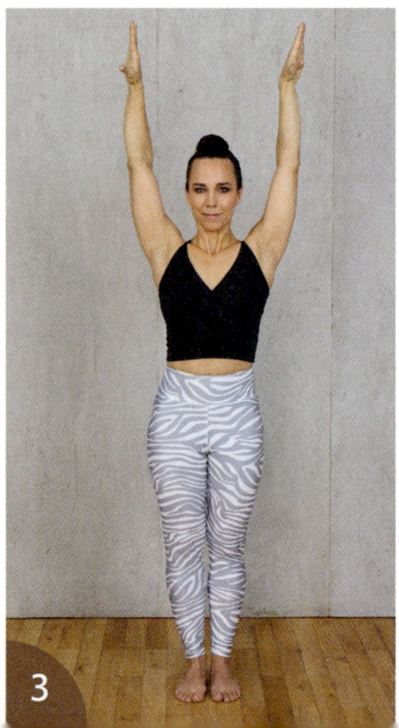

3

Herabschauender Hund

1 2 3

Wirkung: kräftigt Arme und Rücken, öffnet Schultern und streckt die Wirbelsäule, fördert Präsenz

1. Komme in den Vierfüßlerstand, drücke die Hände in die Matte und verteile das Gewicht auf den Fingerkuppen und der Handkante. Alle Finger haben den gleichen Abstand zueinander.
2. Halte die Beine gebeugt und schiebe mit der Ausatmung das Gesäß Richtung Decke. Strecke dabei die Ellenbogen. Beginne nun, die Oberarme auswärts zu rotieren, und ziehe gleichzeitig die Oberarminnenseiten zueinander. Schiebe die Schulterblätter Richtung Gesäß. Halte den Kopf ganz locker in Verlängerung der Wirbelsäule und richte den Blick Richtung Zehen oder an die Wand hinter dir. Dein Körper formt nun ein umgekehrtes V. Atme tief.

Dauer: mindestens 1 Minute

Tipp

Deine Fersen berühren den Boden nicht? Kein Problem! Das müssen sie auch nicht. Beuge die Knie leicht; wichtiger ist, dass der Rücken gestreckt ist.

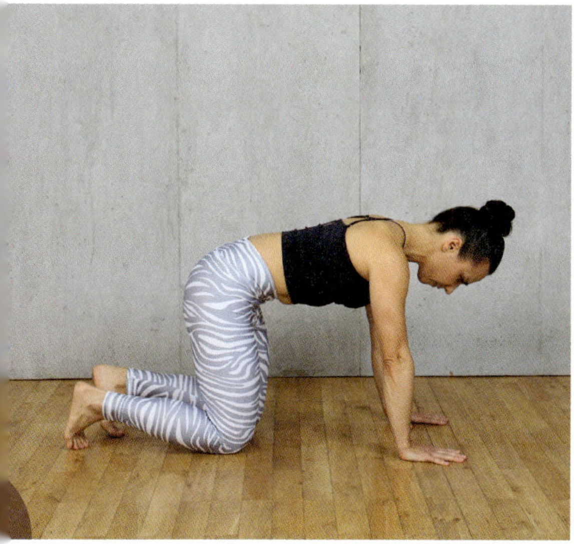

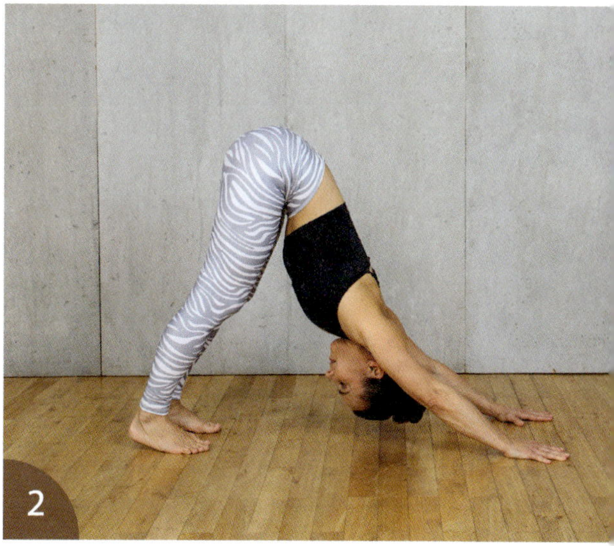

2

Dreibeiniger Hund

1 2 3

Wirkung: stärkt Arme und Rücken, öffnet die Schultern und streckt und verlängert die Wirbelsäule, öffnet die Hüfte, dehnt die Beinrückseiten

1. Schiebe dich aus dem Vierfüßlerstand in den herabschauenden Hund, indem du das Gesäß Richtung Decke schiebst und die Hände fest in den Boden verankerst.
2. Hebe mit der Einatmung das rechte Bein nach hinten an. Schiebe die rechte Achselhöhle tendenziell mehr Richtung Boden. Drücke die Hände aktiv in die Matte. Senke das Bein dann wieder ab und führe die Übung mit dem linken Bein aus.

Dauer: 3 tiefe Atemzüge, und dann zurück in den herabschauenden Hund

Hinweis: Achte darauf, dass die Hüfte parallel zum Boden bleibt. Halte auch beide Schultern parallel zum Boden.

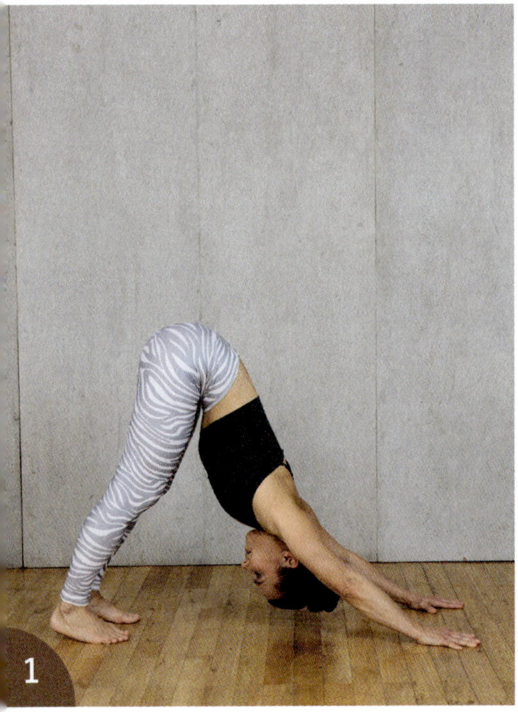
1

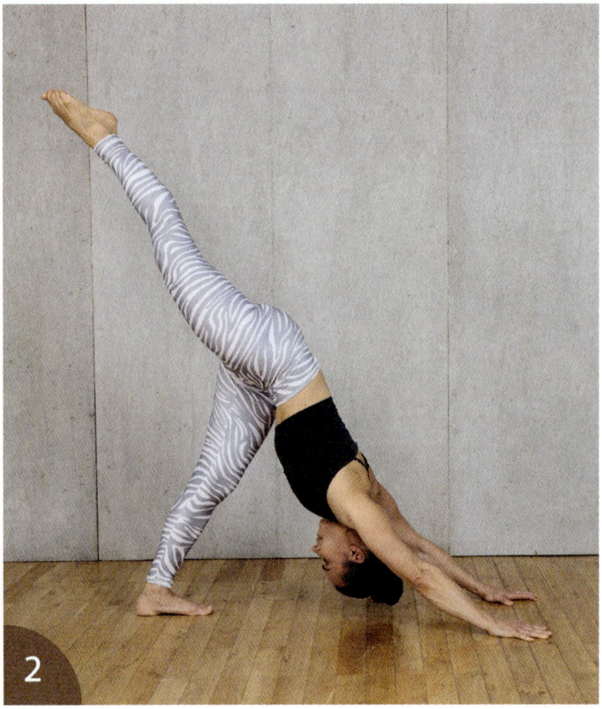
2

Tiefe Liegestützposition

1 **2** 3

Wirkung: stärkt und definiert den ganzen Körper, streckt die Wirbelsäule

1. Komme in die Planke. Verlagere zuerst das Gewicht nach vorn, indem du die Schultern etwas über die Handgelenke schiebst. Halte die Ellenbogen ganz eng am Oberkörper, idealerweise so, dass du sie an den Flanken spürst. Ziehe den Bauchnabel Richtung Wirbelsäule und aktiviere den ganzen Körper. Schiebe die Fersen Richtung Wand hinter dir. Die Schultern ziehen weg von den Ohren.
2. Atme aus und beuge nun die Ellenbogen, bis die Arme einen 90-Grad-Winkel bilden. Halte dabei die ganze Zeit mit den Ellenbogen Kontakt zu den Rippen. Hebe das Brustbein an. Lege mit deiner nächsten Ausatmung den Körper kontrolliert auf dem Boden ab.

Dauer: 1-mal einatmen

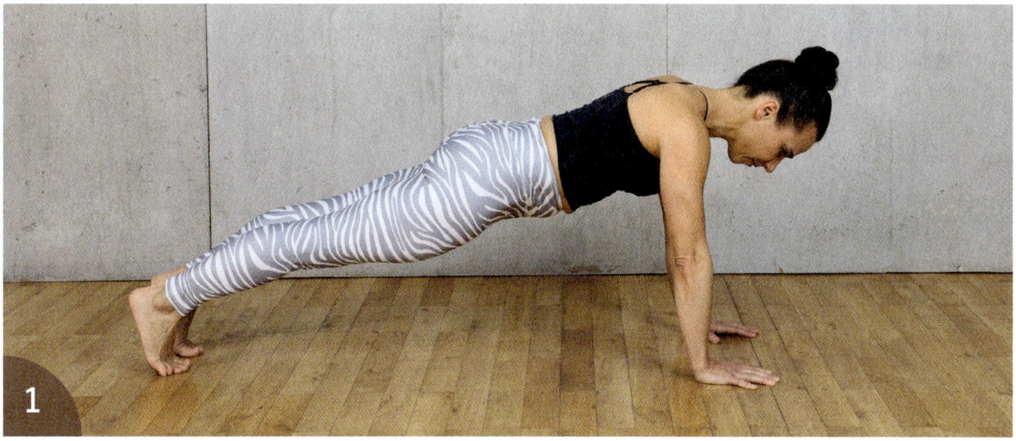

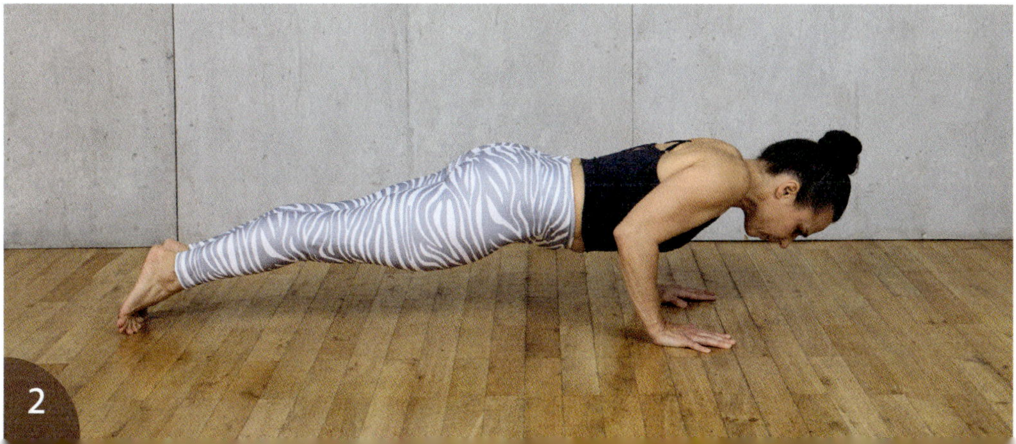

1 2 3

Variante:
Tiefe Liegestützposition mit Block

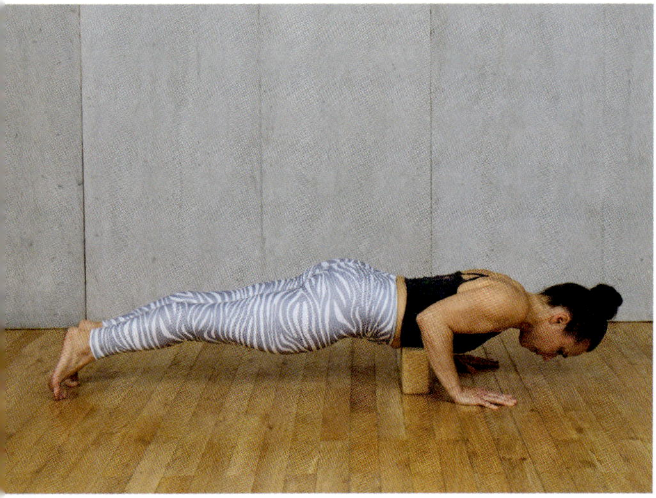

Um es dir etwas leichter zu machen, kannst du dir einen oder zwei Blöcke unter die Brust legen. Den richtigen Abstand misst du, in dem du erst die Knie zu Boden bringst und dann den Block unter die Brust legst. Achte darauf, dass du einen 90-Grad-Winkel in den Ellenbogen hast. Strecke nun die Beine und drücke dich aus dieser Haltung heraus nach oben.

Dauer: 1 Atemzug

1 2 3

Variante:
Tiefe Liegestützposition mit Beinheben

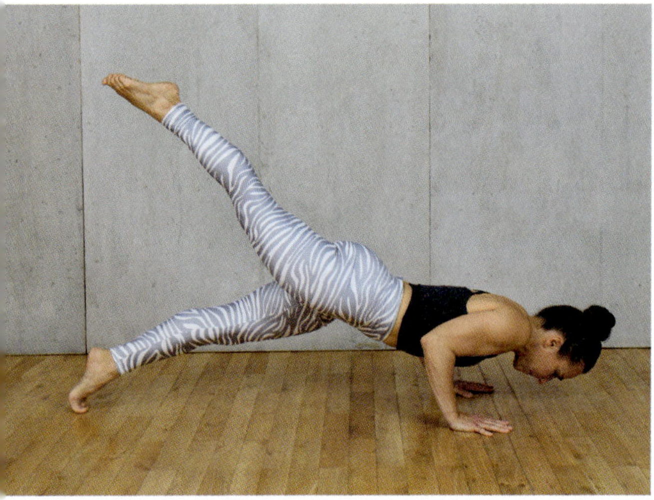

Wirkung: stärkt und definiert den ganzen Körper, streckt die Wirbelsäule

Wenn du sicher durch *Chaturanga Dandasana* gleiten kannst und eine Challenge suchst, lasse jeweils ein Bein in der Luft, wenn du dich absinken lässt.

Hinweis: Wechsle das Bein bei jeder Wiederholung.

Planke

1 2 3

Wirkung: stärkt und definiert die Muskulatur im ganzen Körper

1. Starte im herabschauenden Hund. Schiebe dich dafür aus dem Vierfüßlerstand mit dem Gesäß nach oben Richtung Decke, die Hände fest in der Matte verankert.
2. Verlagere das Gewicht nach vorn, bis die Arme senkrecht zum Boden und die Hände direkt unter den Schultern stehen. Richte den Blick zum Boden. Schiebe die Kopfkrone nach vorn und die Fersen Richtung Wand hinter dir. Der ganze Körper ist angespannt, ziehe den Bauchnabel etwas nach innen und oben. Die Schulterblätter schieben auseinander und weg von den Ohren. Denke daran, weiterhin tief zu atmen.

Dauer: 10 tiefe Atemzüge

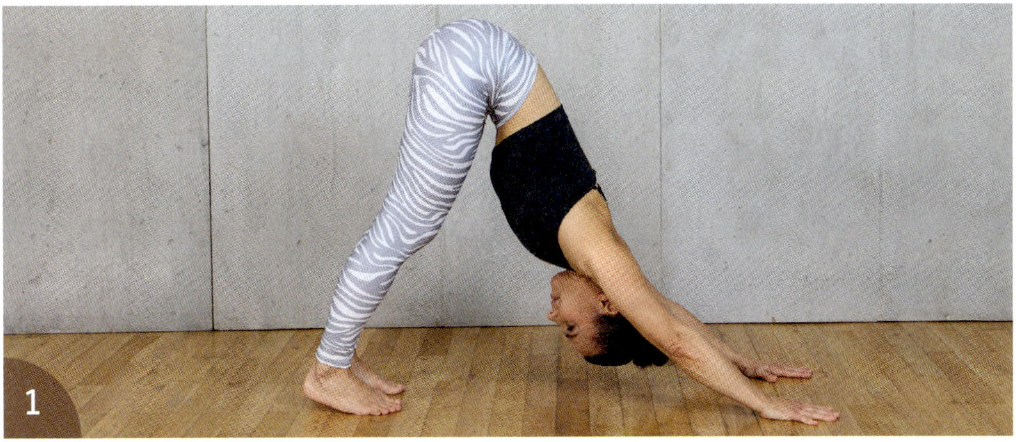

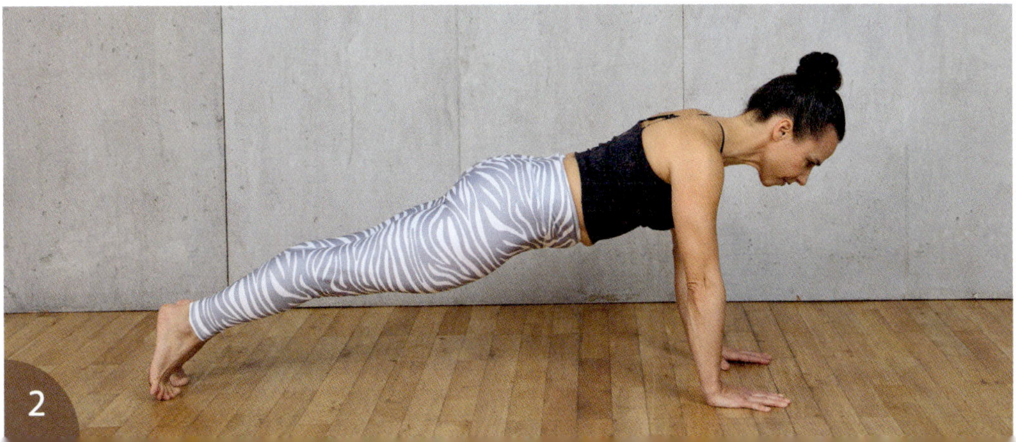

Krieger 2

1 2 3

Wirkung: dehnt die Beine, stärkt die Oberschenkelmuskulatur, öffnet Hüfte, Schultern, Brust und fördert das Selbstbewusstsein

1. Komme in den Ausfallschritt. Beuge dafür das linke Knie im 45-Grad-Winkel. Das Kniegelenk sollte dabei über dem Fußgelenk stehen. Strecke das rechte Bein hinter dir komplett aus, schiebe die angehobene Ferse aktiv nach hinten. Hebe beide Arme nach oben über den Kopf und strecke sie dort lang.
2. Drehe den hinteren rechten Fuß um 45 Grad aus, sodass er diagonal zum rechten Mattenrand zeigt, senke die Ferse auf die Matte ab. Die Fersen bilden nun eine Linie auf dem Boden. Atme aus und öffne die Arme windmühlenartig in zwei entgegengesetzte Richtungen: Ziehe den linken Arm lang gestreckt nach vorn, den rechten nach hinten.

Dauer: mindestens 5 tiefe Atemzüge

Hinweise:

- Deine Körpermitte ist aktiv, das Becken ein Stück nach innen gekippt, sodass du kein Hohlkreuz machst.
- Achte außerdem darauf, dass die Hüften parallel zur langen Mattenseite bleiben. Dein Brustkorb zeigt also zur Seite. Spüre, wie sich die Hüfte öffnet.
- Halte die Arme auf einer Linie in Schulterhöhe. Dabei hast du das Gefühl, die Fingerspitzen der linken Hand würden dich nach vorn ziehen, die der rechten Hand nach hinten. Lasse die Schultern entspannt.
- Lasse den Blick über die vordere Hand gleiten.

Tipp

Lasse das vordere Knie auf einer Linie mit dem Sprunggelenk und halte die Schultern auf einer Ebene und über den Hüften.

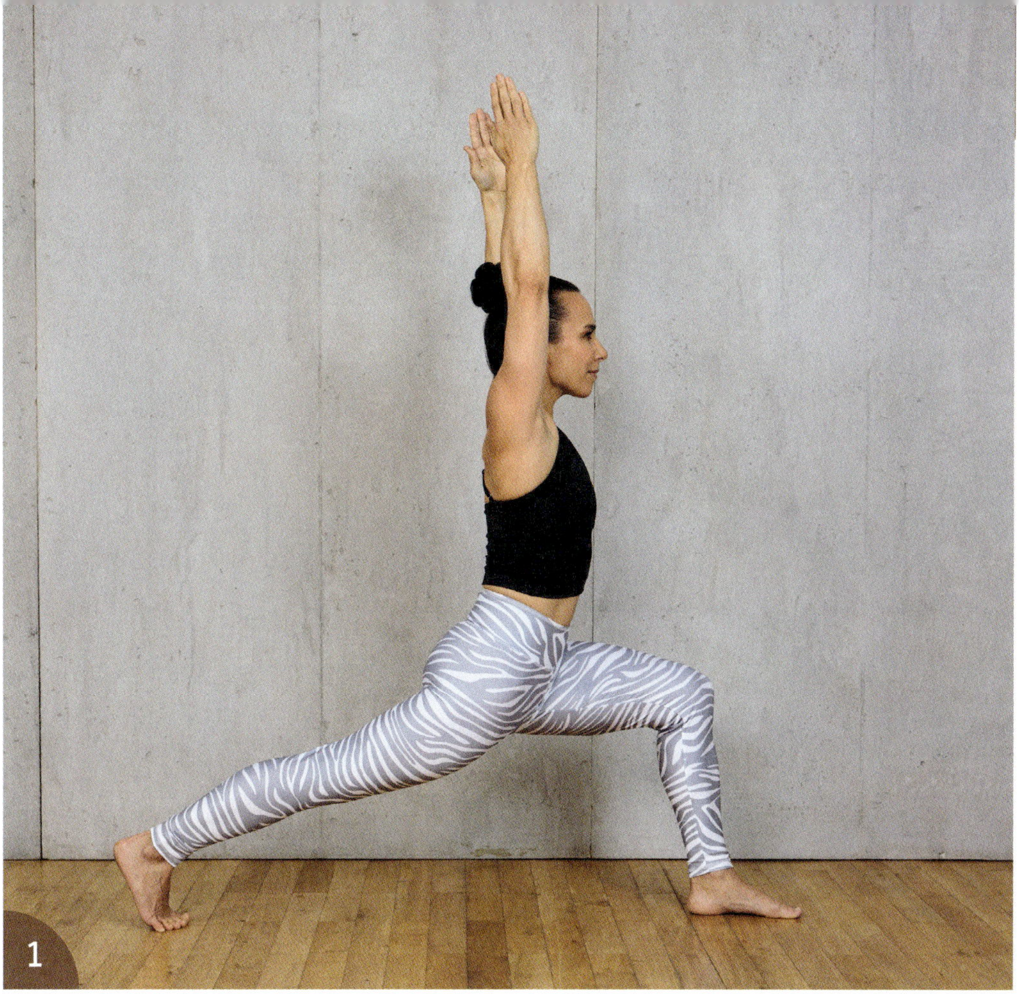

1

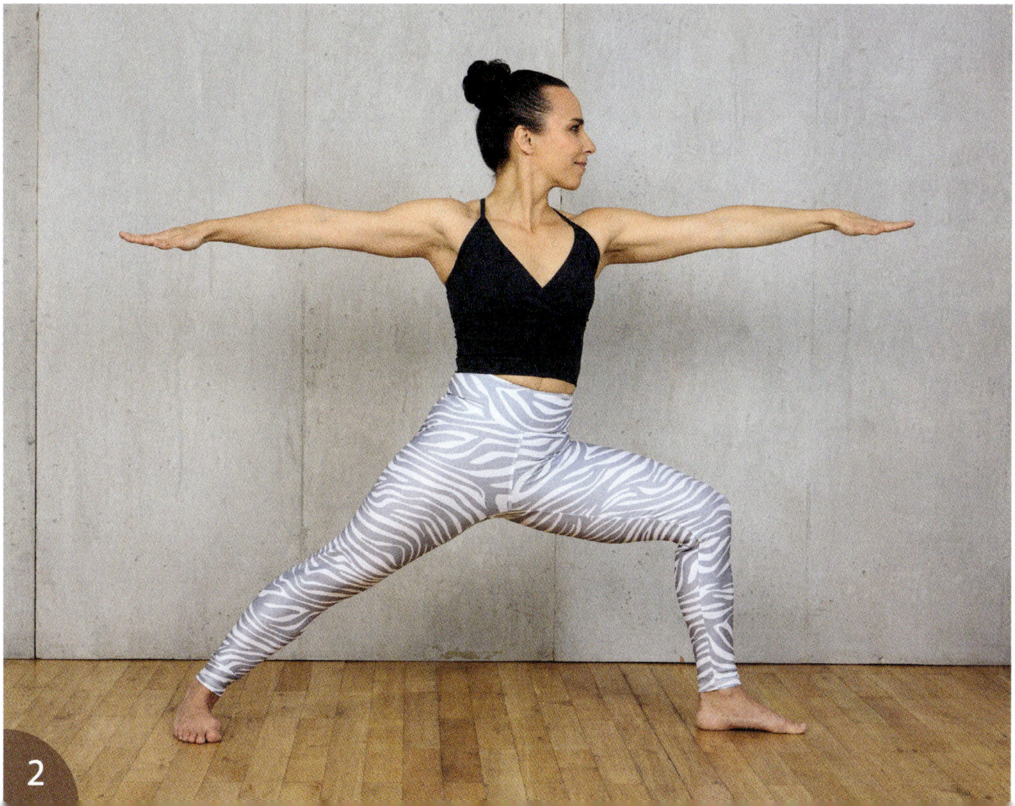

2

DREHHALTUNGEN

Gedrehte stehende Vorbeuge 1 2 3

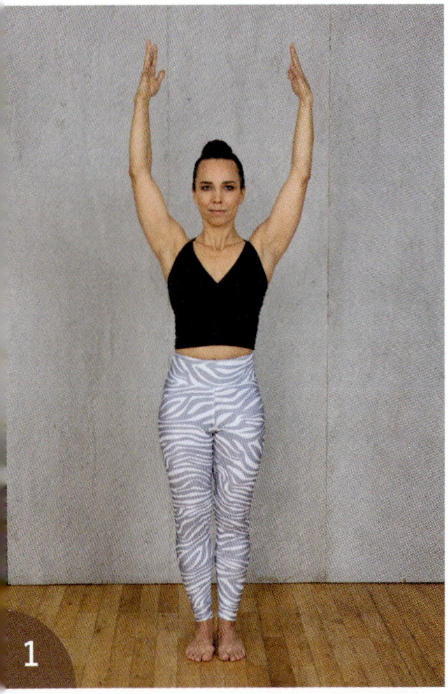

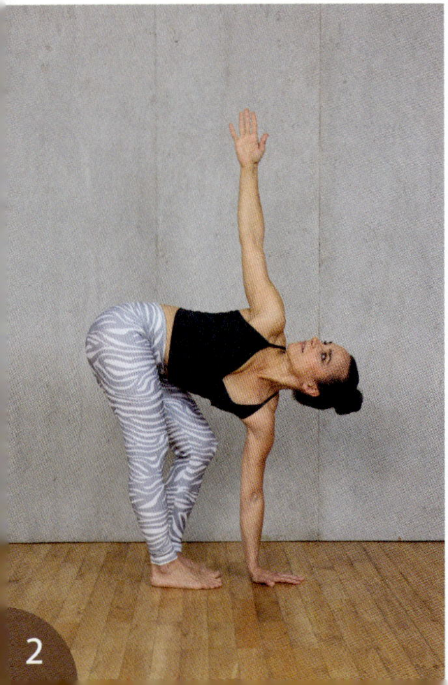

Wirkung: dehnt die äußere Beinrückseite und äußere Hüfte, mobilisiert die Wirbelsäule und massiert die Bauchorgane, öffnet und dehnt Brustkorb und Brustmuskulatur

1. Stelle dich aufrecht in die Berghaltung und hebe mit der Einatmung die Arme Richtung Decke. Atme aus und beuge dich mit leicht angewinkelten Knien von der Hüfte nach vorn über die Beine. Öffne die Arme dabei weit nach außen. Die Knie bleiben leicht gebeugt.
2. Beuge nun das linke Bein etwas mehr als das rechte. Setze die linke Hand vor den Füßen auf dem Boden ab. Nutze bei Bedarf einen Block, um die Hand abstellen zu können. Strecke mit der Ausatmung den rechten Arm Richtung Decke und rolle die rechte Schulter zurück. Der Blick folgt der rechten Hand, wenn sich das für den Nacken nicht schlecht anfühlt. Ziehe die Schultern weg von den Ohren. Ziehe die Wirbelsäule mit jeder Einatmung in die Länge und rolle mit jeder Ausatmung die obere Schulter weiter zurück. Komme mit einem Ausatmen wieder zur Mitte und wechsle dann die Seite.

Dauer: 5 tiefe Atemzüge je Seite

Gedrehter Hund

1 2 3

Wirkung: dehnt die äußere Beinrückseite und äußere Hüfte, mobilisiert die Wirbelsäule und massiert die Bauchorgane, die Übung löst Verspannungen im Schulterblattbereich und wirkt stabilisierend

1. Schiebe das Gesäß aus dem Vierfüßlerstand nach oben Richtung Decke und bleibe einige Atemzüge im herabschauenden Hund.
2. Setze die rechte Handfläche etwas mehr in die Mitte der Matte und presse sie aktiv in den Boden. Führe den linken Arm unter dem Oberkörper hindurch und greife nach der rechten Fußaußenkante. Nutze den Griff, um dich hier weiter in die Drehung hineinzuziehen. Mit jeder Ausatmung kannst du noch weiter rotieren. Schaue unter der rechten Achselhöhle hindurch Richtung Decke und schiebe sie aktiv nach unten.

Dauer: 5 tiefe Atemzüge je Seite

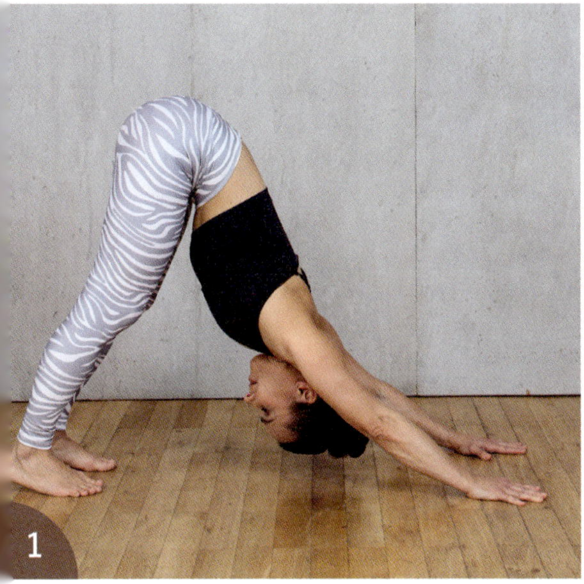
1

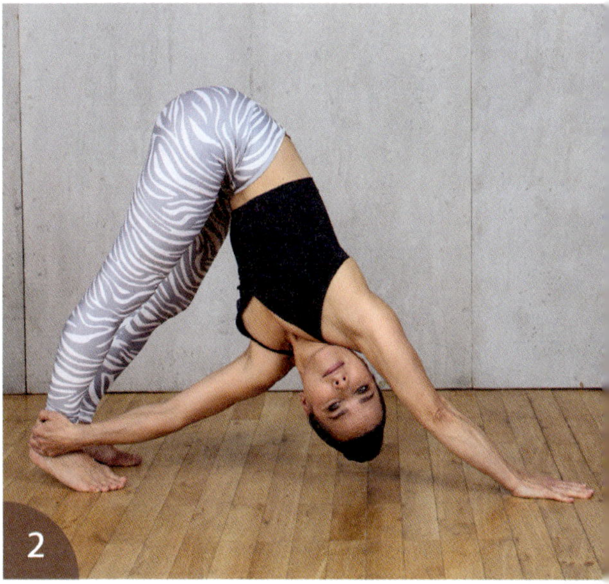
2

Gedrehter hoher Ausfallschritt 1 2 3

Wirkung: kräftigt Beine und Gesäß, trainiert die Bauchmuskulatur und die Mobilität der Wirbelsäule

1. Komme in den hohen Ausfallschritt. Das rechte Knie ist im 90-Grad-Winkel gebeugt. Dein Schambein zieht leicht nach vorn oben. So zieht sich der untere Rücken in die Länge. Schiebe das linke Bein aktiv gestreckt nach hinten, die Ferse ist angehoben. Strecke beide Arme nach oben über Kopf aus.
2. Lege die Hände mit deiner Ausatmung vor dem Herzen aneinander. Ziehe mit der nächsten Einatmung die Wirbelsäule noch mal lang.
3. Atme aus und drehe den Oberkörper nach rechts. Setze den linken Ellenbogen auf den rechten Oberschenkel. Presse die Handflächen zusammen, lasse die Daumen dabei zum Herzen zeigen und ziehe die Schultern weg von den Ohren. Drehe den Brustkorb mit jeder Ausatmung noch mehr in Richtung Decke auf. Um die Haltung aufzulösen, bringe die Hände wieder vors Herz, setze die Hände auf dem Boden ab und steige mit den Füßen zurück in den herabschauenden Hund, bevor du die Übung dann auf der anderen Seite durchführst.

Dauer: 5 tiefe Atemzüge

Tipp

Du darfst das hintere Knie am Boden ablegen. Es geht in dieser Haltung vorrangig um den Twist in der Wirbelsäule. Mehr Stabilität trainierst du, wenn das Knie angehoben und das Bein gestreckt bleibt. Das ist aber auch deutlich wackeliger und damit herausfordernder!

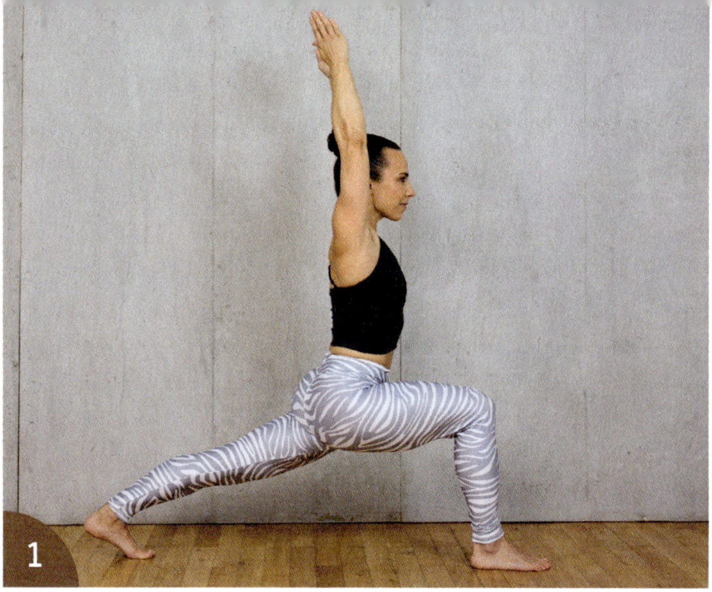

1

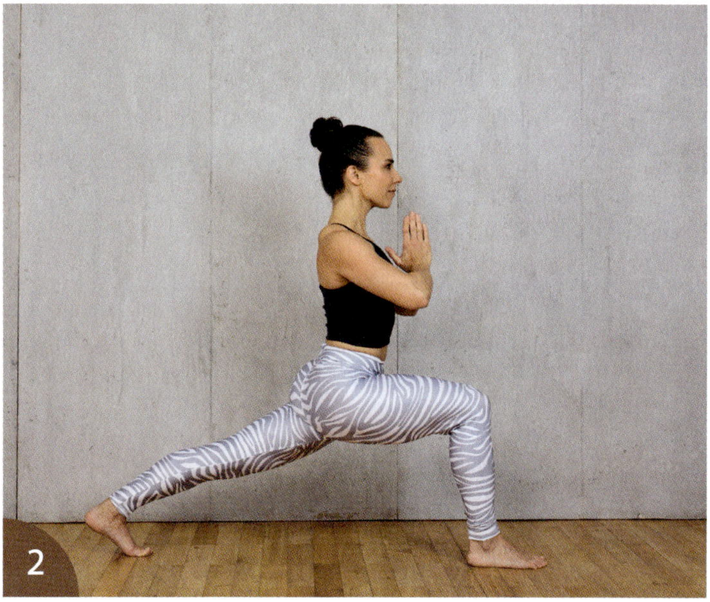

2

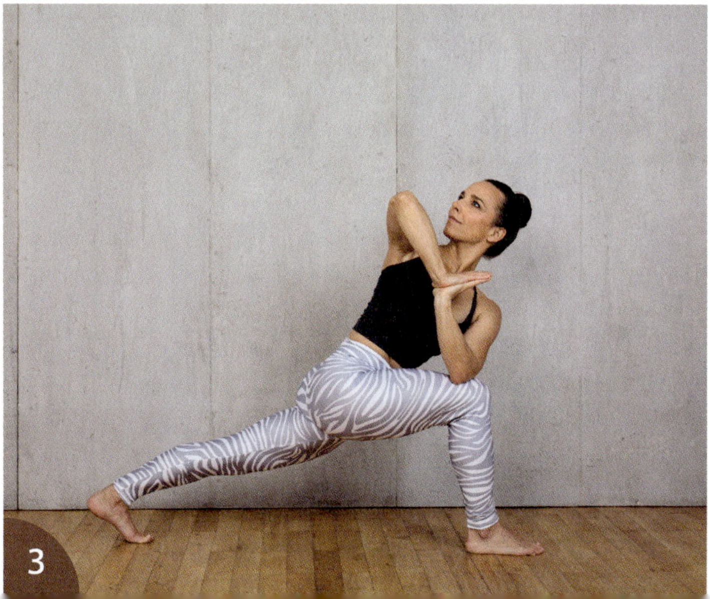

3

Tiefer Ausfallschritt mit Drehung

Wirkung: kräftigt Beine und Gesäß, trainiert die Bauchmuskulatur und mobilisiert die Wirbelsäule

1. Schiebe das Gesäß aus dem Vierfüßlerstand nach oben Richtung Decke und komme so in den herabschauenden Hund.
2. Hebe das rechte Bein an, beuge das Knie und platziere den rechten Fuß zwischen den Händen.
3. Lege mit der Ausatmung das hintere linke Knie auf dem Boden ab. Drehe den Oberkörper mit deiner nächsten Ausatmung zur rechten Seite auf, dabei bleibt die linke Hand auf dem Boden und du streckst den rechten Arm gleichzeitig Richtung Decke. Ziehe mit der Einatmung die Schultern weg von den Ohren und versuche, noch mehr Länge im Oberkörper zu kreieren, während du dein Herz Richtung Decke hin öffnest.

Dauer: mindestens 3 tiefe Atemzüge je Seite

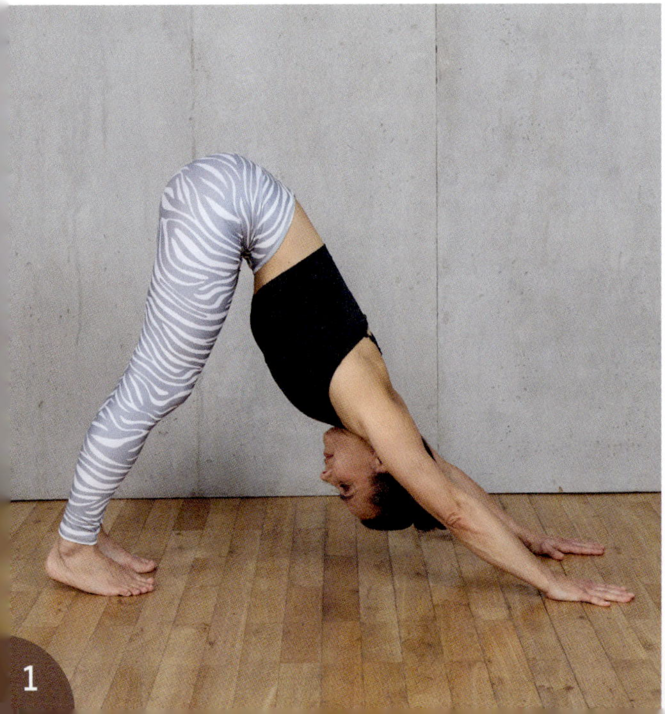
1

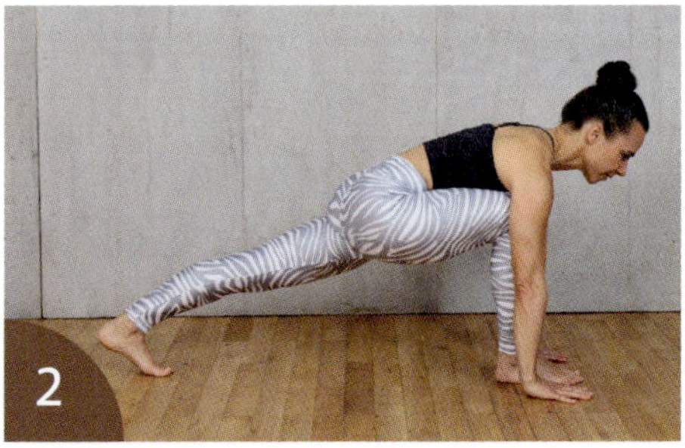
2

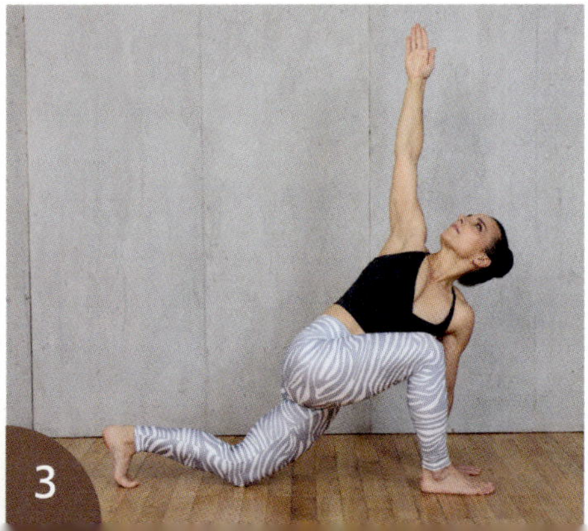
3

Gedrehter Krieger

1 **2** 3

Wirkung: öffnet die Brust und stärkt Rumpf-, Hüftbeuge-, Becken-, Schulter- und Armmuskulatur

1. Komme in den hohen Ausfallschritt. Das vordere linke Bein ist im 90-Grad-Winkel gebeugt, das rechte Bein nach hinten ausgestreckt, die rechte Ferse in der Luft. Atme ein und ziehe die Wirbelsäule in die Länge.
2. Atme aus und strecke den linken Arm nach hinten, während du den Oberkörper mit zur linken Seite aufdrehst. Halte beide Arme in entgegengesetzter Richtung parallel zum Boden. Wenn es sich im Nacken gut anfühlt, schaue zum linken Daumen. Schiebe die rechte Ferse nach hinten. Atme tief durch die Nase.

Dauer: 3 tiefe Atemzüge je Seite, dann zurück in die Ausgangsposition kommen

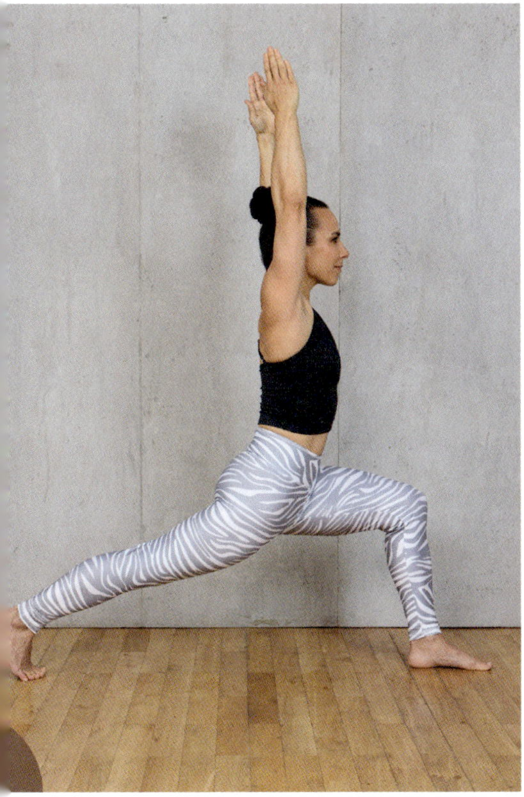

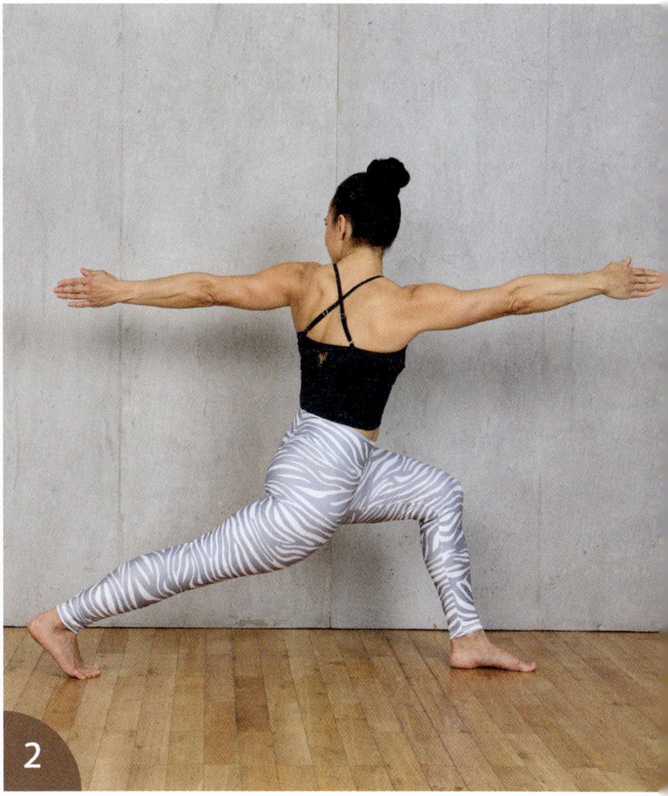

Gedrehter Stuhl

1 2 3

Wirkung: dehnt die äußere Beinrückseite und die äußere Hüfte, löst Verspannungen rund um die Wirbelsäule, massiert die Bauchorgane und öffnet Brustkorb und Brustmuskulatur

1. Bringe die Füße nebeneinander und beuge beide Knie. Presse die Oberschenkel fest zusammen und strecke die Arme nach oben über Kopf.
2. Lege die Hände vor dem Herzen aneinander und drehe den Oberkörper mit der Ausatmung nach rechts. Lege den linken Ellenbogen an die Außenseite des rechten Oberschenkels. Drücke die Handflächen zusammen, die Daumen zeigen zum Herz. Nun ziehe die Schultern weg von den Ohren. Hebe den Blick zum oberen Ellenbogen. Verlängere die Wirbelsäule mit jeder Einatmung und rotiere mit jeder Ausatmung gefühlt weiter in den Twist. Versuche, dich zur Decke hin aufzudrehen, und ziehe das obere Schulterblatt zurück. Um die Seite zu wechseln, komme zurück in den Stuhl.

Dauer: 10 tiefe Atemzüge je Seite

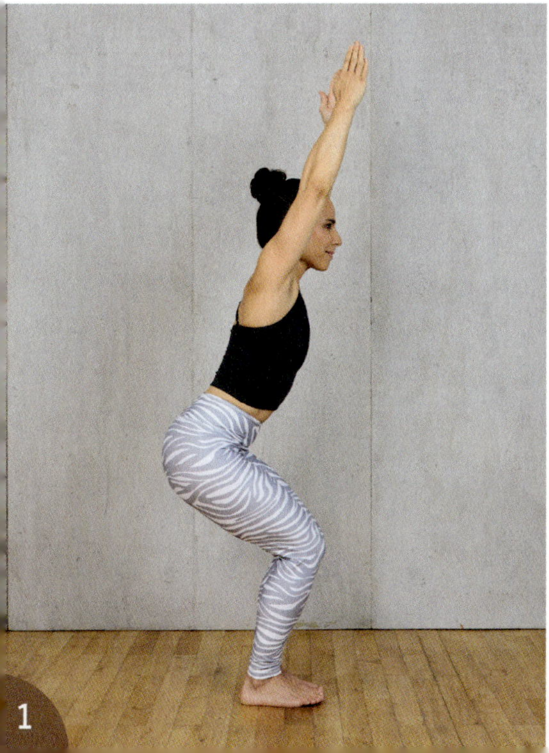
1

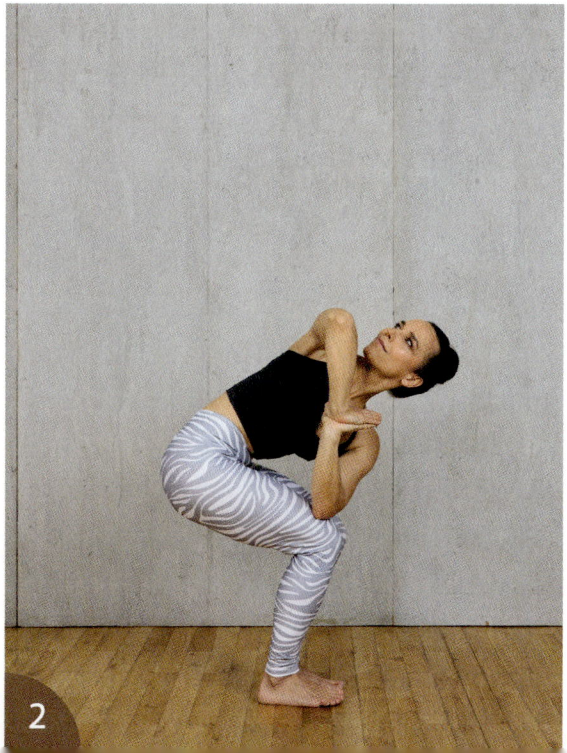
2

Gedrehte tiefe Kniebeuge

1 2 3

Wirkung: erhöht die Flexibilität der Wirbelsäule und öffnet Schultern, Brustkorb und Hüften, massiert die Bauchorgane und löst Stress und Anspannung

1. Beginne in der Berghaltung und öffne die Füße mattenbreit. Drehe die Zehenspitzen nach außen, die Fersen nach innen. Beuge die Knie und setze dich mit dem Gesäß in eine tiefe Kniebeuge nach unten. Lege die Hände vor dem Herzen aneinander und drücke die Ellenbogen sanft gegen die Innenseiten der Oberschenkel. Hebe die Brust.
2. Setze deine linke Hand vor den Füßen auf, sodass du mit dem linken Ellenbogen gegen den Oberschenkel drücken kannst. Hebe mit deiner Einatmung den rechten Arm nach oben Richtung Decke und drehe den Oberkörper auf. Schiebe den linken Ellenbogen weiterhin kraftvoll gegen die linke Oberschenkelinnenseite und richte den Blick zur oberen rechten Hand. Um die Seite zu wechseln, komme zurück in die Kniebeuge.

Dauer: mindestens 10 Atemzüge je Seite

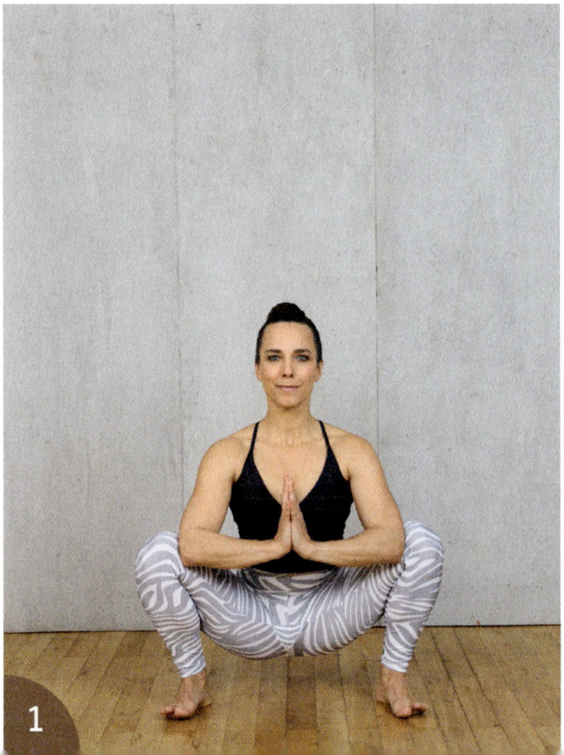
1

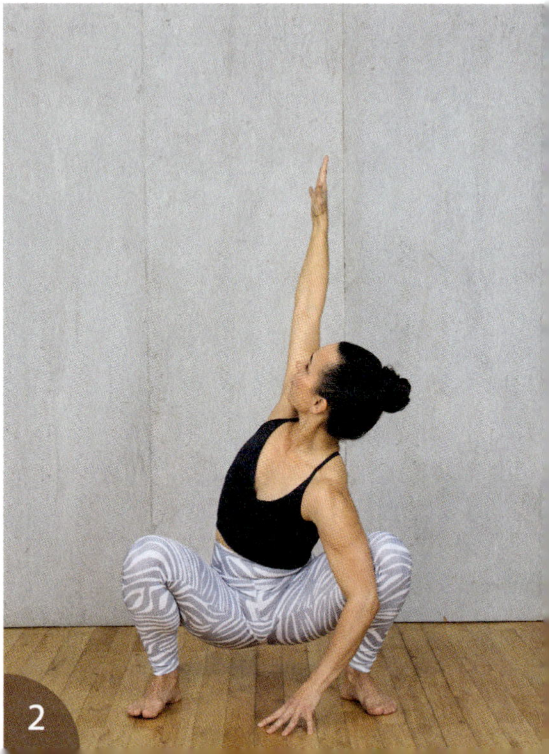
2

Seitliche Krähe

1 **2** 3

Wirkung: stärkt Arme, Hände und Bauchmuskulatur, dehnt Handgelenke, bringt Selbstvertrauen

1. Komme in die gedrehte Stuhlposition. Beuge dafür aus dem aufrechten, geschlossenen Stand die Knie und drehe den Oberkörper mit aneinandergelegten Händen mit der Ausatmung nach rechts. Lege den linken Ellenbogen an die Außenseite des rechten Oberschenkels. Drücke die Handflächen zusammen, die Daumen zeigen zum Herz. Ziehe die Schultern weg von den Ohren. Die Knie bleiben parallel zueinander, die Wirbelsäule lang.
2. Platziere nun die Handflächen schulterbreit in einer Linie mit deinen Füßen rechts von dir auf dem Boden. Beuge die Arme im 90-Grad-Winkel, genau wie für die untere Liegestützposition. Der rechte Oberschenkel berührt nun den rechten Oberarm. Drücke die Hände fest in den Boden und aktiviere die gesamte Körpermitte. Verlagere das Gewicht auf den linken Oberarm und hebe beide Füße weg vom Boden. Presse die Oberschenkel fest zusammen. Hebe das Gesäß höher und schaue zu den Zehenspitzen. Um aus der Position herauszukommen, lehne dich zurück und stelle die Füße wieder auf dem Boden auf.

Dauer: 3 tiefe Atemzüge je Seite

Hinweis: Wärme unbedingt die Handgelenke für diese Armbalance gut auf.

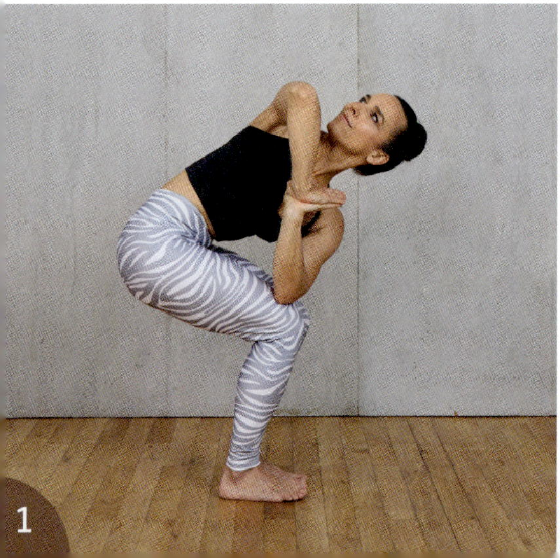
1

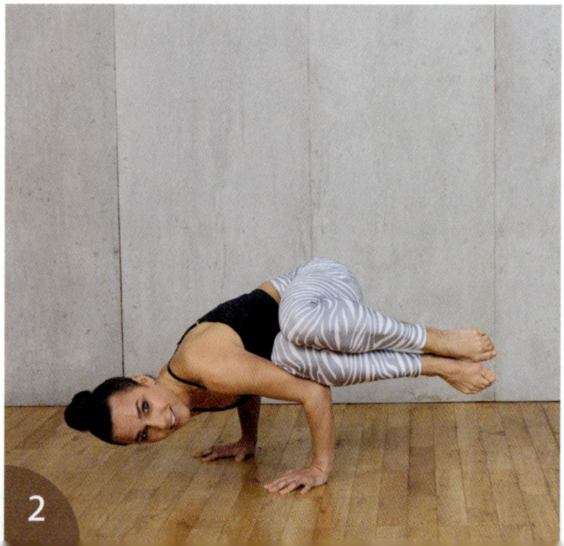
2

Acht-Winkel-Haltung

Wirkung: stärkt Arme, Schultern, Rücken- und Bauchmuskulatur, dehnt die Handgelenke, stärkt die Haltung und das Selbstbewusstsein

1. Setze dich hin und verlagere das Gewicht auf die linke Gesäßhälfte. Beuge das rechte Bein, hebe es nach oben und versuche es so hoch wie möglich am Oberarm zu platzieren.
2. Kreuze den linken Fuß über den rechten, sodass die Knöchel sich ineinanderhaken. Halte die Füße entweder mit den Händen fest oder platziere sie – wenn du die Flexibilität dazu hast – tatsächlich auf den Schultern. Fixiere den rechten Arm in der Kniebeuge.
3. Richte den Blick nach vorn und beuge die Arme im 90-Grad-Winkel, bis die Ellenbogen auf einer Linie mit den Schultern sind. Verlagere das Gewicht nach vorn. Drücke die Hände in den Boden und hebe die Hüfte an, bis sie in der Luft schwebt. Ziehe die Schultern aktiv von den Ohren weg und drücke die Oberschenkel fest zusammen. Beuge die Knie, um die Haltung aufzulösen, und setze dich wieder ab.

Dauer: 3 tiefe Atemzüge je Seite

Tipp

Bei dieser Haltung kommt es nicht nur auf die Kraft an, sondern auch auf die Technik. Wenn du die nötige Flexibilität hast, ist die Acht-Winkel-Haltung gar nicht so schwer, wie sie aussieht.

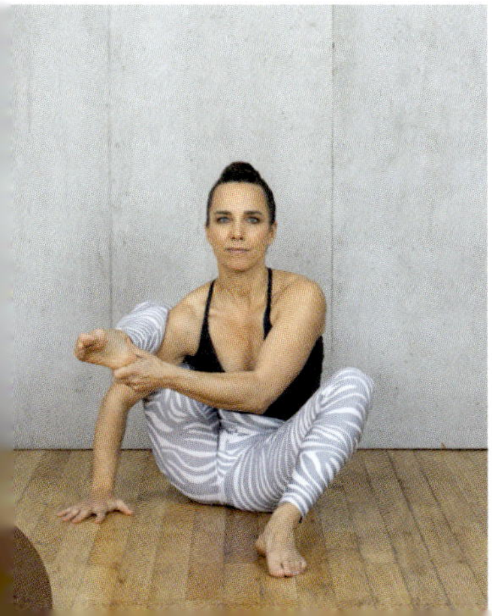
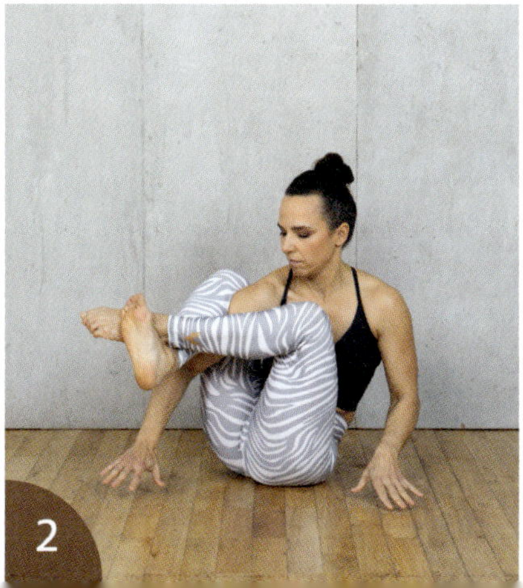

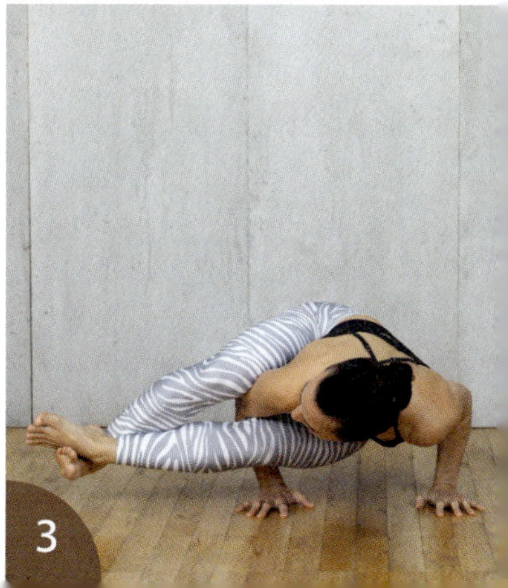

VORBEUGEN

Stehende Vorbeuge

1 2 3

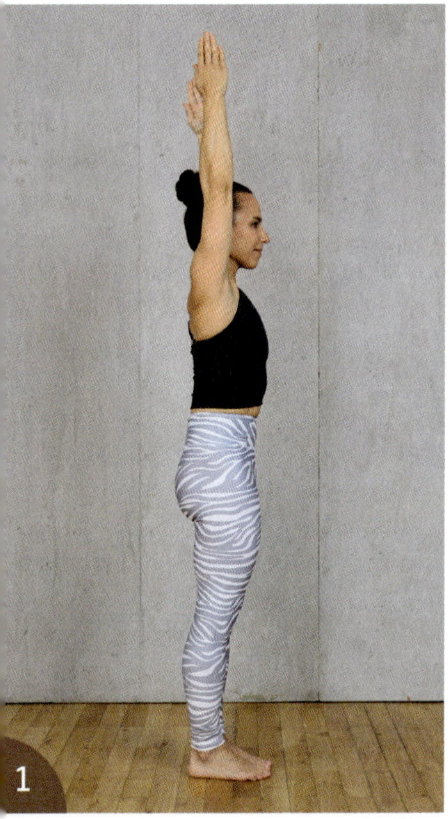

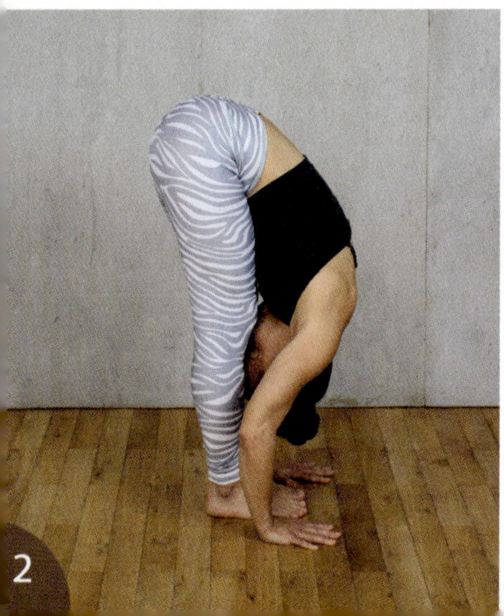

Wirkung: dehnt die gesamte Körperrückseite, wirkt beruhigend auf das Nervensystem, löst Verspannungen, reduziert Stress

1. Stelle dich aufrecht mit geschlossenen Füßen in die Berghaltung. Hebe mit der Einatmung die Arme Richtung Decke.
2. Atme aus und lehne dich mit leicht gebeugten Knien von der Hüfte nach vorn über. Während du dich in der Hüfte beugst, bringe entweder die Hände vor dem Herzen zusammen oder öffne die Arme weit nach außen. Die Knie bleiben gebeugt. Lasse den Oberkörper schwer nach unten hängen. Die Arme hängen Richtung Boden. Richte dich einatmend Wirbel für Wirbel mit rundem Rücken auf. Lasse das Kinn auf die Brust gesenkt und hebe den Kopf erst dann an, wenn die Wirbelsäule komplett aufgerichtet ist.

Dauer: mindestens 10 tiefe Atemzüge

Hinweis: Vorsicht bei Bandscheibenvorfall und Kopfschmerzen! Lasse den Nacken ganz locker und überstrecke die Knie nicht.

Tipp

Mit jeder Ausatmung kannst du den Bauchnabel etwas nach innen ziehen und so noch tiefer in die Vorbeuge sinken.

Variante: Stoffpuppe

Wirkung: dehnt die gesamte Körperrückseite, wirkt beruhigend auf das Nervensystem, löst Verspannungen, reduziert Stress

Öffne die Füße im Stehen etwa hüftbreit. Die Zehenspitzen zeigen nach vorn. Atme aus und beuge dich mit leicht angewinkelten Knien von der Hüfte nach vorn über. Greife mit der rechten Hand zum linken Ellenbogen und mit der linken Hand zum rechten Ellenbogen. Lasse den Oberkörper schwer nach unten hängen und stell dir vor, er hätte keine Knochen, so als könntest du wie eine Stoffpuppe zusammenklappen.

Tipp

Wenn du magst, beginne mit dem Oberkörper sanft nach links und rechts zu schaukeln, halte die Hüften und die Beine dabei aber stabil. Du kannst auch die Unterarme auf- und abfedern lassen.

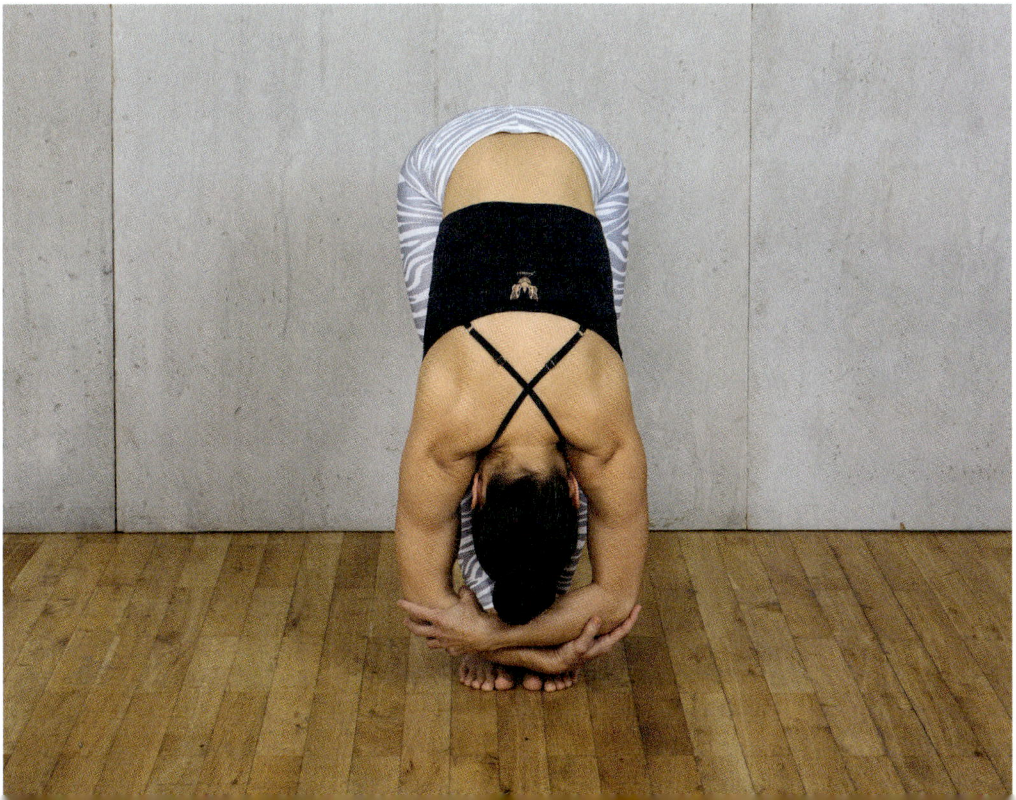

Halbe Vorbeuge

1 2 3

Wirkung: kräftigt den ganzen Rücken und verbessert insgesamt die Haltung, stimuliert die Bauchorgane

1. Stelle dich mit geschlossenen Füßen aufrecht hin. Atme ein.
2. Bringe die Hände an die Schienbeine und strecke die Arme und den Oberkörper. Dein Rücken soll ganz flach werden, so als könntest du zwischen den Schulterblättern eine Tasse abstellen. Hebe mit der nächsten Einatmung die Brust noch mehr an. Löse die Hände von den Schienbeinen, strecke die Arme Richtung Boden und rolle die Schulterblätter zurück. Versuche, so viel Länge wie möglich in die Wirbelsäule zu bringen. Schiebe die Sitzbeinhöcker nach hinten oben.

Dauer: mindestens 5 tiefe Atemzüge

Hinweise:

- Richte den Blick zu Boden und ziehe die Schultern weg von den Ohren.
- Wenn du noch ein wenig tiefer kommen kannst, stelle die Fingerspitzen auf der Matte auf. Der Rücken bleibt auch hier lang.

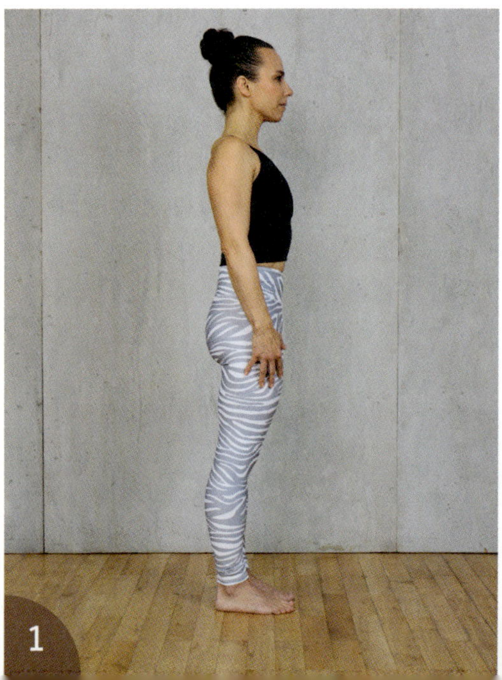

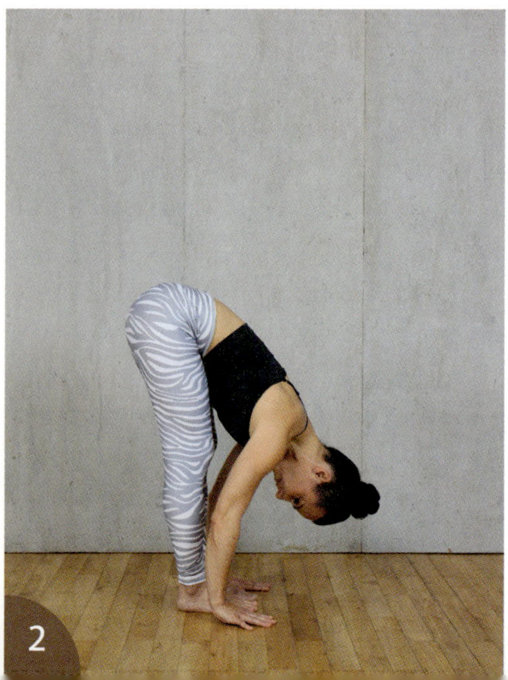

Variante:
Stehender Tisch

1 2 3

Wirkung: kräftigt den Rücken, verbessert die Haltung

Spanne aus der halben Vorbeuge die Bauchmuskulatur noch mehr an und hebe den Oberkörper an, sodass er parallel zum Boden ausgerichtet ist. Löse die Hände von den Oberschenkeln oder vom Boden und lasse die Arme lang nach unten hängen. Ziehe die Schulterblätter nach hinten.

Dauer: 5 tiefe Atemzüge

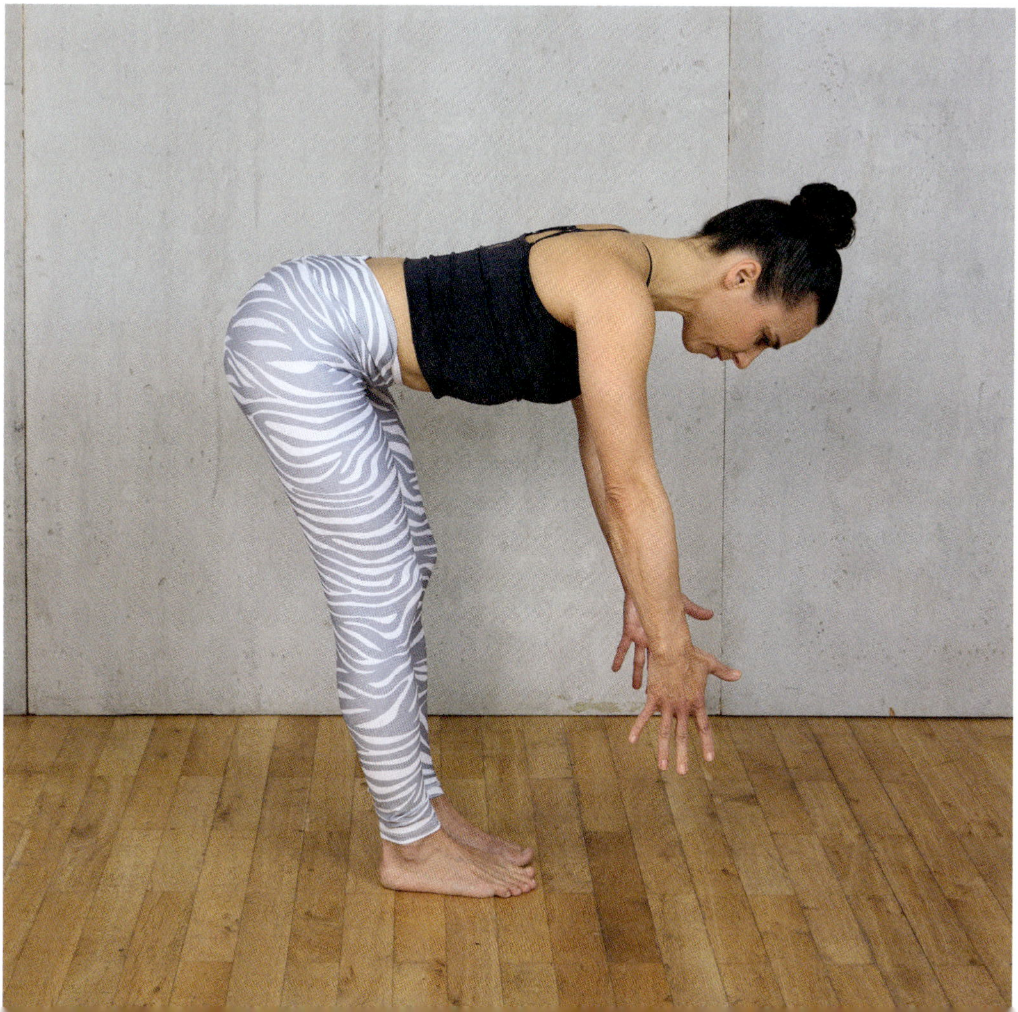

Tiefe Kniebeuge

1 2 3

Wirkung: öffnet die Leisten, stärkt die Kniegelenke und streckt die Wirbelsäule

Platziere die Füße im Stehen etwa mattenbreit. Drehe die Zehen etwas nach außen, die Fersen nach innen. Beuge die Knie und senke das Gesäß weit nach unten Richtung Boden, als wolltest du dich hinsetzen. Verteile das Gewicht dabei gleichmäßig auf beiden Füßen. Lege die Hände vor dein Herz und drücke die Handflächen fest zusammen. Drücke die Ellenbogen gegen die Oberschenkelinnenseiten. Hebe nun den Brustkorb an und finde Länge in der Wirbelsäule. Das Gesäß darf dabei weiter Richtung Erde sinken. Atme tief in den Unterbauch. Strecke den Hinterkopf nach oben, sodass der Nacken in Verlängerung der Wirbelsäule lang gezogen wird. Blicke dabei nach vor.

Dauer: 5 tiefe Atemzüge

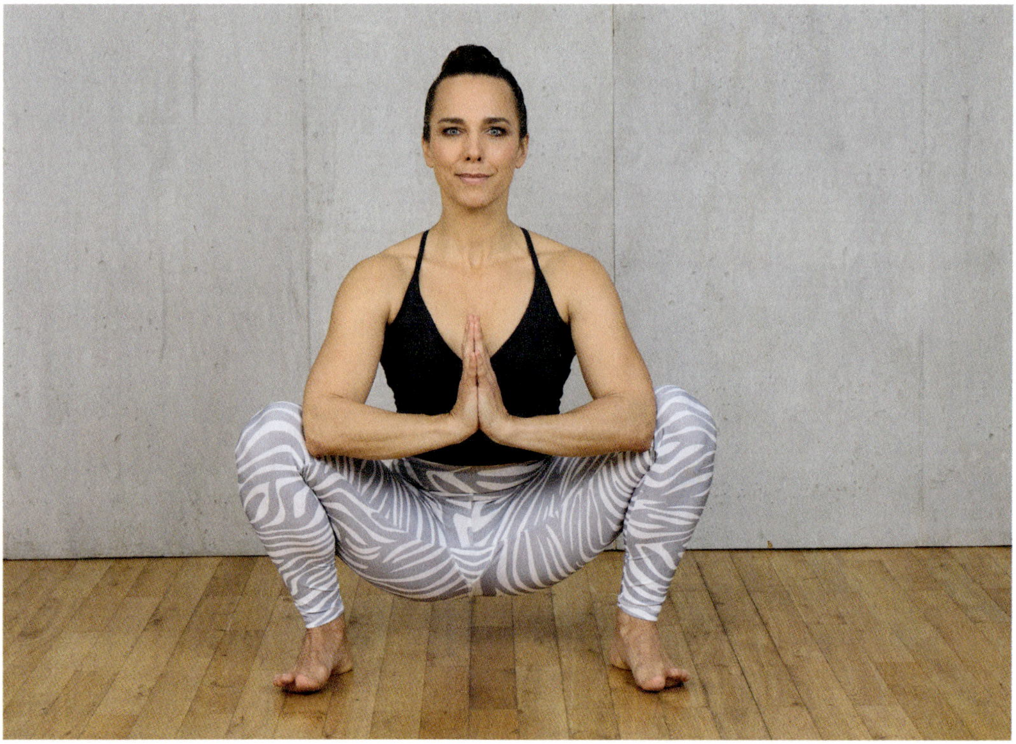

Krähe

Wirkung: stärkt Arme, Schultern, Handgelenke und die Bauchmuskeln

1. Setze dich in die tiefe Kniebeuge, drücke die Handflächen vor der Brust aneinander und schiebe die Oberschenkelinnenseiten mit den Ellenbogen zu beiden Seiten. Der Rücken ist lang gestreckt.
2. Spreize für einen stabilen Halt die Handflächen weit und platziere die Hände schulterbreit vor dir auf den Boden. Hebe das Gesäß an und wandere mit den Füßen in Richtung Hände, um das Gewicht nach vorne zu verlagern. Beuge die Ellenbogen so, dass sie nach hinten zeigen, und halte sie so nah wie möglich am Körper. Hebe den rechten Fuß an und lege das rechte Knie auf dem Trizeps ab. Wenn du dich sicher fühlst, kannst du den Fuß vom Boden wegheben. Dann lege das links Knie auf den linken Trizeps und hebe die Ferse vom Boden an. Verlagere das Gewicht noch mehr nach vorn. Strecke die Sitzbeinhöcker in Richtung Himmel. Idealerweise heben beide Füße automatisch ab. Führe, sobald die Füße in der Luft sind, die großen Zehen zusammen und ziehe die Fersen nah ans Gesäß. Der Nacken bleibt in Verlängerung der Wirbelsäule.

Dauer: 5 bis 10 tiefe Atemzüge

Tipp

Wenn du Angst vor dem Fallen hast, platziere einen Yogablock unter deinem Kopf, damit du ihn darauf ablegen kannst. Gib nicht zu viel Druck darauf, sondern nutze den Block nur als Stütze.

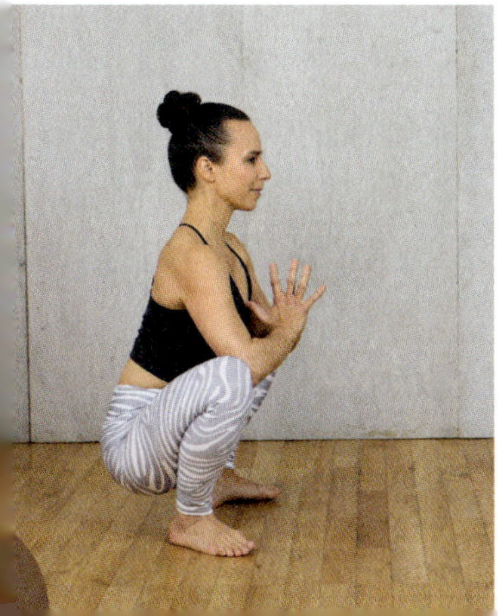

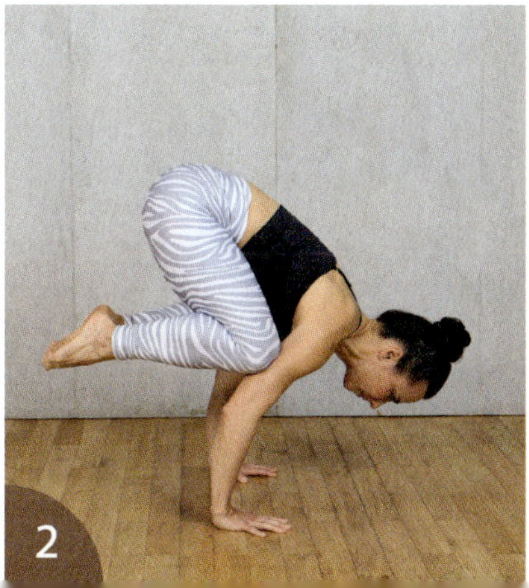

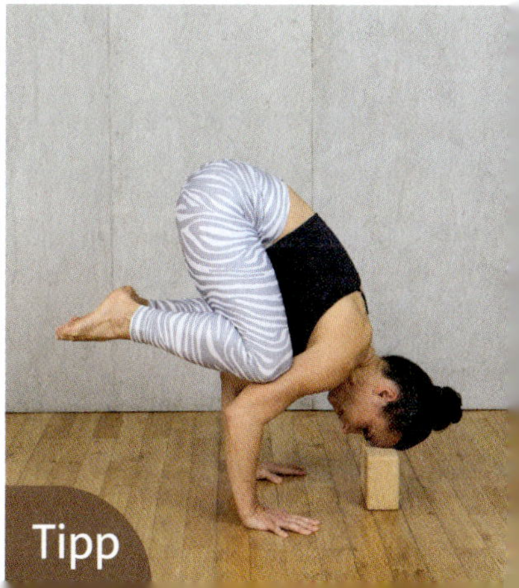

SEITBEUGEN

Seitliche Winkelhaltung

1 2 3

Wirkung: stärkt Beine, Knie und Sprunggelenke, kräftigt Bauch und Hüften, dehnt die Oberschenkelrückseiten und die Flanken, öffnet Brust und Schultern

1. Komme in den Krieger 2, beuge dafür das linke Knie und in einem großen Schritt strecke das rechte Bein hinter dir aus. Die Arme sind zu beiden Seiten ausgestreckt.
2. Neige den Oberkörper aus der Hüfte nach links. Lege zunächst den linken Ellenbogen auf den linken Oberschenkel. Schiebe den rechten Arm über das Ohr hinweg nach vorn, die Handfläche zeigt dabei zu Boden. Achte darauf, dass die Schultern in einer senkrechten Linie übereinanderstehen. Ziehe die rechte Schulter weg vom Ohr. Du darfst den linken Ellenbogen auf dem Oberschenkel abstützen, aber aktiviere das Körperzentrum und hebe die Rippen weg vom Oberschenkel. Richte den Blick zur Decke und versuche, das Herz immer mehr Richtung Decke zu öffnen.

Dauer: mindestens 5 tiefe Atemzüge je Seite

Hinweis: Lasse das vordere Knie auf einer Linie mit dem Sprunggelenk.

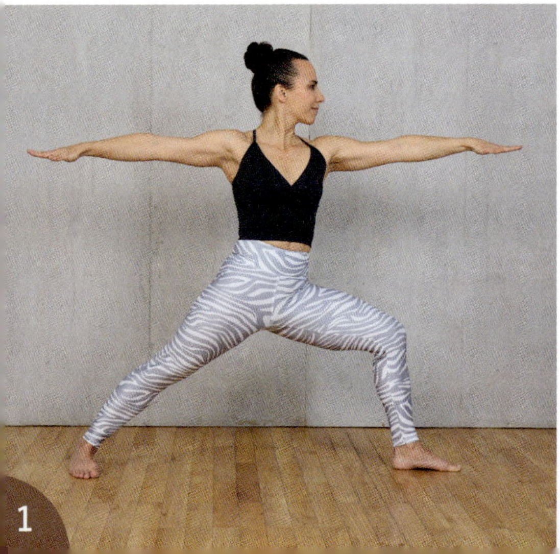

1

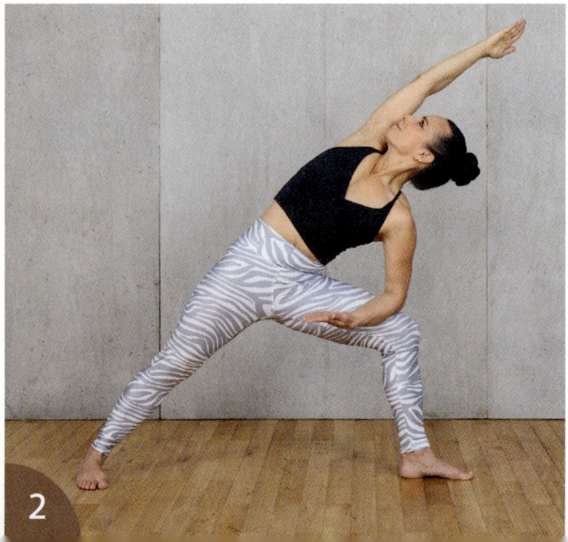

2

Variante:
Seitlicher Winkel

Wirkung: stärkt Beine, Knie und Sprunggelenke, die gesamte Körpermitte und die Hüfte, dehnt die Oberschenkelrückseite und die Flanken, öffnet Brust und Schultern

1. Komme in die seitliche Winkelhaltung. Dein Ellenbogen ruht noch auf dem Oberschenkel. Spanne die Bauchmuskulatur ganz bewusst an und stelle dir vor, du wolltest deine Rippen noch ein wenig höher heben.
2. Atme tief ein und hebe mit deiner nächsten Ausatmung den Ellenbogen vom Oberschenkel weg. Streck den Arm parallel zum oberen Arm aus. Aktiviere *Mula Bandha* und atme tief.

Dauer: 3 bis 5 tiefe Atemzüge je Seite

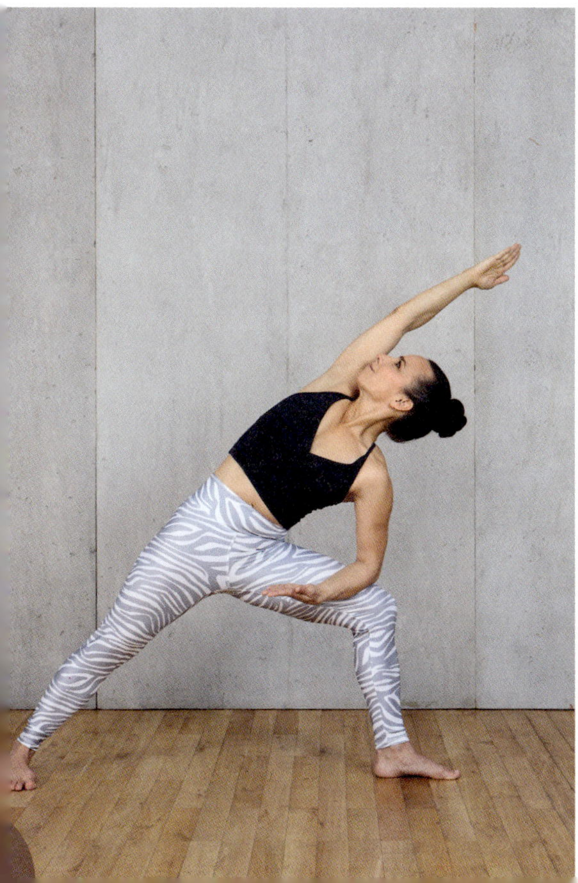

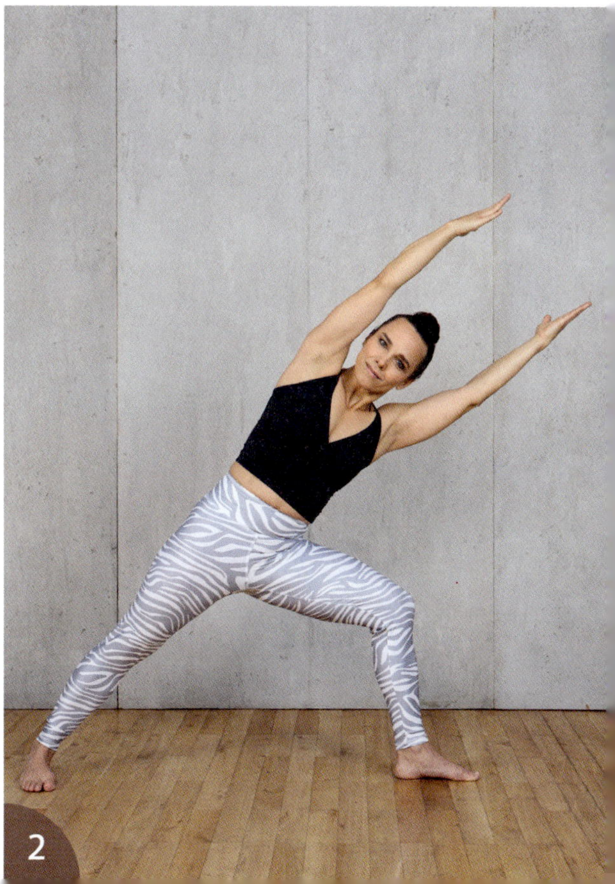

Friedvoller Krieger

1 2 3

Wirkung: öffnet den Rumpf und die Zwischenrippenmuskulatur, öffnet die Hüften und stärkt die Beine

1. Komme in den Krieger 2. Beuge dafür das linke Bein um etwa 90 Grad, strecke das rechte Bein und breite die Arme zu beiden Seiten aus.
2. Senke die rechte Hand auf die Rückseite des rechten Oberschenkels oder das Gesäß. Drehe die linke Handfläche nach oben und schiebe den vorderen linken Arm zunächst nach oben, sodass du eine Dehnung in der Körperseite spürst. Folge mit dem Blick der Hand. Atme ein, ziehe dich in die Länge diagonal nach oben, öffne den Herzraum. Atme aus und lasse die Hüfte tiefer sinken. Achte darauf, dass das vordere Knie im 90-Grad-Winkel bleibt und der Oberschenkel nach außen rotiert.

Dauer: 5 bis 10 tiefe Atemzüge je Seite

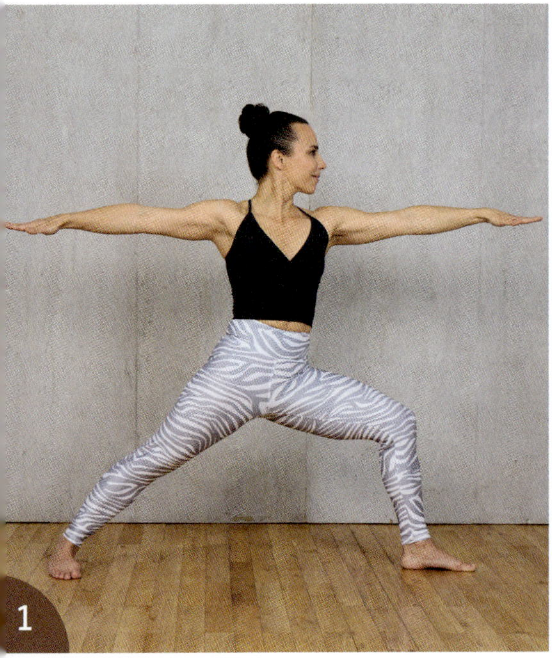

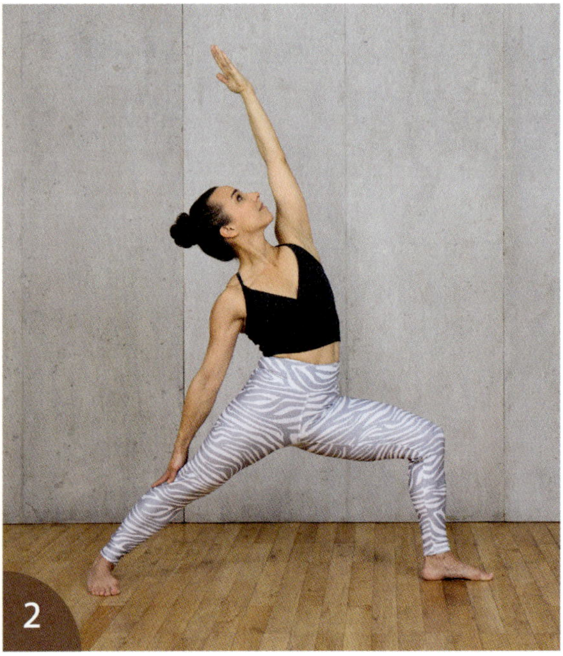

Variante:
Sonnenkrieger

Wirkung: stärkt den Rücken, öffnet die Brust, dehnt die Flanken

1. Komme in den friedvollen Krieger.
2. Strecke mit deiner nächsten Einatmung das vordere Bein und schiebe die rechte Hand noch tiefer nach unten Richtung Wade. Vermeide es, zu viel Gewicht in die untere Hand zu geben.

Dauer: 3 tiefe Atemzüge je Seite

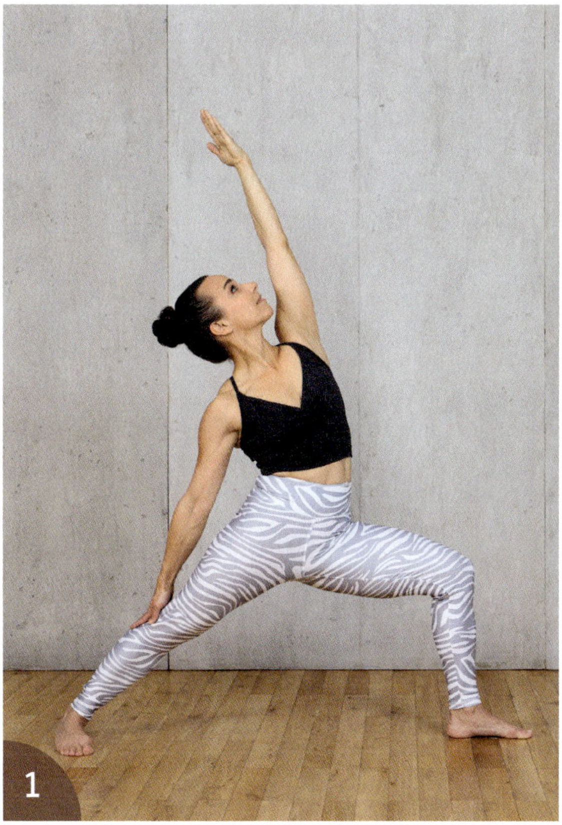

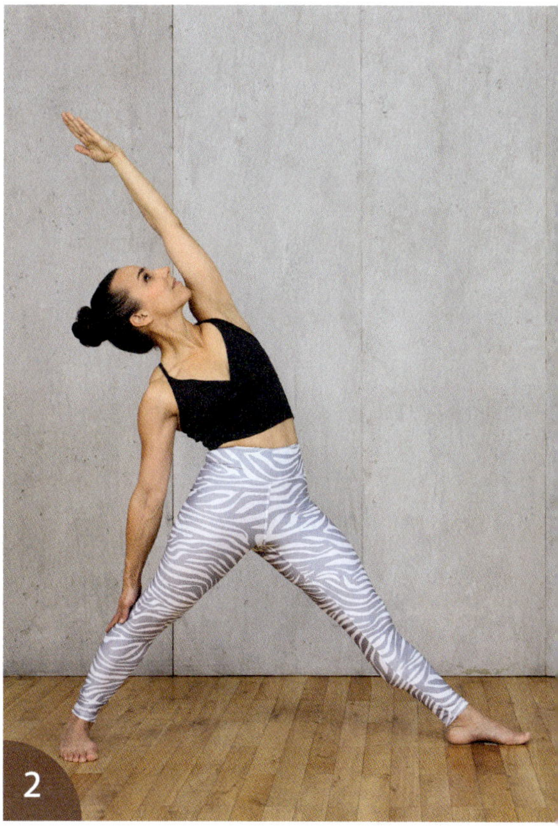

Dreieck

1 2 3

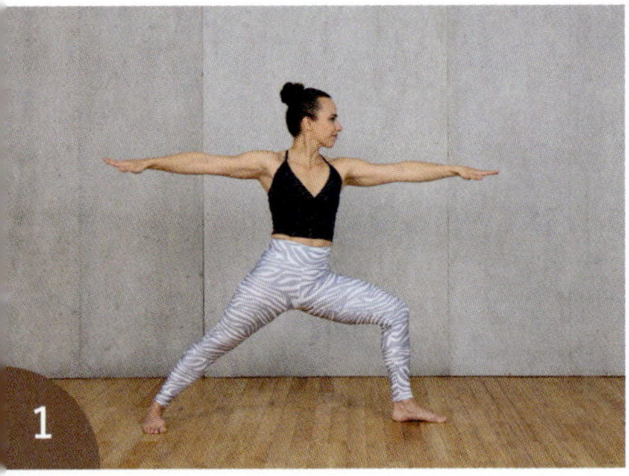
1

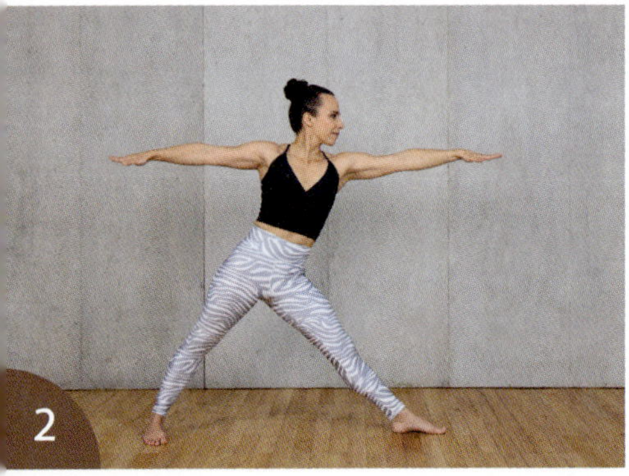
2

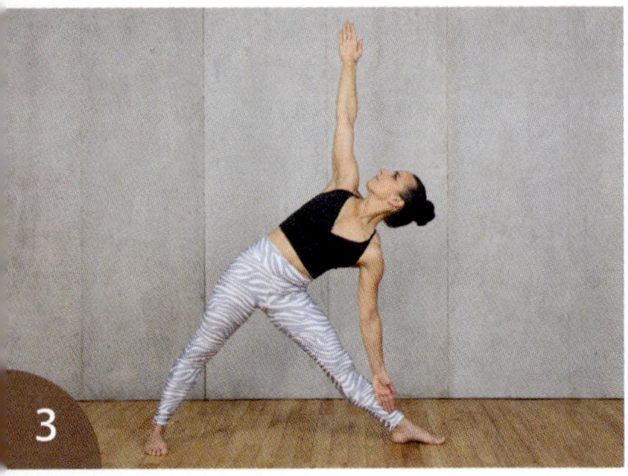
3

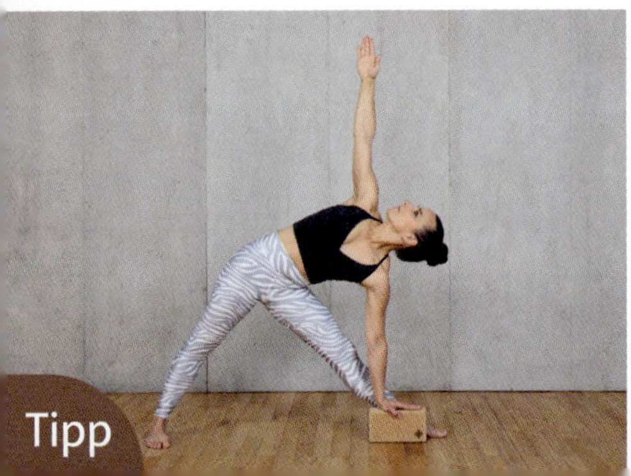
Tipp

Wirkung: dehnt die Oberschenkelinnenseiten, öffnet Brustkorb, Flanken und Zwischenrippenmuskeln und verhilft zu tiefer Atmung, wirkt belebend

1. Komme in den Krieger 2. Beuge dafür das linke Bein um etwa 90 Grad, strecke das rechte Bein und breite die Arme zu beiden Seiten aus.
2. Atme tief ein und strecke nun auch das vordere Bein.
3. Atme aus und schiebe die Hüfte nach hinten und den Oberkörper und den linken Arm lang nach vorn. Die Fingerspitzen führen die Bewegung. Atme hier ein und lege die linke Hand leicht auf das Schienbein, während der rechte Arm nun nach oben zeigt. Beide Arme sind so übereinander ausgerichtet, dass sie eine gerade Linie bilden. Ziehe die Schulterblätter weg von den Ohren. Drehe die obere Schulter noch mehr auf und richte den Blick zur oberen Hand. Komme über den Krieger 2 zurück zum Stehen, bevor du die Seite wechselst.

Dauer: 3 bis 5 tiefe Atemzüge je Seite

Tipp

Stütze die linke Hand auf einen Yogablock, wenn es dir schwerfällt, die Hand auf dem Schienbein zu platzieren.

Variante:
Dreieck mit Powerband

Wirkung: dehnt die Oberschenkelinnenseiten, öffnet den Brustkorb, die Flanken und Zwischenrippenmuskeln, stärkt Schultern und Arme

1. Komme in eine breite Grätsche und stelle den rechten Fuß auf das Powerband. Greife das andere Ende des Bands mit der rechten Hand. Drehe den linken Fuß um 90 Grad auswärts. Der Oberkörper bleibt nach vorn ausgerichtet. Der linke Arm hängt neben dem Körper nach unten, die Hand zeigt Richtung Knie.
2. Atme ein und schiebe den rechten Arm kraftvoll über den Kopf. Schiebe die rechte Hüfte mehr nach hinten und den Oberkörper Richtung linkes Bein, der linke Arm sinkt weiter nach unten Richtung Fuß. Ziehe den rechten Arm mit der Ausatmung weiter über den Kopf und schiebe die linke Hand Richtung linkes Schienbein. Komme mit einer Einatmung zurück in die Ausgangsposition.

Dauer: 3 tiefe Atemzüge je Seite

Hinweis: Für diese Übung brauchst du viel Kraft. Achte darauf, dass das Powerband die richtige Stärke hat, und übe achtsam.

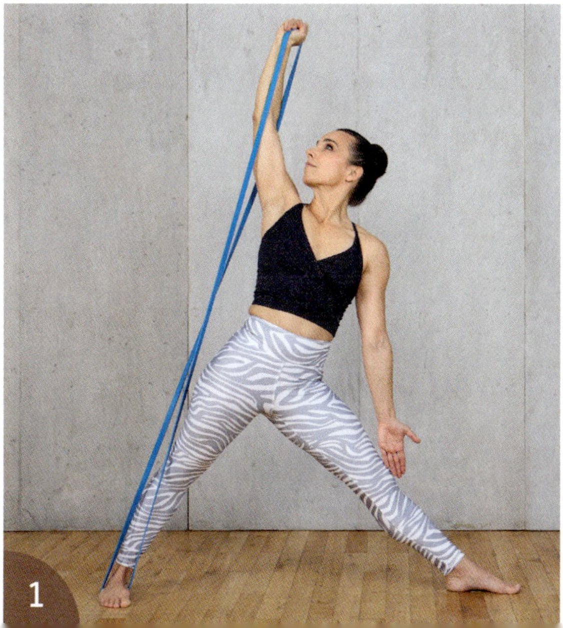
1

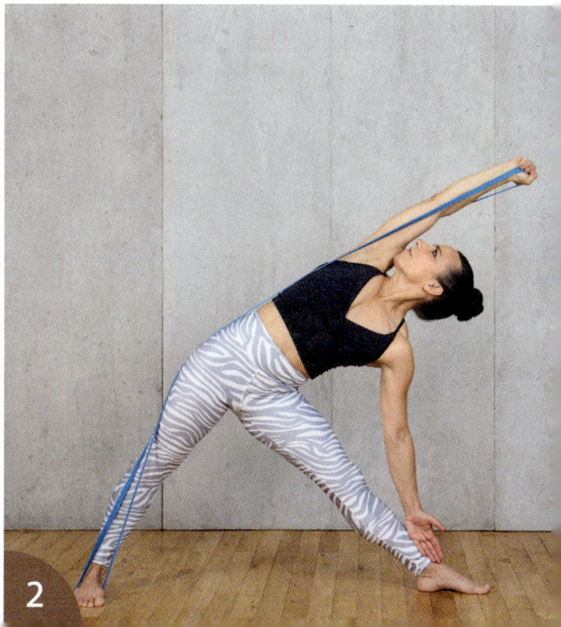
2

RÜCKBEUGEN

Kobra

1 2 3

Wirkung: stärkt die Rücken- und Gesäßmuskulatur, wirkt gegen Rückenschmerzen, öffnet den Brustkorb und hilft bei Müdigkeit und Antriebsschwäche

Lege dich auf den Bauch, die Beine sind lang gestreckt. Die Fußrücken liegen am Boden auf. Platziere die Hände direkt unter den Schultern, spreize die Finger. Drücke Fußrücken, Oberschenkel und Schambein fest in den Boden. Atme nun einmal ganz bewusst die Luft aus dem Körper aus und hebe mit der Einatmung den Oberkörper mit der Kraft des Rückens an. Versuche dabei, so wenig wie möglich mit den Händen und den Armen in den Boden zu schieben. Drücke die Fußrücken weiter fest in den Boden und schiebe die Schulterblätter Richtung Gesäß. Spüre, wie sich das Brustbein nach vorn öffnet. Richte den Blick vor dir auf den Boden, sodass der Nacken lang bleibt, aber nicht verkrampft. Komme ausatmend zurück in die Bauchlage und entspanne den ganzen Körper für eine Weile. Praktiziere diese Übung gern ein zweites Mal.

Dauer: mindestens 10 tiefe Atemzüge

Hinweis: Halte die Beinmuskeln und die unteren Gesäßmuskeln aktiv.

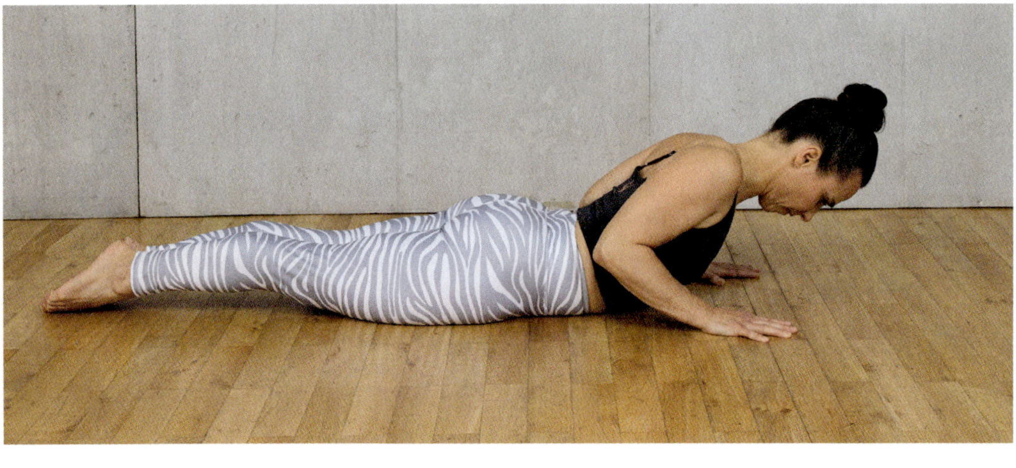

Sphinx

1 2 3

Wirkung: kräftigt den Rücken und weitet Brust, Schultern und Lungen, dehnt den Bauch und stimuliert innere Organe, baut Stress ab

1. Lege dich auf den Bauch. Schiebe die Zehen aktiv nach unten und hinten. Lasse Gesäß, Zunge, Kehle und Augen entspannt. Lege die Unterarme parallel auf den Boden, platziere die Ellenbogen direkt unter den Schultern.
2. Hebe mit der Einatmung Schultern, Brust und Kopf. Dabei bleiben die Schultern aktiv. Ziehe die Schultern weg von den Ohren und bewege die Schulterblätter dicht an die Wirbelsäule und nach unten. Halte den Kopf in einer neutralen Position, der Nacken ist entspannt. Hebe die Bauchdecke sanft nach innen, denke an *Mula Bandha* und vertiefe die Rückbeuge im oberen Teil des Rückens. Spanne dazu die Bauchmuskulatur an. Wenn du die Haltung intensivieren willst, stell dir vor, dass du mit den Unterarmen die Yogamatte in zwei Teile reißen möchtest. Gib dafür bewusst noch mal mehr Druck auf die Unterarme.

Dauer: 5 bis 10 tiefe Atemzüge

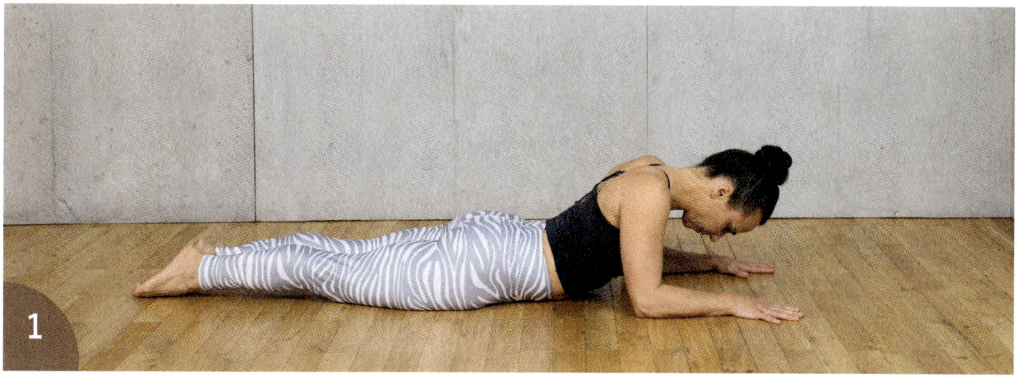

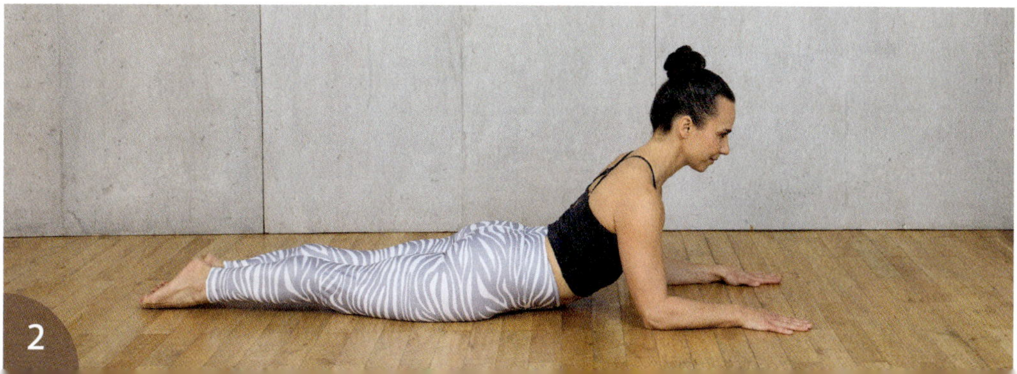

1 2 3

Variante:
Sphinx mit aktiviertem Körperzentrum

Komme in die Sphinx. Drücke die Fußrücken in den Boden. Vertiefe die Rückbeuge. Blicke mit der nächsten Ausatmung zum Bauchnabel und ziehe aktiv den Bauchnabel nach innen. Atme ein, komme zurück in die klassische Sphinx. Atme aus und richte den Blick zum Bauchnabel, während du wieder deine Bauchmuskulatur fest anspannst.

Wiederholungen: Den Ablauf 5-mal wiederholen

Hinweis: Halte die Bauch- und Rückenmuskulatur aktiv in Spannung.

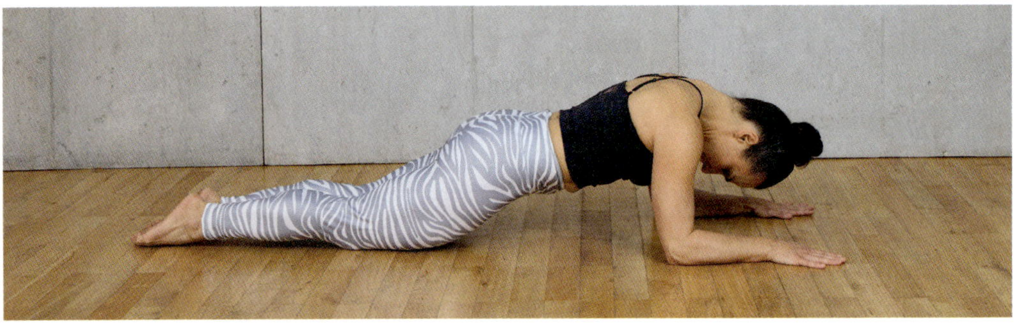

Tipp

Wenn du die Intensität steigern willst, hebe mit der Ausatmung die Knie weg vom Boden, sodass nur noch Fußspann und Unterarme in den Boden drücken. Komme mit der Einatmung zurück in die klassische Sphinx.

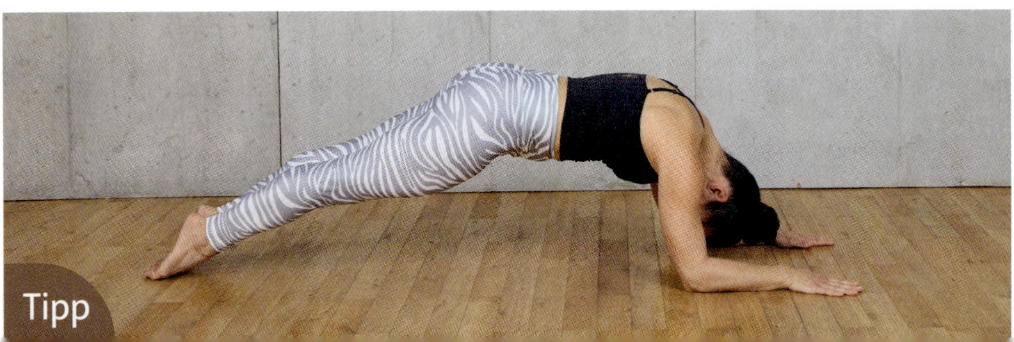

Heuschrecke

1 2 3

Wirkung: stärkt Rücken und Gesäß, aktiviert die Oberschenkelvorderseite, verbessert die Körperhaltung und massiert die Bauchorgane

Lege dich auf den Bauch. Strecke die Arme neben dem Körper aus. Drehe die Handflächen nach oben. Atme ein und hebe Oberkörper, Füße, Arme und Beine weg vom Boden. Aktiviere die Rückenmuskulatur und stelle dir vor, du wolltest den ganzen Körper in die Länge ziehen. Halte Kopf und Nacken dabei in Verlängerung der Wirbelsäule. Ziehe die Oberschenkel zueinander. Hebe dich mit jeder Einatmung ein kleines bisschen höher und halte dabei den Blick in Richtung Boden gerichtet. Lass die Atmung fließen. Löse die Haltung auf, indem du Arme, Beine und Oberkörper wieder auf dem Boden ablegst.

Dauer: 10 Atemzüge

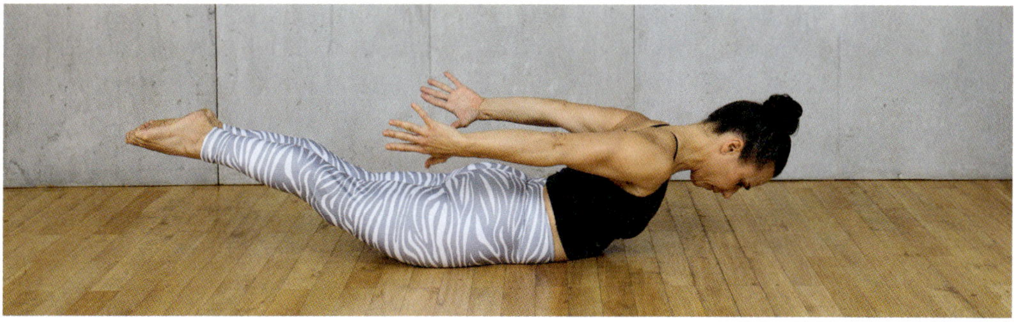

Tipp

Wenn du die Übung intensivieren möchtest, falte die Hände am unteren Rücken. Schiebe die Fäuste aktiv nach hinten, während die Kopfkrone nach vorn zieht.

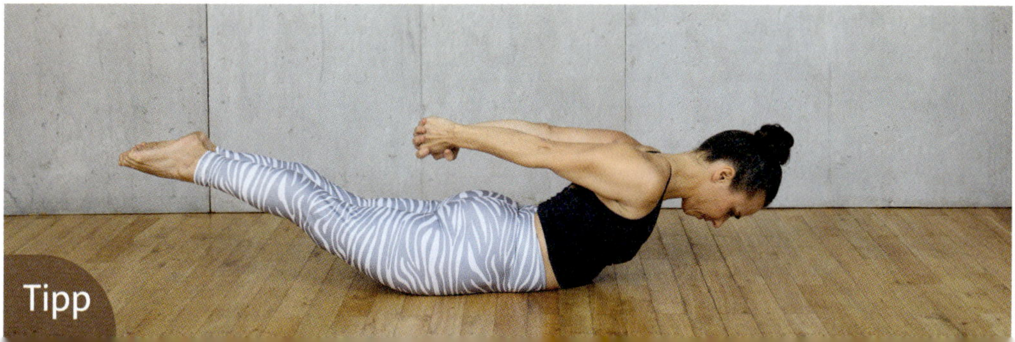

Wild Thing

1 **2** 3

Wirkung: streckt die Wirbelsäule, öffnet den Brustraum und die Schultern, dehnt den Hüftbeuger und die gesamte Körpervorderseite und unterstützt die Lungentätigkeit

1. Komme in den herabschauenden Hund. Schiebe dafür das Gesäß aus dem Vierfüßlerstand zur Decke und strecke Arme und Rücken.
2. Atme ein und hebe das linke Bein nach hinten oben in den dreibeinigen Hund.
3. Verlagere dann mit der nächsten Einatmung das Gewicht stärker auf die rechte Hand und rolle auf die Außenkante des rechten Fußes. Setze mit der Ausatmung die Zehenspitzen des linken Fußes kontrolliert hinter dir ab und senke das Gesäß Richtung Boden, ohne dich abzusetzen.
4. Schiebe die Hüfte mit einem Einatmen kraftvoll nach oben. Stelle dir vor, dein linker Fuß würde einen Highheel tragen. Die Ferse bleibt also in der Luft und nur die Zehen und der Ballen drücken in den Boden. Ziehe gleichzeitig die Schulterblätter nach hinten.
5. Schiebe die Hüfte mit jeder Einatmung weiter nach oben. Strecke den linken Arm über den Kopf. Strecke dabei den Rücken und öffne den Brustkorb. Wenn es sich für deinen Nacken gut anfühlt, kannst du den Kopf fallen lassen. Wenn nicht, schaue Richtung Decke. Komme dann mit der Ausatmung zurück in den herabschauenden Hund.

Dauer: 5 bis 10 Atemzüge je Seite

Hinweis: Drücke die untere Hand fest in den Boden.

Tipp

Nimm dir Zeit, dein Fundament zu checken! Das sind deine Füße! Achte darauf, dass die Fußhaltung korrekt ist, bevor du dich nach oben drückst.

Der Rockstar unter den Asanas

»Wild Thing« heißt in unserer westlichen Yogawelt auch »Rockstar Pose«. Ein wildes Ding ist sie allemal, sie hat eine großartige Wirkung. Vielleicht wirst du irgendwann wirklich Spaß an dieser Haltung finden. Verrückte Namen trägt sie im Übrigen nicht nur im Englischen. Die Sanskrit-Bezeichnung *Camatkarasana* bedeutet in der Übersetzung so etwas wie »ekstatische Entfaltung des entzückten Herzens«. Diese Asana ist in jedem Fall ein fantastischer Herzöffner und wenn du lernst, sie zu meistern, schenkt sie dir ganz gewiss Stärke und Selbstvertrauen.

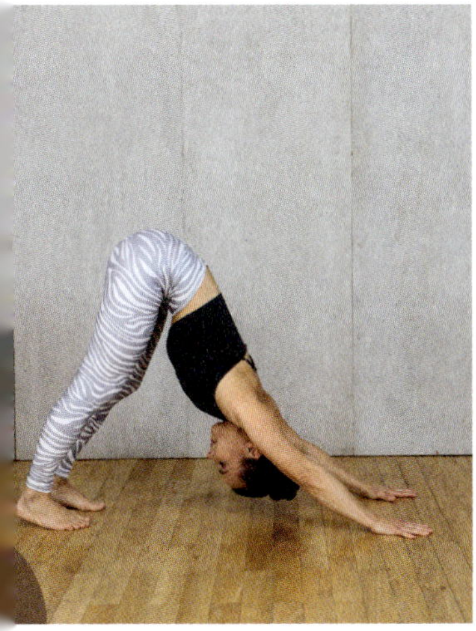

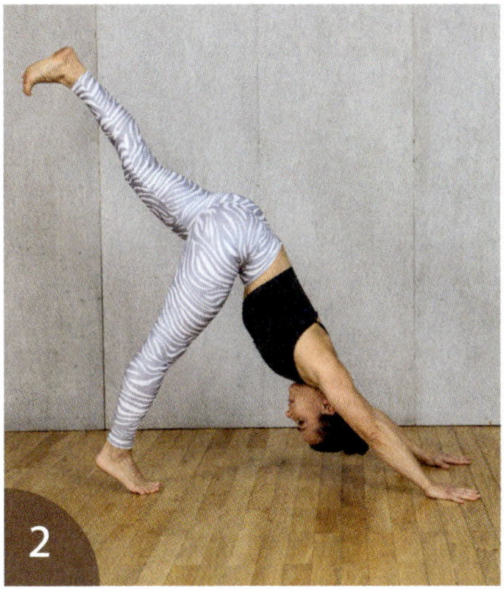

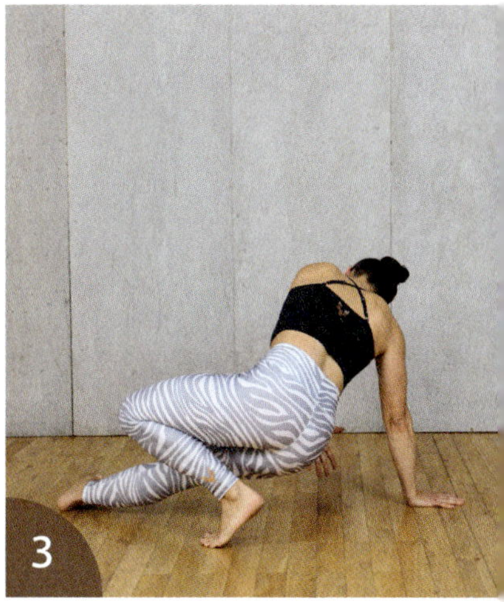

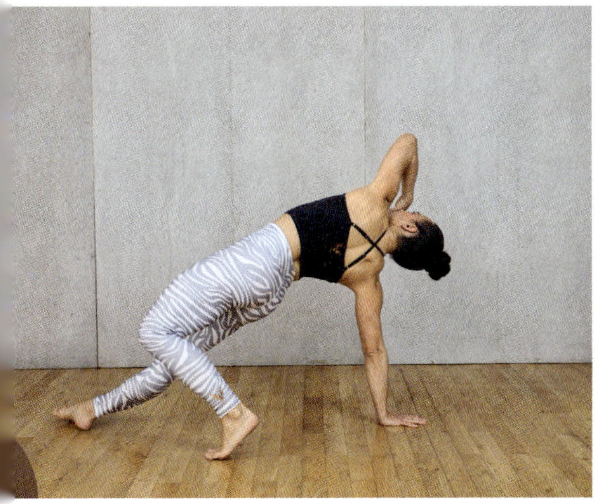

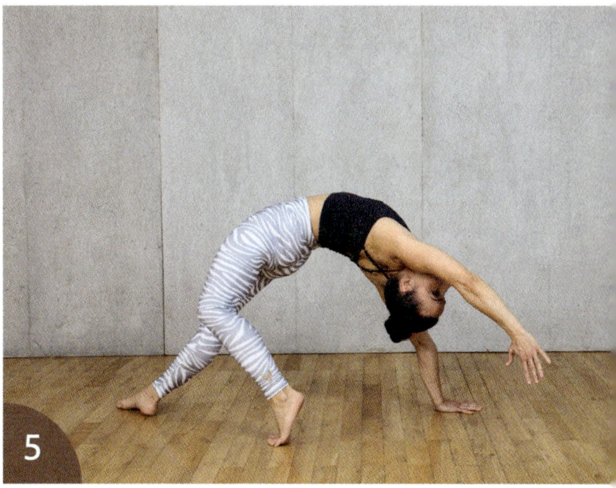

Heraufschauender Hund

1 2 3

Wirkung: dehnt die gesamte Vorderseite, insbesondere den Brustkorb, die Schultern und den Bauch, kräftigt den Rückenstrecker, die Arm- und Schultermuskulatur sowie die Gesäßmuskulatur

1. Komm in die Bauchlage, die Fußrücken liegen auf dem Boden. Beuge die Ellenbogen im 90-Grad-Winkel. Rolle mit der Einatmung die Schultern zurück und presse die Oberarme aktiv zum Körper hin. Spanne die Bauchmuskulatur an. Ziehe das Schambein zum Bauchnabel. Hebe den Oberkörper weg vom Boden.
2. Strecke die Arme und hebe gleichzeitig die Beine weg vom Boden. Rolle über die Zehen auf den Fußspann und drücke sie aktiv in den Boden. Halte den Nacken lang und entspannt und schiebe die Kopfkrone Richtung Decke. Beuge entweder die Arme, um dich kontrolliert zurück in die Bauchlage abzusenken, oder schiebe das Gesäß weiter nach oben in den herabschauenden Hund.

Dauer: Wenn du nicht in einem Flow bist, bleibe 5 Atemzüge in dieser Haltung.

Hinweis: Achte darauf, dass der Rücken nicht durchhängt!

Tipp

Hast du Schmerzen im oberen Rücken? Übe ein paarmal den heraufschauenden Hund.

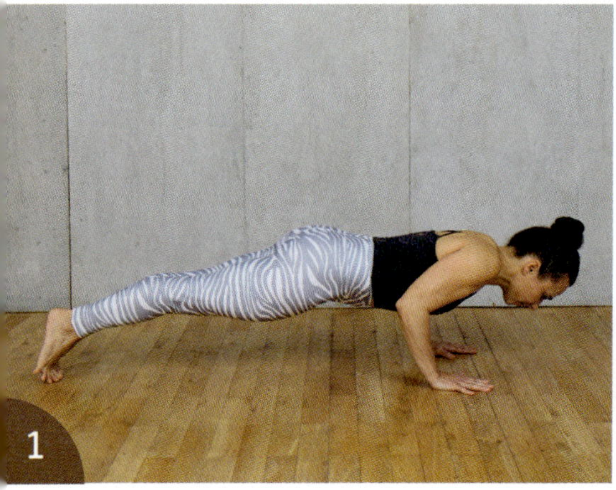

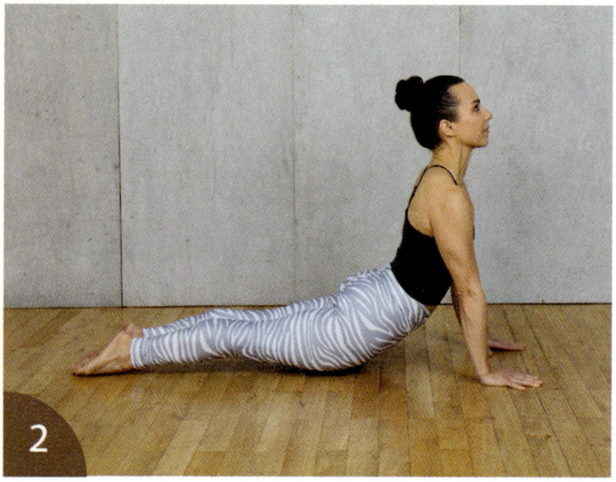

Tisch

Wirkung: dehnt die Arme, Handgelenke und Brustmuskeln, die Schultern und die Vorderseite der Fesseln, stärkt Arme, Hand- und Fußgelenke, Rücken und Beine

1. Setze dich auf den Boden. Winkle die Knie an und stelle die Füße hüftbreit auf. Die Zehenspitzen zeigen nach vorn. Platziere die Hände neben dem Becken, die Finger zeigen ebenfalls nach vorn.
2. Atme ein und hebe dann mit der Ausatmung das Becken an.
3. Schieb die Hüfte so hoch, bis der Oberkörper parallel zum Boden ist. Ziehe die Schulterblätter zusammen. Lasse den Kopf in den Nacken sinken, wenn sich das für dich gut anfühlt.

Dauer: 5 bis 8 tiefe Atemzüge

Hinweis: In den Wirbeln soll es nicht zu einer unangenehmen Kompression kommen.

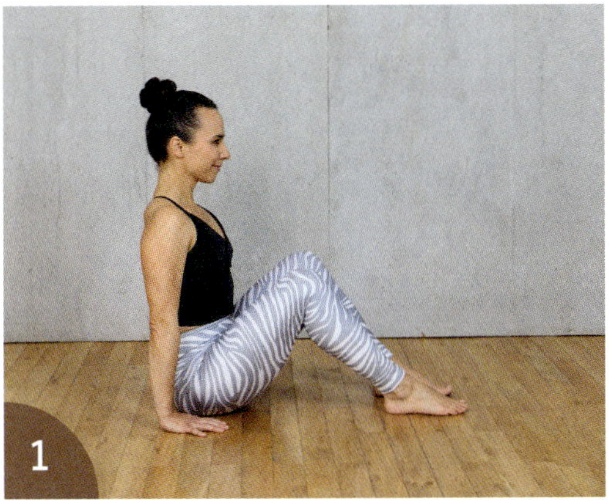

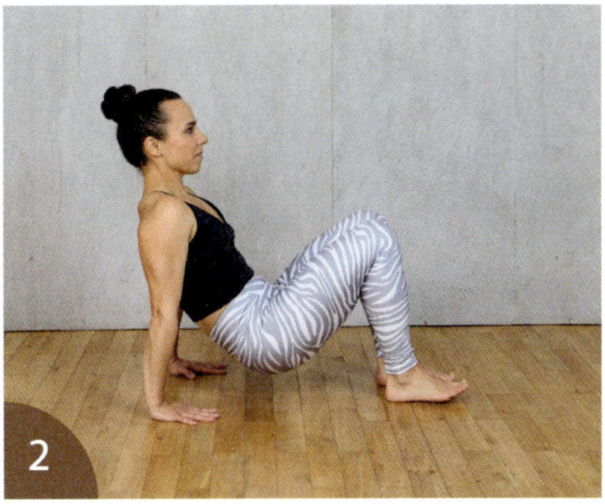

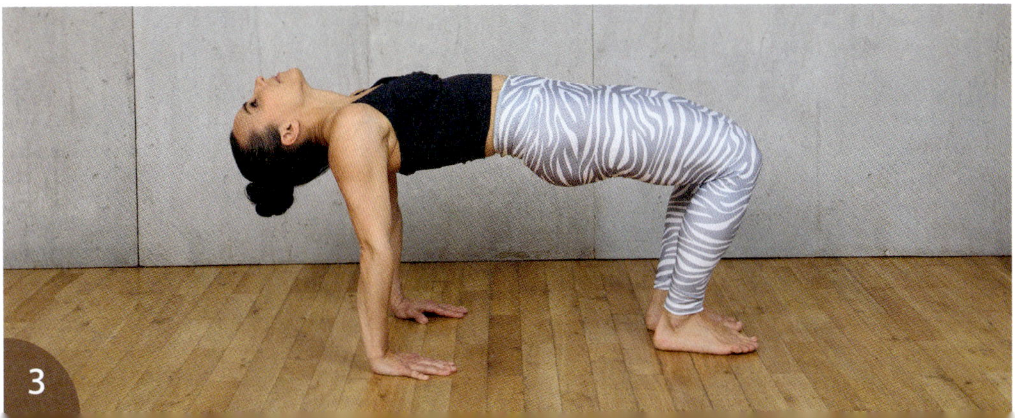

Rückwärtige Planke

1 2 3

Wirkung: dehnt die Arme, Handgelenke und Brustmuskeln, die Schultern und die Vorderseite der Sprunggelenke, stärkt Arme, Hand- und Fußgelenke, den Rücken und die Beine und öffnet den Brustraum

1. Setze dich auf den Boden. Strecke die Beine nach vorn aus. Platziere die Hände einige Zentimeter hinter den Hüften auf dem Boden und drehe die Handflächen so, dass die Finger nach vorn zeigen.
2. Atme ein und drücke die Hände und Füße noch fester in den Boden und hebe gleichzeitig die Hüfte an. Brust und Wirbelsäule bleiben in einer gerade Linie. Ohne die Hüfte absinken zu lassen, strecke nun die Beine nacheinander gerade aus. Die Fußsohlen bleiben am Boden. Wenn du dich damit wohlfühlst, kannst du den Kopf in den Nacken sinken lassen, aber nur, wenn es in den Wirbeln nicht zu einer unangenehmen Kompression kommt.

Dauer: 5 bis 8 tiefe Atemzüge

Tipp

Lasse die Gesäßmuskulatur entspannt Krieger 1

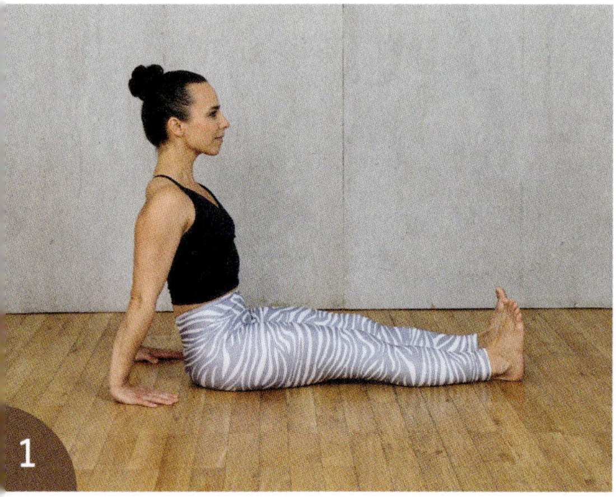
1

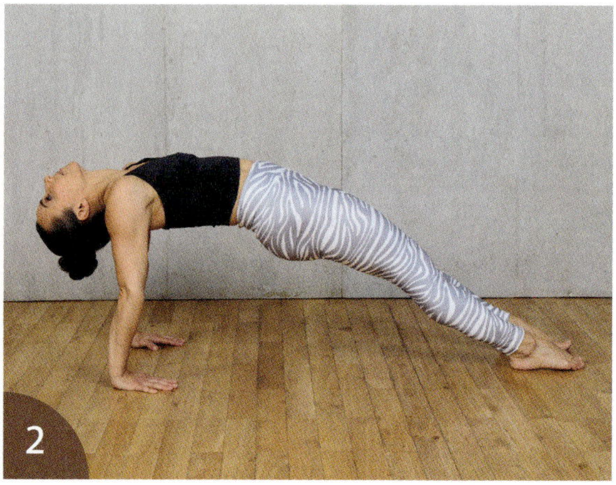
2

Hoher Ausfallschritt Krieger 1

Wirkung: öffnet Brustraum und Schultern, dehnt die Körpervorderseite, stärkt Oberschenkelmuskulatur und die Waden; wirkt motivierend, fördert das Selbstbewusstsein und belebt

1. Komme in einen tiefen Ausfallschritt. Stelle beide Hände auf den Boden, der vordere Fuß ist zwischen den Händen platziert, das hintere Bein gestreckt.
2. Richte dich mit der nächsten Einatmung auf und strecke die Arme über den Kopf. Entspanne die Schultern und lasse sie nach unten sinken. Die Fußspitzen zeigen nach vorn, die hintere Ferse ist angehoben und schiebt nach hinten. Halte das vordere Bein im 90-Grad-Winkel, sodass das Knie direkt über dem Sprunggelenk steht. Schiebe die Hüfte auf der Seite mit dem gebeugten Bein tendenziell etwas nach hinten, die andere etwas nach vorn. Richte den Blick diagonal nach oben, ziehe die Schultern weg von den Ohren und atme tief. Wiederhole die Übung dann auf der anderen Seite.

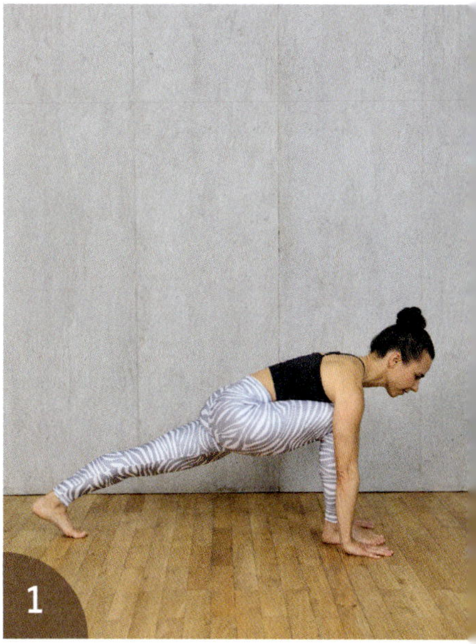
1

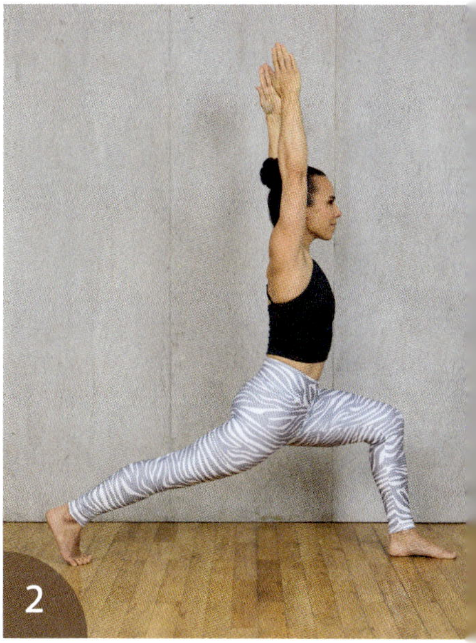
2

Dauer: 1 Minute je Seite

Hinweise:

- Beuge das vordere Bein tief, aber halte das Knie direkt über dem Knöchel ausgerichtet.
- Wenn du die hintere Ferse noch mehr nach hinten schiebst, bringst du mehr Streckung in das hintere Bein.
- Ziehe den Bauchnabel nach innen.

Variante:
Hoher Ausfallschritt mit Adlerarmen

Wirkung: kräftigt Oberschenkel, Waden, stärkt die Sprunggelenke, öffnet den Schulterbereich und löst Verspannungen in Schultern und oberem Rücken, fördert die Konzentration

1. Starte im hohen Ausfallschritt, das linke Bein ist gebeugt, das rechte Bein gestreckt, die rechte Ferse angehoben. Strecke beide Arme nach oben aus.
2. Wickele mit der Ausatmung den rechten Arm unter den linken. Lege die Fingerspitzen der rechten Hand auf die Handfläche der linken Hand. Beide Ellenbogen sind gebeugt. Hebe die Unterarme so weit an, bis der Ellenbogen ungefähr auf einer Höhe mit den Schultern ist. Atme nun tief ein und hebe das Herz noch mal etwas höher. Ziehe gleichzeitig die Schulterblätter nach unten Richtung Boden.

Dauer: 5 tiefe Atemzüge je Seite

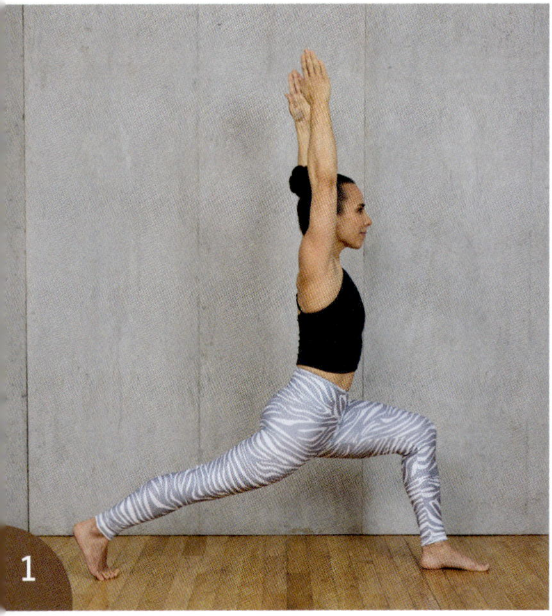
1

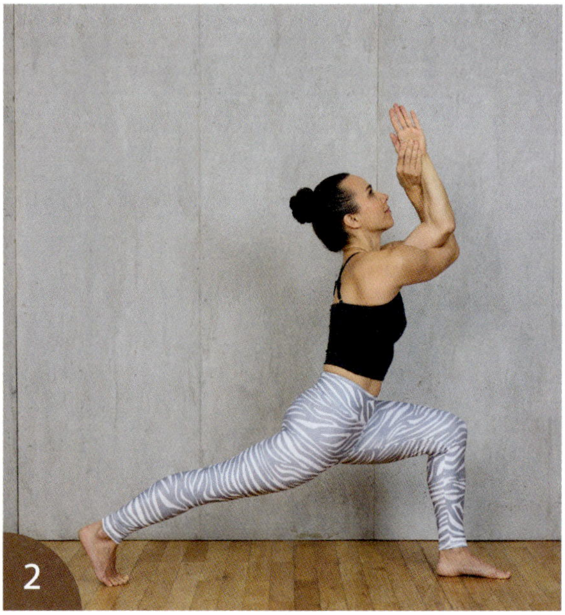
2

Hoher Ausfallschritt Tiefenstabilität

1 2 3

Wirkung: öffnet Brustraum und Schultern, stärkt die Körpermitte, kräftigt die Oberschenkelmuskulatur und die Wade; fördert das Selbstbewusstsein

1. Komme in den hohen Ausfallschritt, das linke Bein ist gebeugt, das rechte Bein gestreckt, die rechte Ferse angehoben. Ziehe das Schambein zieht leicht nach vorn hoch. Strecke beide Arme nach oben aus und atme ein.
2. Atme aus und lege die Hände in den Nacken. Atme ein, ziehe die Ellenbogenspitzen zu beiden Seiten nach außen und hebe das Herz noch etwas höher. Schiebe mit der nächsten Ausatmung den Oberkörper lang gestreckt nach vorn. Spanne dabei die Bauchmuskulatur an und aktiviere *Mula Bandha*. Komme mit einer Einatmung zurück in den hohen Ausfallschritt und strecke die Arme wieder nach oben, wenn du die Haltung auflöst.

Dauer: 3 tiefe Atemzüge je Seite

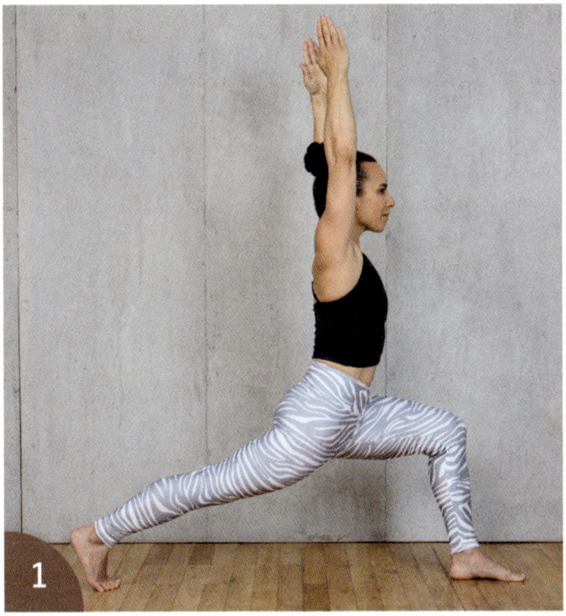

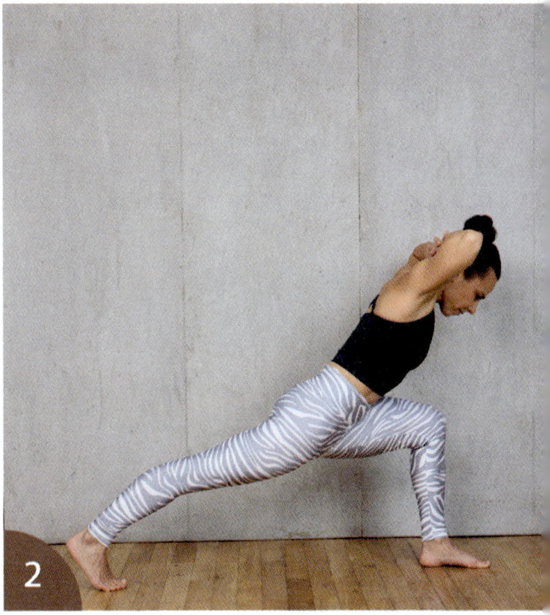

Tiefer Ausfallschritt

1 2 3

Wirkung: stärkt die Oberschenkel- und Gesäßmuskulatur; hilft dir als Verbindungsschritt beim Sonnengruß und fördert die Stabilität

Beuge dich aus dem Stehen nach vorn. Hebe den Oberkörper leicht an und steige mit dem linken Fuß nach hinten in einen großen Ausfallschritt. Beuge das vordere Bein im 90-Grad-Winkel, sodass das Knie genau über dem Knöchel ist. Das linke Knie bleibt in der Luft. Drücke den Fußballen in den Boden, die Ferse ist angehoben. Strecke das linke Bein in die Länge. Halte die Hüfte parallel zum vorderen Mattenrand. Platziere die Fingerspitzen mit der Ausatmung auf den Boden. Führe die Übung dann auf der anderen Seite aus. Komme dafür in den herabschauenden Hund und steige mit dem anderen Fuß nach vorn.

Dauer: 1 Atemzug je Seite

Hinweis: Spanne die Bauchmuskulatur an und lasse den Rücken lang.

Variante:
Halbmondförmiger Ausfallschritt

Wirkung: stärkt Beine und Rücken, öffnet die Hüften und die Oberschenkel

Lege aus dem tiefen Ausfallschritt das hintere Knie auf dem Boden ab. Dein Bein liegt in einer geraden Linie am Boden ab. Wandere mit dem rechten Fuß etwas mehr zur Außenkante deiner Yogamatte und platziere die Hände an die Innenseite des rechten Fußes. Lasse die Hüfte nach unten sinken und atme tief. Wenn du magst, kannst du die Unterarme auf den Boden legen. Wenn du auf den Unterarmen bist, falte die Hände und stütze den Kopf in die Daumen. So stellst du sicher, dass du den Nacken ganz locker lässt.

Dauer: mindestens 1 Minute

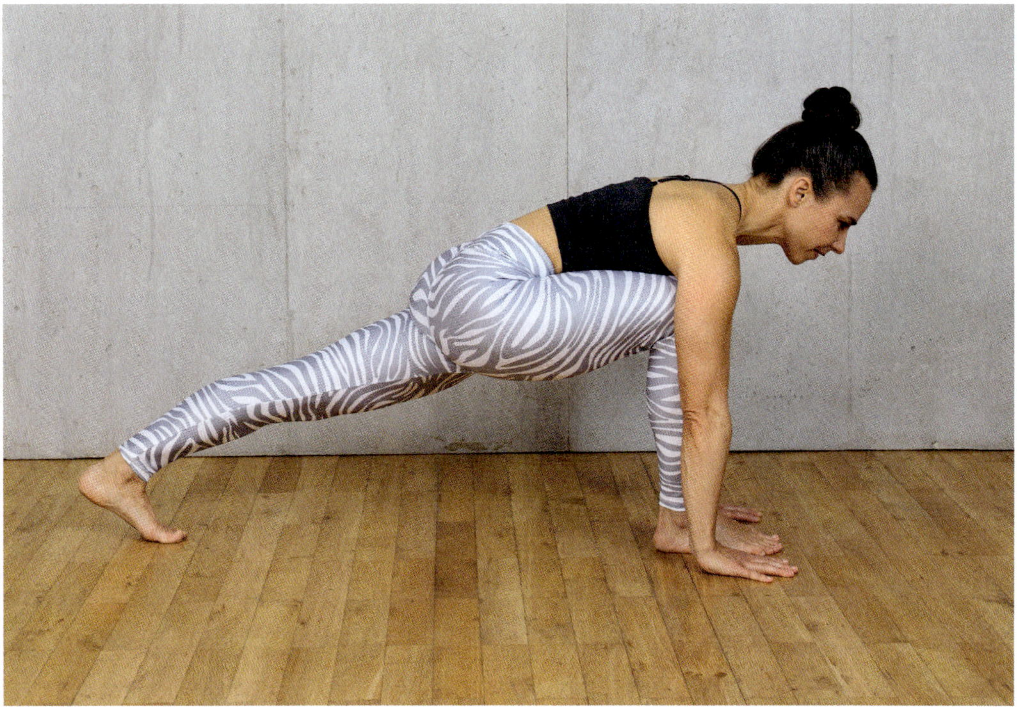

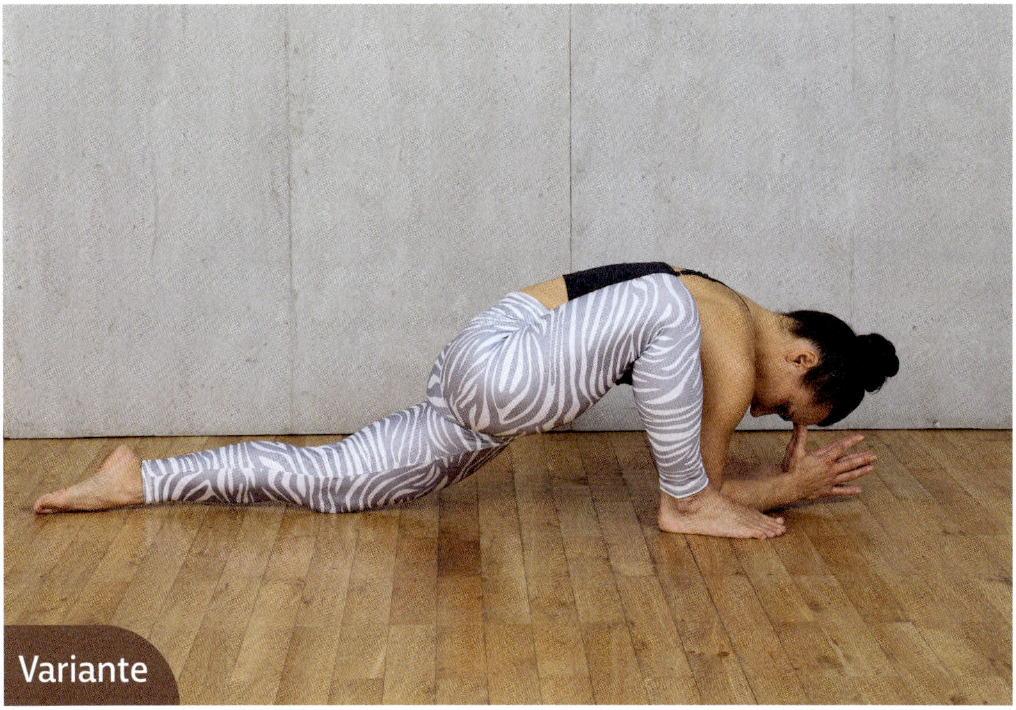

Variante

Schulterbrücke

1 2 3

Wirkung: öffnet Brustkorb und Schultern, dehnt die Körpervorderseite, stärkt den Rücken, die Oberschenkel und die Gesäßmuskulatur und wirkt energetisierend

1. Lege dich auf den Rücken und winkle die Beine an. Stelle die Füße hüftbreit auf die Matte und ziehe sie so nah zum Gesäß, dass du mit den Fingerspitzen die Fersen berühren kannst. Die Handflächen ruhen auf dem Boden.
2. Hebe mit der Einatmung das Becken vom Boden weg und schiebe die Hüfte Richtung Decke. Wandere mit den Armen und den Händen unter den Rücken und falte die Hände ineinander. Drücke die Füße fest in den Boden und hebe das Gesäß noch etwas höher. Stell dir vor, du wolltest die Oberschenkel näher zueinanderziehen. Drücke die Unterarme fest in den Boden. Atme tief durch die Nase.

Dauer: mindestens 1 Minute

Tipp

Wenn du dich in der Haltung wohlfühlst, kannst du vorsichtig mit einer Einatmung ein Bein Richtung Decke heben. Strecke die Zehen nach oben wie eine Ballerina und hebe das Gesäß noch etwas höher.

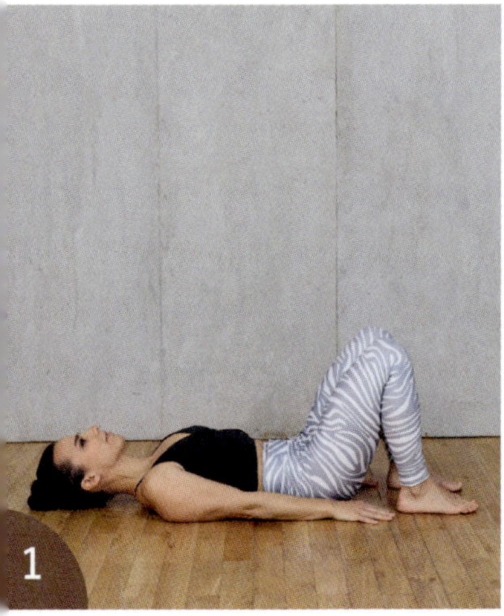

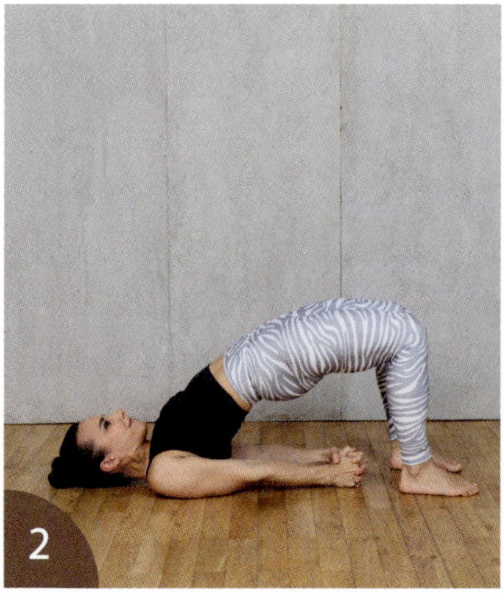

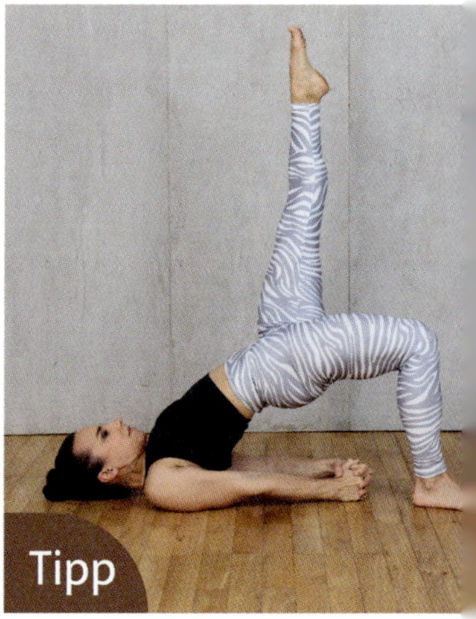

ÜBUNGEN FÜR DIE KÖRPERMITTE

Tisch mit Durchschieben

Wirkung: stärkt die Rumpfmuskulatur und die Schultern

1. Setze dich auf den Boden und winkle die Beine hüftbreit geöffnet an. Platziere die Hände hinter den Hüften am Boden, die Finger zeigen nach vorn.
2. Drücke Füße und Hände in den Boden und hebe mit der Ausatmung das Becken an. Schiebe die Hüfte so hoch, bis der Oberkörper parallel zum Boden in der Luft schwebt. Ziehe die Schulterblätter hinter dem Rücken zueinander.
3. Schiebe das Gesäß mit der Ausatmung nach unten hinten, als wolltest du zurück in die Ausgangsposition gehen, aber ohne das Gesäß am Boden abzusetzen. Ziehe den Bauchnabel nach innen und drücke die Hände fest in den Boden. Die Arme sind angespannt. Schiebe dich mit der Einatmung zurück in den Tisch und wechsle so von einer Position in die nächste.

Wiederholungen: mindestens 5-mal

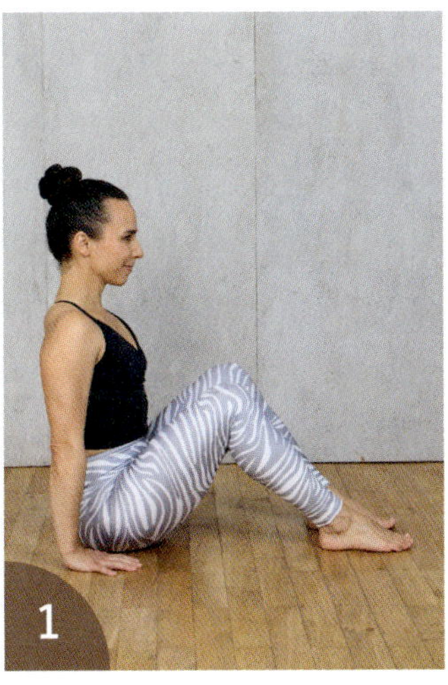

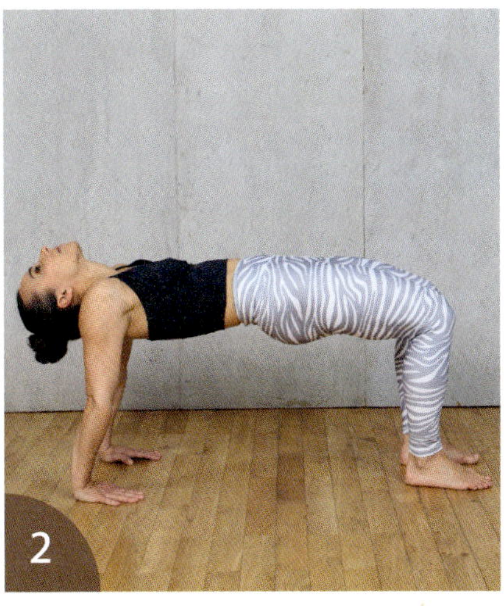

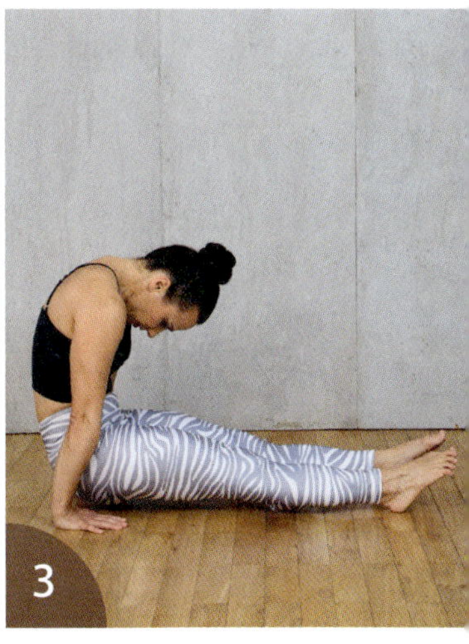

Hund wird zu Tiger

1 **2** 3

Wirkung: stärkt die Bauchmuskulatur, Arme und Schultern, dehnt die Hüften und die Leisten, schult die Koordination

1. Schiebe dich aus dem Vierfüßlerstand in den herabschauenden Hund. Das Gesäß ist der höchste Punkt, schiebe dich von den Armen weg, diese bilden mit dem Rücken eine lange Linie.
2. Atme ein und strecke das rechte Bein nach hinten oben.
3. Atme aus und schiebe die Schultern weiter nach vorn, sodass sie genau über den Handgelenken sind. Ziehe das rechte Knie zum rechten Ellenbogen. Spanne hier noch mal ganz bewusst die Bauchmuskulatur an, der Rücken darf rund werden.
4. Stell dir vor, die Hände drücken den Boden weg, dabei schiebst du die Schultern wieder zurück, hebe nochmal dein rechtes Bein nach hinten oben und komme anschließend in den herabschauenden Hund.
5. Hebe das rechte Bein mit der Einatmung erneut nach hinten oben.
6. Schiebe die Schultern mit der Ausatmung nach vorn und ziehe das Knie nun diagonal zum linken Oberarm. Sauge den Bauchnabel Richtung Wirbelsäule.
7. Atme ein und schiebe dich wieder zurück in den dreibeinigen Hund mit lang nach hinten ausgetrecktem Bein.
8. Schiebe dich mit einer weiteren Ausatmung wieder nach vorn, ungefähr so weit, dass die Schultern direkt über den Handgelenken ausgerichtet sind. Ziehe das Knie zur Nasenspitze heran. Hebe dabei die Hüfte etwas an und sauge den Bauch aktiv ein.
9. Atme noch einmal ein und schiebe dich zurück in den dreibeinigen Hund.
10. Stelle den rechten Fuß zurück zu Boden, sodass du im herabschauenden Hund bist, und wiederhole die Bewegungsfolge mit dem linken Bein.

Wiederholungen: 1-mal je Seite

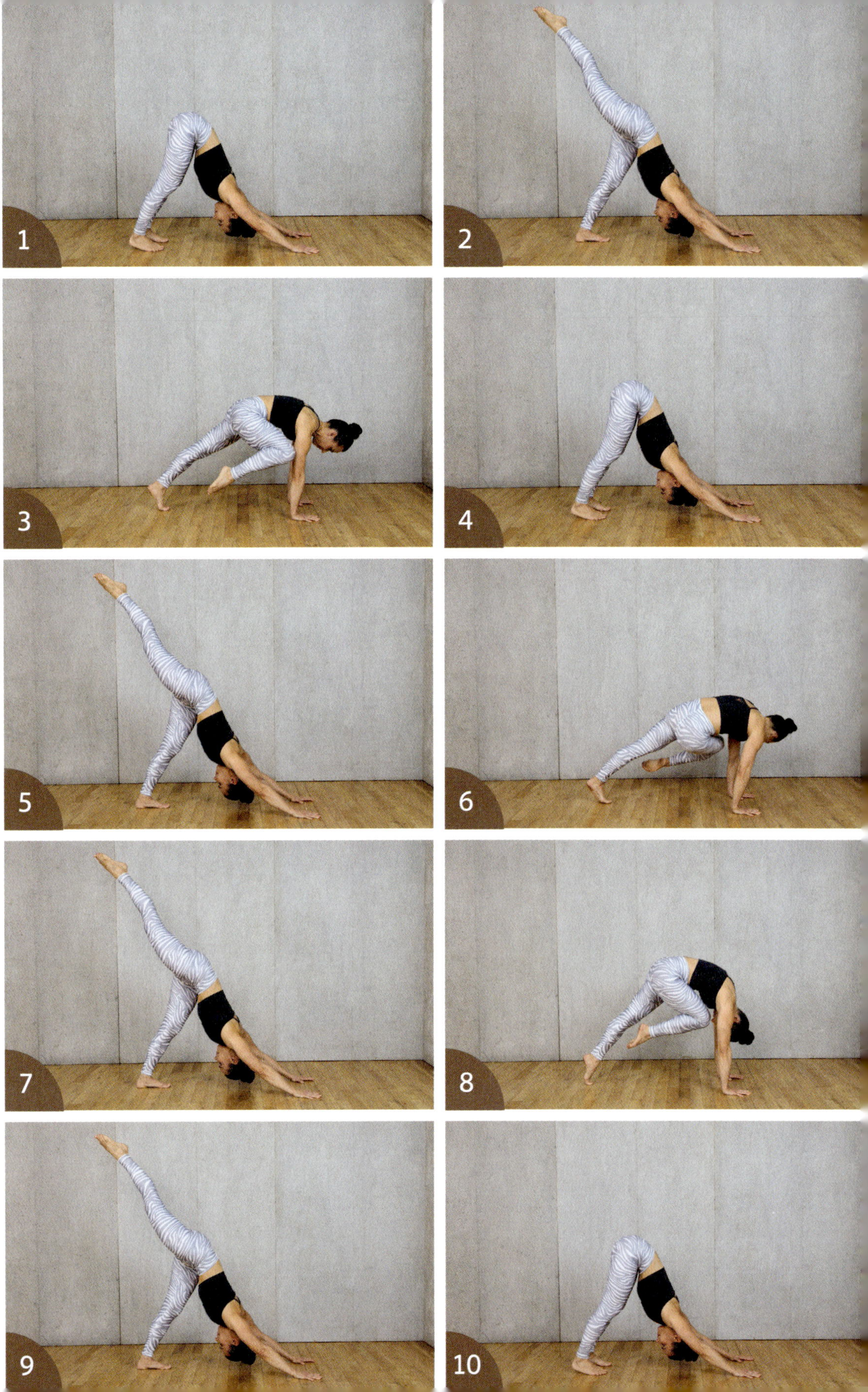
1
2
3
4
5
6
7
8
9
10

L-Sitz mit Twist

1 **2** 3

Wirkung: stärkt Körpermitte und die Oberschenkelmuskulatur, steigert das Selbstbewusstsein

1. Beuge dich aus dem aufrechten Stand nach vorn und hebe das rechte Bein gestreckt nach hinten oben an. Lasse den Oberkörper Richtung Standbein sinken und komme so ins stehende L (Seite 143).
2. Beuge das rechte Knie mit der Ausatmung und ziehe es Richtung Brust. Beuge das Standbein und ziehe das rechte Bein nach vorn durch.
3. Setze dich in dieser Position auf den Boden. Der linke Fuß steht nun neben dem ausgestreckten rechten Oberschenkel.
4. Atme aus und greife mit der linken Hand die rechte Fußinnenkante.
5. Atme ein und hebe den rechten Arm nach oben. Atem aus, senke den rechten Arm nach hinten, bis er parallel zum Boden ausgerichtet ist, und drehe dich zur rechten Körperseite. Hebe gleichzeitig das gestreckte rechte Bein an, halte den Fuß weiterhin mit der linken Hand fest. Richte den Blick zur rechten Hand, weg vom gestreckten Bein. Komme mit einer Einatmung zurück zur Mitte. Beuge beide Beine und stelle die Füße auf dem Boden ab. Übe diese Haltung auch auf der anderen Seite und komme dafür noch mal in das stehende L.

Wiederholungen: 1-mal je Seite

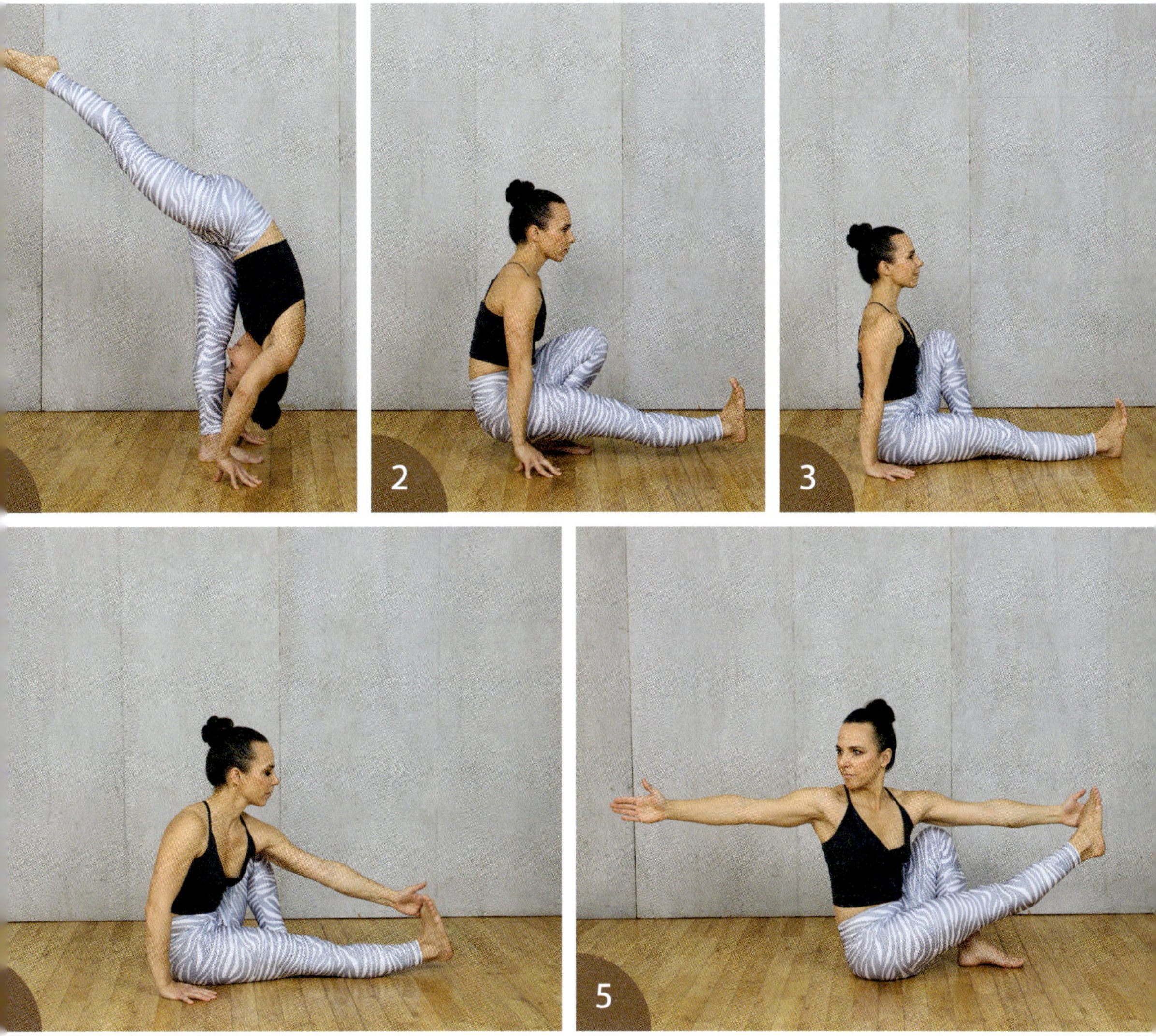
2
3
5

Seitstütz

Wirkung: kräftigt die Arme und Handgelenke, stärkt die Beine und die seitliche Bauchmuskulatur, dehnt die Körperseite und schult den Gleichgewichtssinn

1. Starte in der Planke. Die Hände sind auf einer Linie unterhalb der Schultern platziert. Aktiviere die gesamte Muskulatur.
2. Verlagere das Gewicht auf die linke Fußaußenkante und stapele den rechten Fuß über den linken. Achte darauf, dass die stützende Hand auf einer Linie mit den Füßen und die Schulter direkt oberhalb der Hand platziert ist. Atme ein und hebe den rechten Arm nach oben. Schiebe dich mit der unteren Hand noch mehr in die Höhe und hebe die Hüfte so weit wie möglich an. Richte den Blick zur oberen Hand.

Dauer: 5 bis 10 tiefe Atemzüge je Seite

Tipp

Wenn du dir den Seitstütz etwas erleichtern möchtest, dann stelle den Fuß des oberen Beins vor dem anderen Bein auf und schiebe diesen Fuß fest in den Boden.

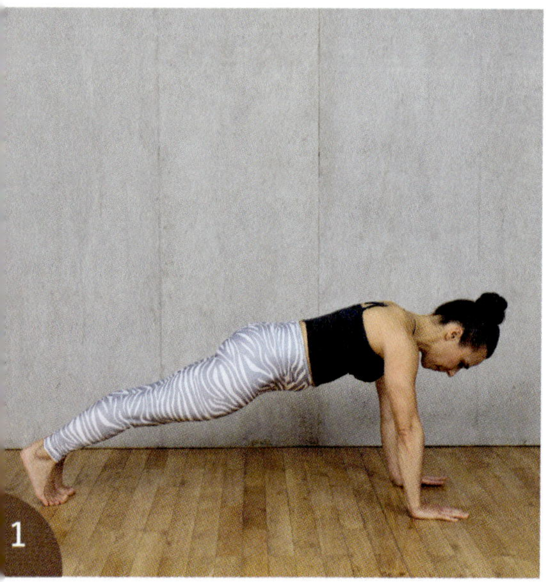

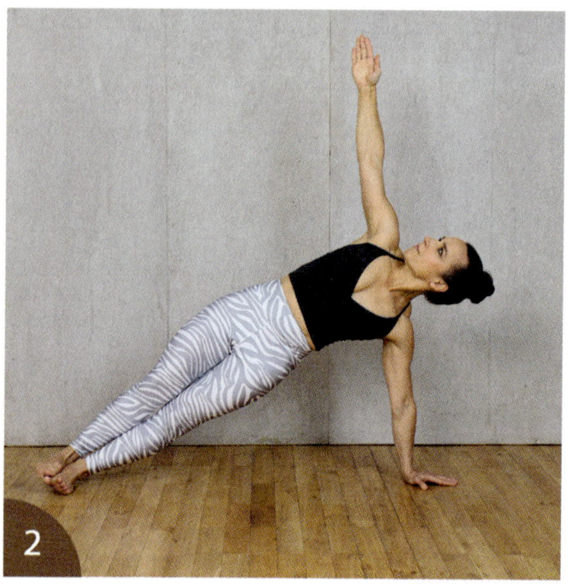

Variante 1:
Seitstütz mit Rumpfrotation

Wirkung: kräftigt die Arme und Handgelenke, stärkt die Beine und die seitliche Bauchmuskulatur, dehnt die Körperseite und schult den Gleichgewichtssinn, noch mehr Power für die Bauchmuskulatur

1. Lege im Seitstütz die obere rechte Hand mit der Ausatmung in den Nacken. Atme tief ein, schiebe dich noch ein wenig mehr Richtung Decke.
2. Führe den oberen Ellenbogen mit der nächsten Ausatmung in einem Bogen Richtung linke Armbeuge.
3. Strecke den rechten Arm und schiebe ihn unter dem Körper zur Seite hindurch. Halte dabei das Körperzentrum aktiviert und die Bauchmuskeln angespannt. Komme mit der Einatmung wieder zurück in die Ausgangsposition.

Wiederholungen: 5- bis 10-mal je Seite dynamisch

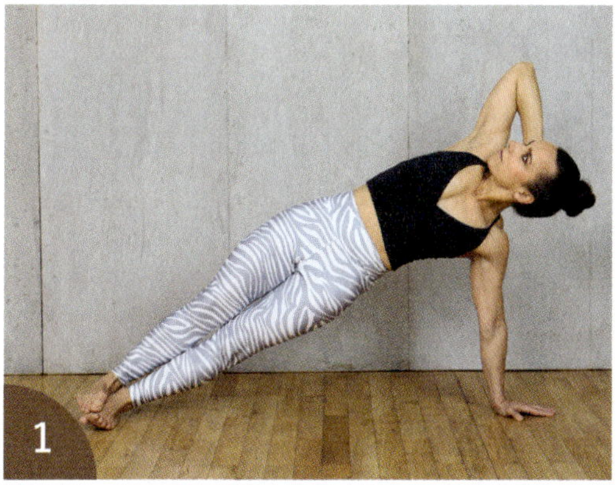

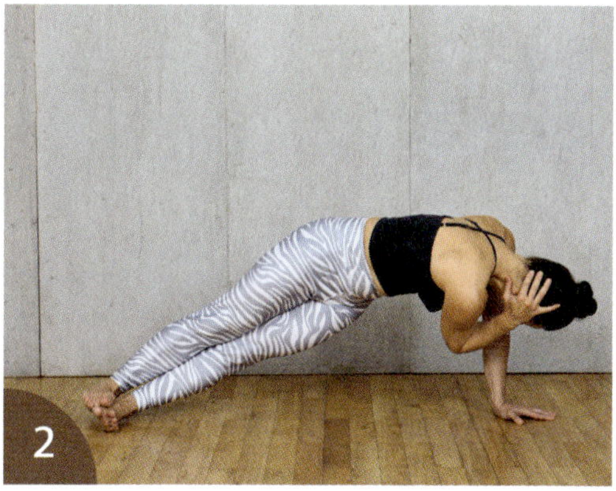

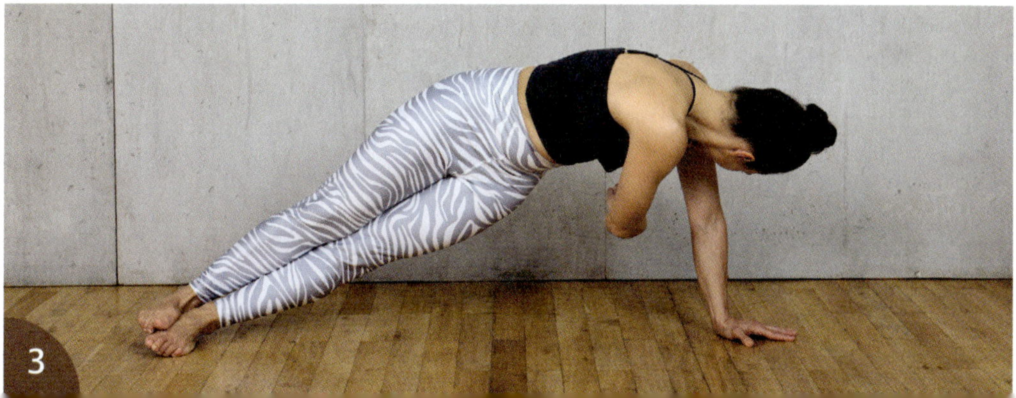

Variante 2:
Seitstütz Baumhaltung

1 **2** 3

Wirkung: kräftigt die Arme und Handgelenke, stärkt die Beine und die seitliche Bauchmuskulatur, dehnt die Körperseite, schult den Gleichgewichtssinn, dehnt die Hüfte

1. Komme in den Seitstütz. Atme tief ein, hebe den rechten Arm nach oben.
2. Beuge das rechte Knie und stelle den rechten Fuß wie bei der stehenden Baumpose an die Innenseite des linken Oberschenkels. Drücke dich mit der Hüfte weit nach oben. Löse den rechten Fuß dann wieder und strecke das rechte Bein kontrolliert zurück in den Seitstütz.

Dauer: mindestens 3 tiefe Atemzüge je Seite

Hinweis: Achte bei allen Seitstütz-Varianten auf die richtige Positionierung mit dem Handgelenk direkt unter der Schulter.

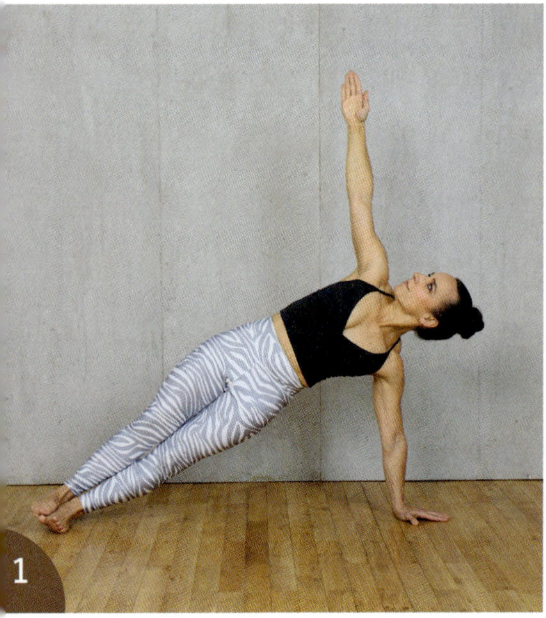

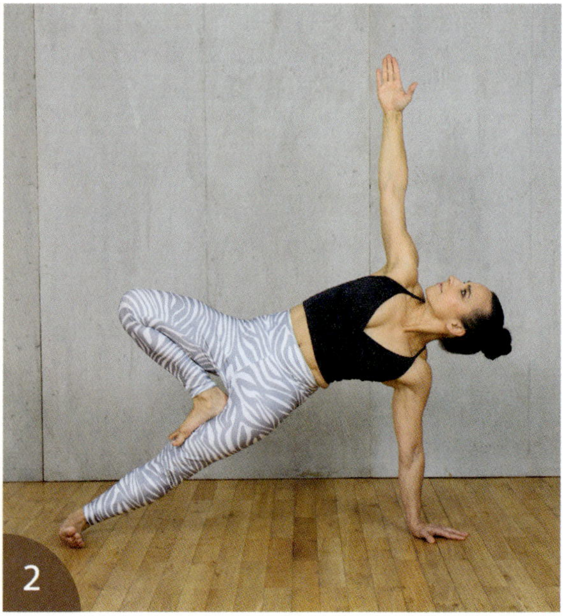

Seitstütz »Squeeze« ①②③

Wirkung: kräftigt die Arme und Handgelenke, stärkt die Beine und die seitliche Bauchmuskulatur, dehnt die Körperseite und schult den Gleichgewichtssinn, noch mehr Power für die Bauchmuskulatur

1. Komme in den Seitstütz und lege das untere Knie auf dem Boden ab, sodass das Schienbein eine gerade Linie zur langen Seite der Yogamatte bildet. Lege die linke Hand an den Hinterkopf. Öffne den Oberkörper mit der Einatmung noch mehr Richtung Decke.
2. Führe den oberen Ellenbogen und das unten abgelegte Knie mit der Ausatmung zueinander. Hebe das Knie dafür vom Boden ab. Stell dir vor, wie du die Bauchmuskulatur aktiv zusammensaugst. Atme ein, komme zurück in die Ausgangsposition. Atme aus, ziehe wieder Ellenbogen und Knie zueinander. Komme nach allen Wiederholungen zurück in die Ausgangsposition und von dort kurz in den herabschauenden Hund, bevor du die Übung dann auf der anderen Seite wiederholst. Bei der letzten Wiederholung Ellenbogen und Knie ein wenig länger zusammenziehen.

Wiederholungen: Planke zu Unterarmstütz

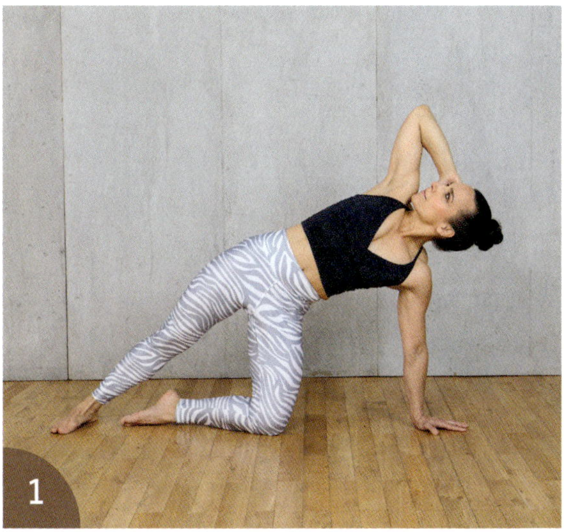

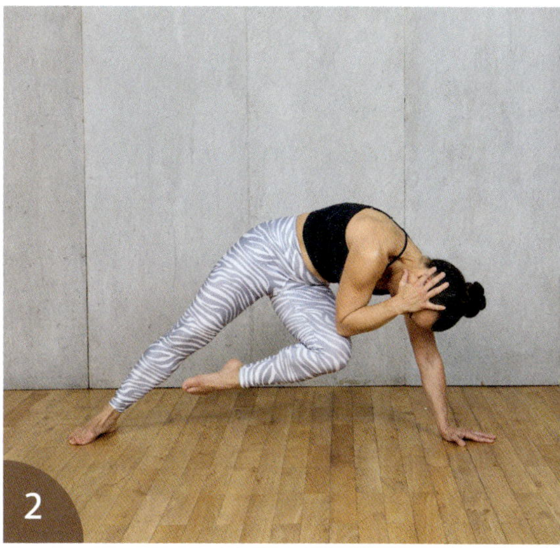

Planke zu Unterarmstütz

1 **2** 3

Wirkung: stärkt die Rumpfmuskulatur, die geraden und seitlichen Bauchmuskeln, Arme, Schultern, Brust und Gesäßmuskulatur

1. Stütze dich auf Hände und Füße und strecke den Körper auf einer Linie in die Länge.
2. Beuge die Ellenbogen. Platziere die Unterarme so auf dem Boden, dass die Ellenbogen direkt unter den Schultern liegen. Falte die Hände und drücke die Unterarme fest in den Boden. Drück die Zehen in den Boden und hebe Gesäß sowie Bauch an. Bleibe im gesamten Körper fest wie ein Brett und halte den Oberkörper parallel zum Boden.

Dauer: 5 tiefe Atemzüge

Hinweise:

- Hände und Schultern bilden eine Linie.
- Richte den Blick auf die Hände und halte den Kopf in Verlängerung der Wirbelsäule.

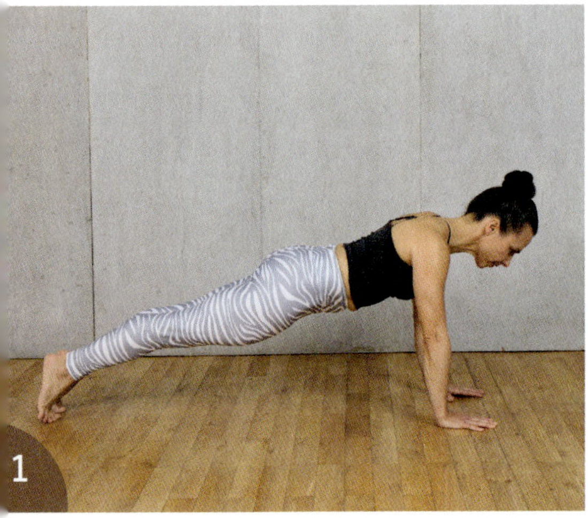

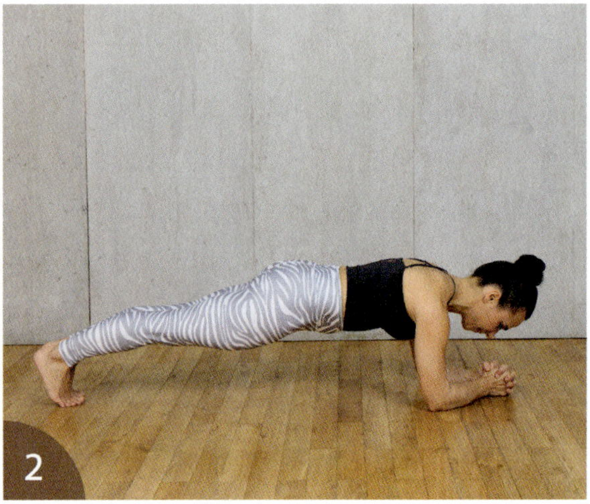

Boot

Wirkung: verbessert das Gleichgewicht, stärkt Bauch- und Rückenmuskulatur, wirkt stärkend auf Nacken, Wirbelsäule und Hüftbeuger, stärkt das Selbstbewusstsein

1. Setze dich mit angewinkelten Beinen auf den Boden. Hebe mit der Einatmung das Brustbein an und ziehe die Wirbelsäule lang.
2. Lehne den Oberkörper mit der Ausatmung etwas zurück. Hebe dabei die Füße so vom Boden, dass die Unterschenkel parallel zum Boden ausgerichtet sind. Strecke die Arme ebenfalls parallel zum Boden aus. Schiebe die Schulterblätter aktiv nach hinten unten. Halte den Unterbauch fest und lass den Atem fließen.

Dauer: 10 Sekunden

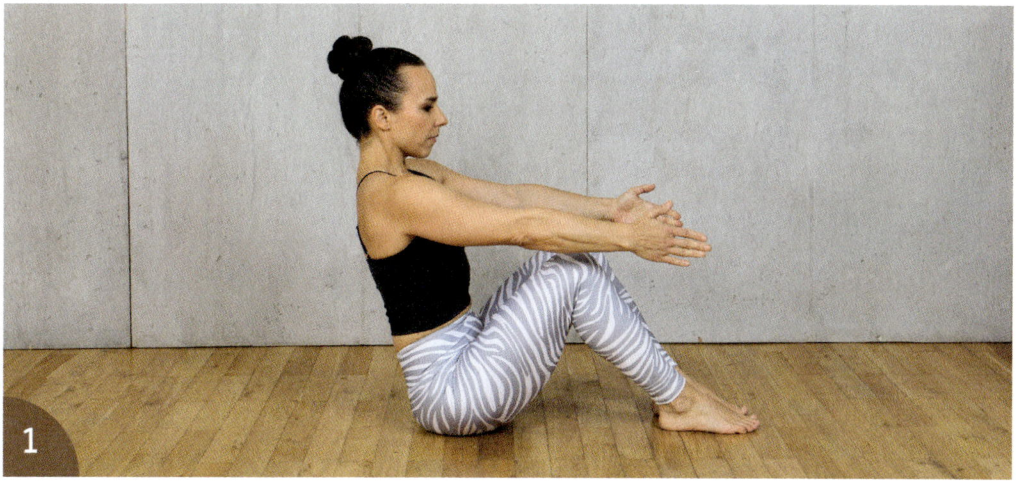

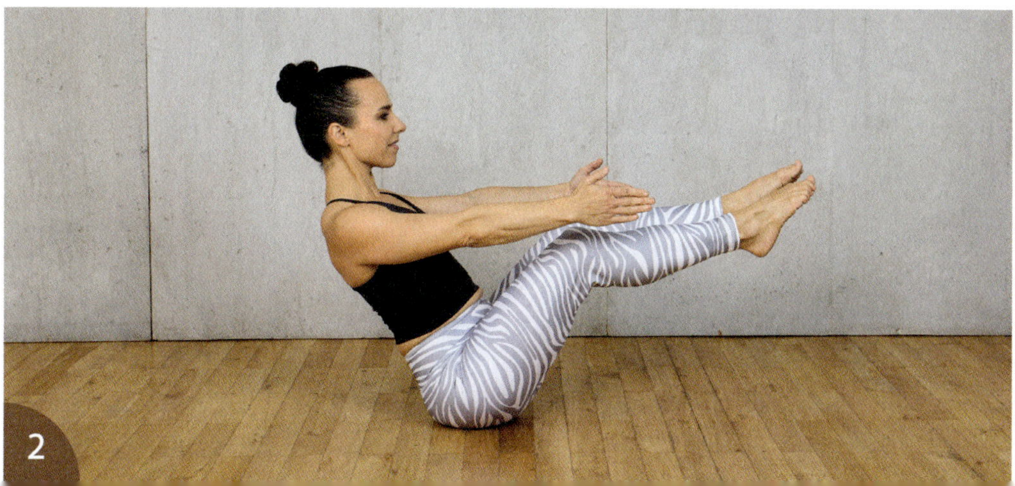

1 **2** 3

Variante:
Boot mit ausgestreckten Beinen

Wenn dir die Boot-Haltung leichtfällt, kannst du die Beine lang nach vorn strecken. Hier ist es wichtig, dass du den Rücken lang streckst und nicht rund werden lässt. Denke die ganze Zeit daran, die Schulterblätter nach hinten unten zu schieben.

Dauer: 10 Sekunden

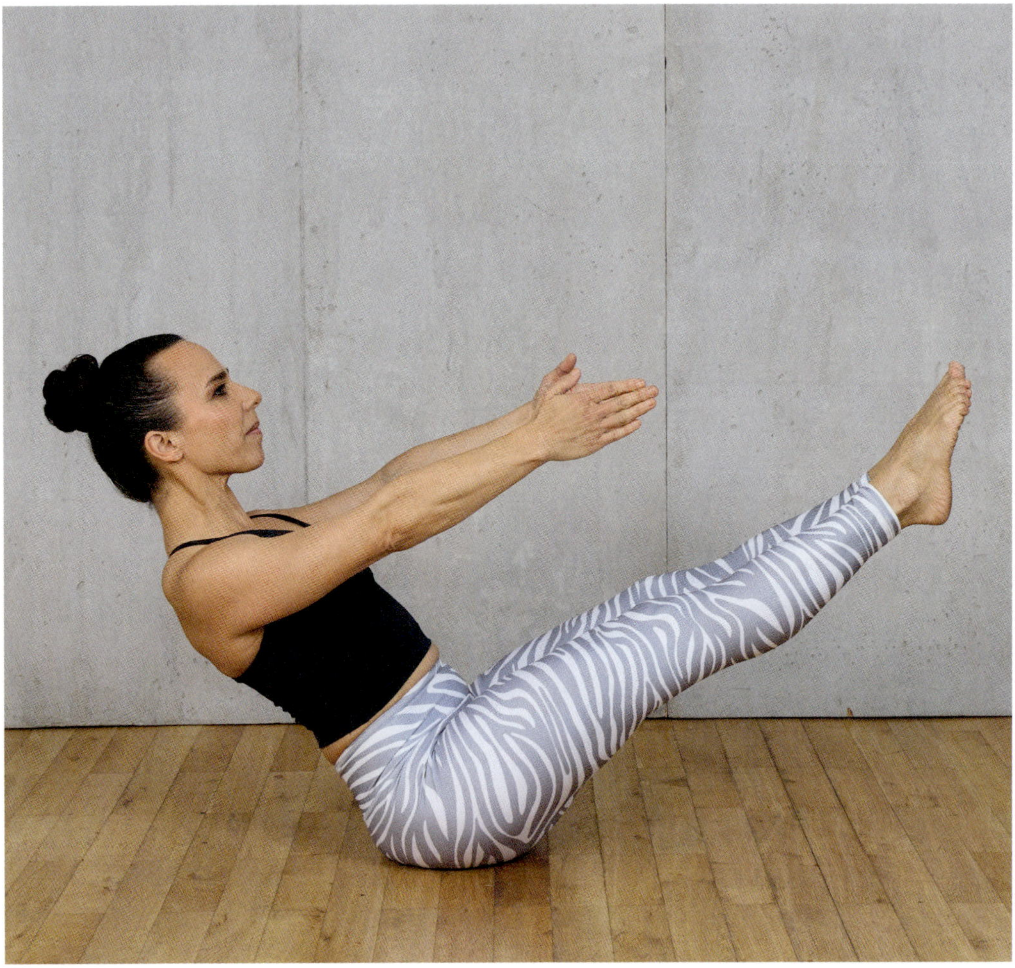

Bicycle Sit-up

1 2 3

Wirkung: stärkt die geraden und schrägen Bauchmuskeln, den pyramidenförmigen Muskel und den Hüftbeuger, verbessert die Koordination

1. Lege dich auf den Rücken. Beuge die Arme und führe die Hände sanft an den Hinterkopf. Winkle die Beine an und lasse sie im 90-Grad-Winkel in der Luft schweben. Atme tief ein und hebe Schultern und den Kopf weg vom Boden.
2. Führe den linken Ellenbogen mit der Ausatmung diagonal zum rechten Knie. Ziehe das Knie nah an den Oberkörper heran. Strecke dabei das linke Bein nach vorn aus und halte den Körper in maximaler Spannung.
3. Komme mit der Einatmung zurück zur Mitte in die Ausgangsposition und drehe dich mit der nächsten Ausatmung zur linken Seite. Strecke dafür das rechte Bein aus und drehe den Oberkörper nach links, sodas der rechte Ellenbogen zum linken Knie zieht. Halte die Schultern angehoben und richte den Blick zu der Seite, zu der du dich gerade drehst.

Wiederholungen: im Wechsel zu jeder Seite 6- bis 8-mal

Tipp

Führe den Ellenbogen zum Knie des gegenüberliegenden Beins und nicht das Knie zum Ellenbogen, sodass die Bewegung mehr aus dem Oberkörper erfolgt.

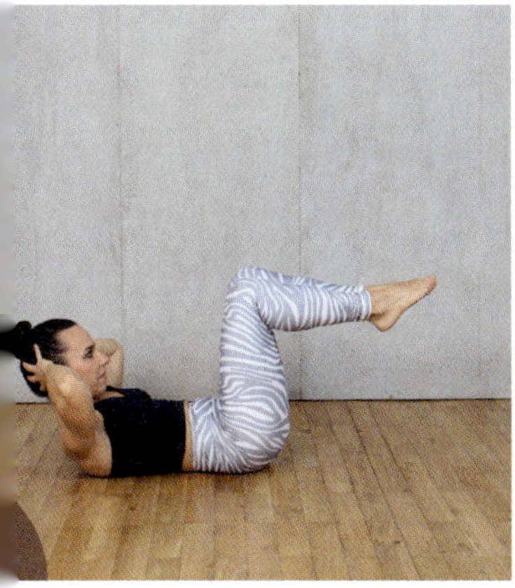

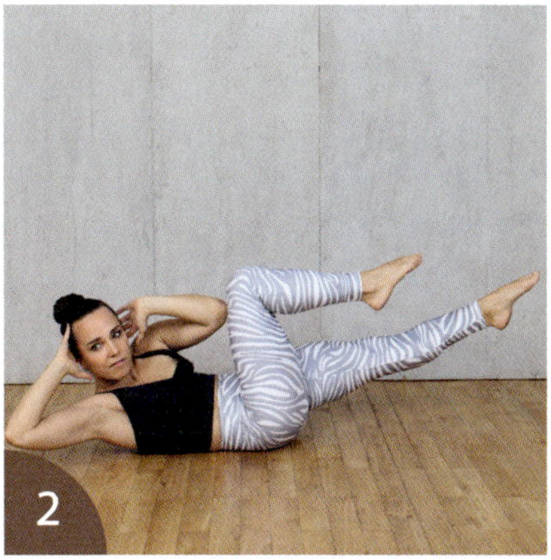

2

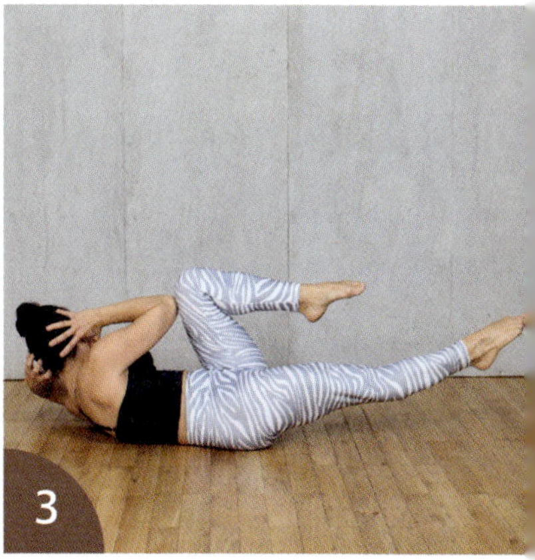

3

Adler-Crunch

1 2 3

Wirkung: trainiert die Bauchmuskulatur, öffnet Schultern und Hüfte, stärkt die Sprunggelenke

1. Lege dich auf den Rücken und winkle die Beine an. Stelle die Füße auf den Boden. Lege das linke Bein über das rechte. Kreuze auch die Arme und lege den rechten Arm über den linken. Lege die Fingerspitzen der rechten Hand auf die Handfläche der linken Hand. Schiebe die Arme übers Gesicht Richtung Scheitel, als wolltest du mit den Fingerspitzen den Boden hinterm Kopf berühren. Atme ein.
2. Hebe mit der nächsten Ausatmung die Schultern weg vom Boden. Aktiviere die Bauchmuskulatur und ziehe die Knie zu den Ellenbogen. Atme ein und lege die Schultern wieder am Boden ab. Mit der nächsten Ausatmung wiederholst du die Übung.

Wiederholungen: 10-mal je Seite

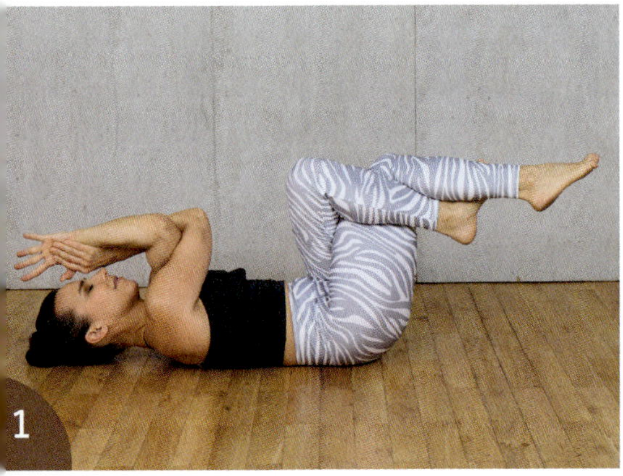
1

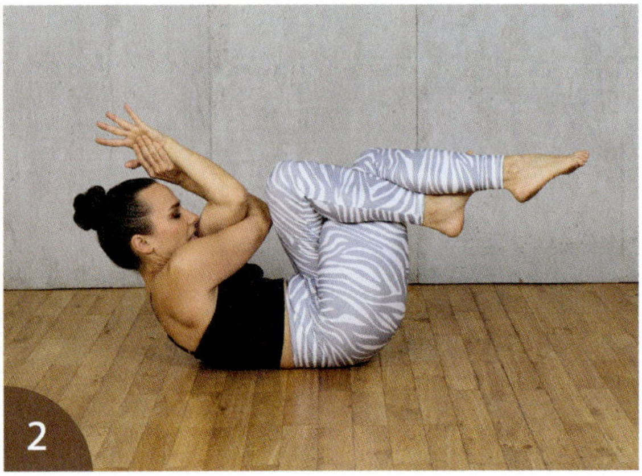
2

Stuhl

Wirkung: stärkt die Oberschenkelmuskulatur, trainiert Knie-, Hüft- und Sprunggelenke; festigt die Bänder, schult die Körperhaltung, hilft bei Schlaflosigkeit

1. Stelle dich aufrecht mit geschlossenen Füßen oder im hüftbreiten Stand in die Berghaltung. Hebe die Arme mit der Einatmung nach oben.
2. Beuge die Knie. Schiebe das Gesäß nach hinten, als wolltest du dich auf einen Stuhl setzen. Prüfe, ob du alle Zehen sehen kannst, wenn du zu den Füßen schaust. Wenn nicht, setze dich etwas tiefer. Dafür musst du unter Umständen das Gesäß weiter nach hinten schieben. Verlagere das Gewicht auf die Fersen.

Dauer: 5 tiefe Atemzüge

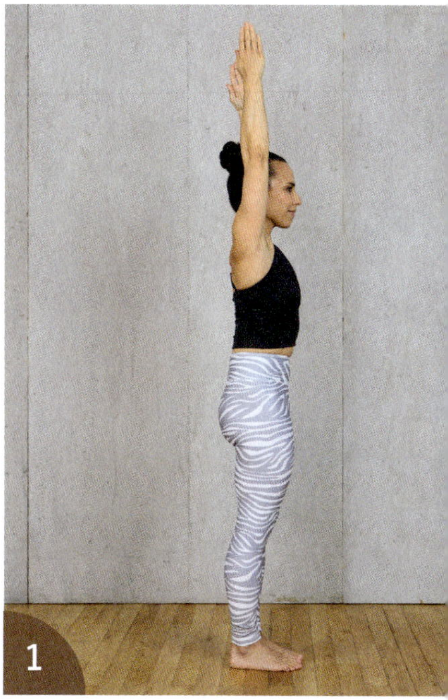

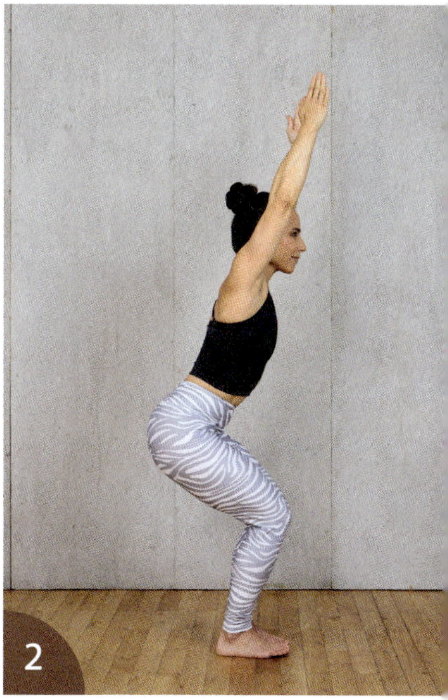

Hinweise:

- Die Knie dürfen nicht über die Zehen ragen. Der lustigste Tipp, den ich dazu gehört habe, lautete: »Stelle dir vor, deine Pobacken wären die Rücklichter eines Autos. Lasse sie nach hinten strahlen.«
- Achte darauf, nicht ins Hohlkreuz zu fallen. Lasse die Wirbelsäule lang.

Tipp

Stelle dir vor, du wolltest die Beine fest in den Boden schieben, die Arme ziehen in die Gegenrichtung nach oben.

Fünfzackiger Stern

Wirkung: stärkt Schultern, Arme und Beine

1. Stelle dich in eine breite Grätsche auf deine Matte. Die Zehenspitzen zeigen nach außen. Strecke die Beine und die Arme diagonal nach oben – nun stehst du wie ein fünfzackiger Stern auf der Matte.
2. Beuge die Knie mit der Ausatmung und rolle die Schultern nach oben, hinten und unten, während du den Bauch anspannst. Lege die Hände vor dem Herzen aneinander und richte den Rücken mit der Einatmung noch mehr auf. Halte den Oberkörper ganz aufrecht und verlagere das Gewicht mehr auf die Fersen: Drücke sie fest in den Boden.
3. Hebe mit der nächsten Einatmung die rechte Ferse vom Boden. Stelle sie mit der Ausatmung wieder zurück und hebe mit der folgenden Einatmung die linke Ferse vom Boden. Komme nach allen Wiederholungen wieder zurück in die Sternhaltung.

Wiederholungen: 5-mal je Seite im Wechsel die Fersen heben

Hinweis: Schiebe die Knie die ganze Zeit nach außen. Achte darauf, dass die Knie hinter den Zehen bleiben.

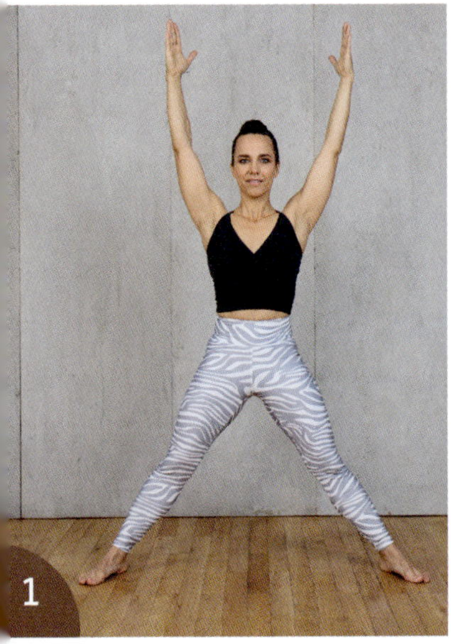
1

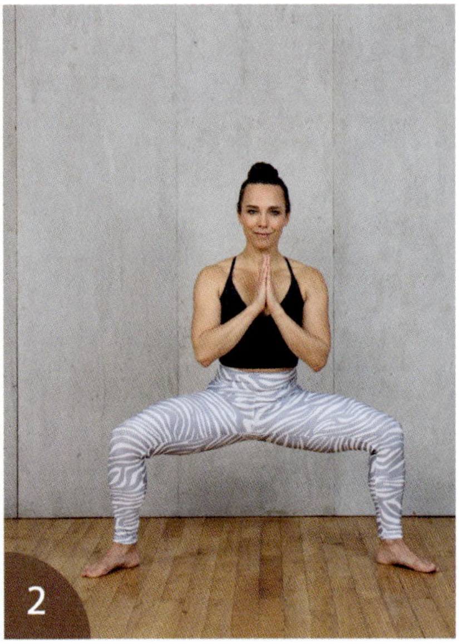
2

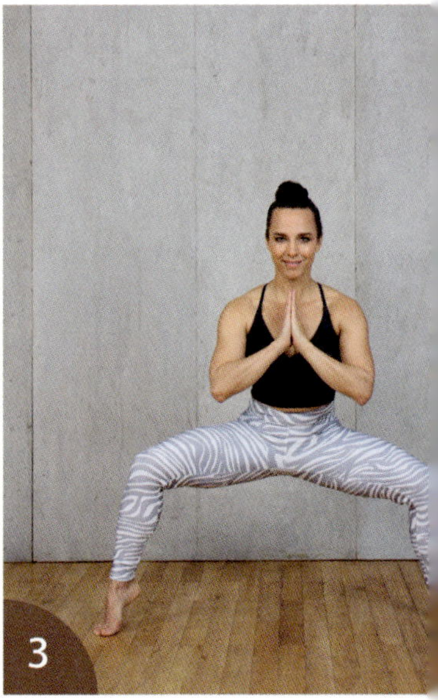
3

Knie, Brust, Kinn ablegen

1 2 3

Wirkung: stärkt die Arme, Rumpf- und Beinmuskulatur und dehnt den Brustkorb

1. Knie dich in den Vierfüßlerstand.
2. Ziehe den Unterbauch mit der Ausatmung an und schiebe das Brustbein mit der Einatmung nach vorn. Atme aus, die Knie sind fest am Boden abgelegt. Beuge die Ellenbogen so, dass die Ellenbogenspitzen nach hinten schieben und die Oberarme ganz eng an den Rippen liegen. Lege zuerst die Brust und dann das Kinn am Boden ab. Danach erst folgt das Becken. Lege die Fußrücken auf den Boden.

Dauer: 1-mal ausatmen

Hinweis: Dies ist eine Art Durchgangsposition. Von hier aus schiebst du dich mit deiner Einatmung in die Kobra (Seite 124).

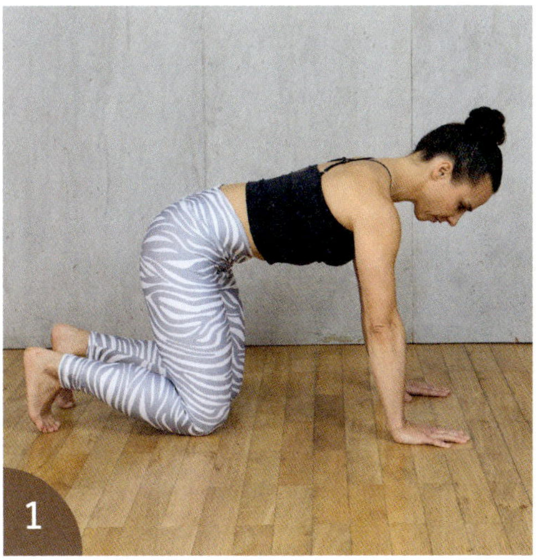
1

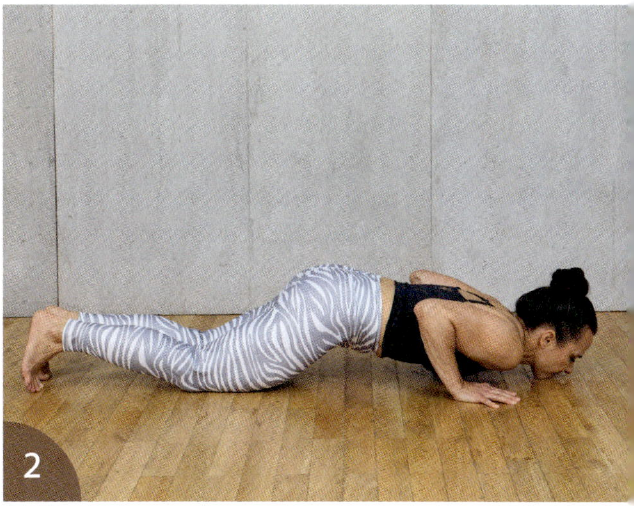
2

BALANCEHALTUNGEN

Stehender Seitstretch

1 2 3

Wirkung: stärkt die Sprunggelenke und die Körpermitte, dehnt die Flanken

Stelle dich aufrecht mit geschlossenen Füßen in die Berghaltung. Hebe mit der Einatmung die Arme nach oben. Verlagere das Gewicht auf das linke Bein. Neige den Oberkörper mit der Ausatmung zur rechten Seite und hebe gleichzeitig das rechte Bein nach rechts an. Spüre die Dehnung in der linken Flanke und die Herausforderung für die Balance.

Dauer: mindestens 3 tiefe Atemzüge je Seite

Hinweis: Achte darauf, dass das Standbein nicht überstreckt ist.

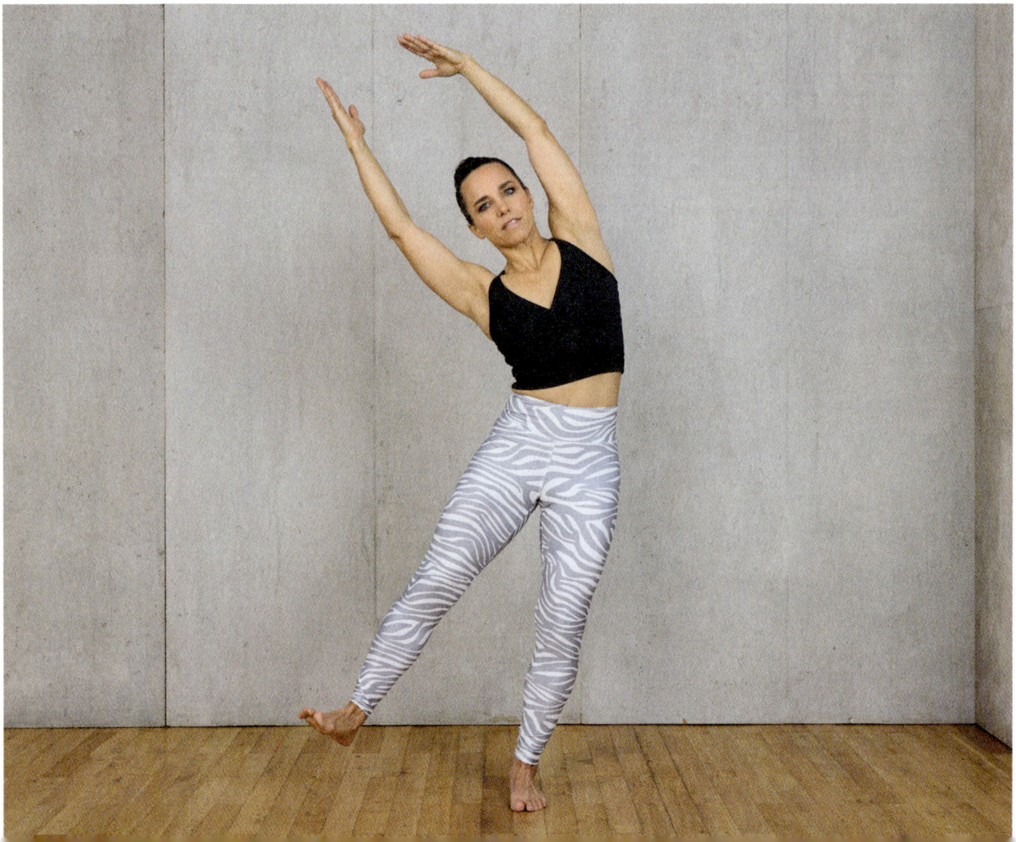

Krieger 3

Wirkung: schult das Gleichgewicht, wirkt stabilisierend und dehnt die Beinrückseite

1. Komme in den hohen Ausfallschritt. Lege die Hände vor dem Herzen aneinander.
2. Verlagere das Gewicht auf den vorderen Fuß, atme dabei aus. Strecke das hintere Bein nach hinten aus, sodass der Zeh noch den Boden berührt. Der Körper ist nun in einer geraden Linie angespannt. Atme ein, strecke den Körper weiter in die Länge und suche dir einen Fokuspunkt. Sobald du deinen Fokuspunkt gefunden hast, hebe das hintere Bein vom Boden ab. Oberkörper und angehobenes Bein bilden nun eine lange Linie, parallel zum Boden. Der Hals bleibt dabei lang. Löse die Haltung langsam und kontrolliert wieder auf.

Dauer: bis zu 5 Atemzüge je Seite

Hinweise:

- Lasse das vordere Knie auf einer Linie mit dem Sprunggelenk und halte die Schultern auf einer Ebene und über den Hüften.
- Stelle dir vor, deine Kopfkrone schiebt nach vorn und die Fußsohle nach hinten. Halte die Hüften parallel zum Boden.

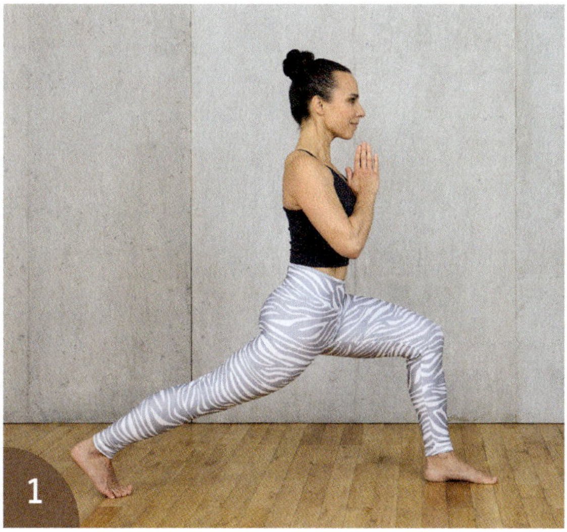

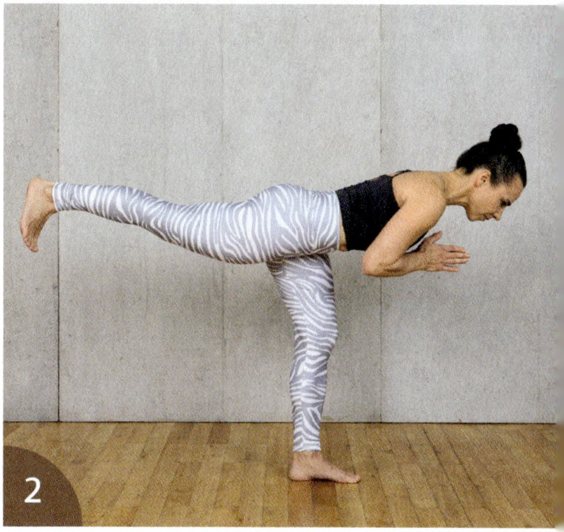

Variante:
Flugzeug

1 2 3

Alternativ kannst du die Arme nach hinten ausstrecken oder zu beiden Seiten und schweben wie ein Flugzeug. Schwieriger wird es, wenn du die Arme kraftvoll nach vorn ausstreckst. Egal, wie du die Arme positionierst, halte sie gespannt bis in die Fingerspitzen.

Dauer: bis zu 5 Atemzüge je Seite

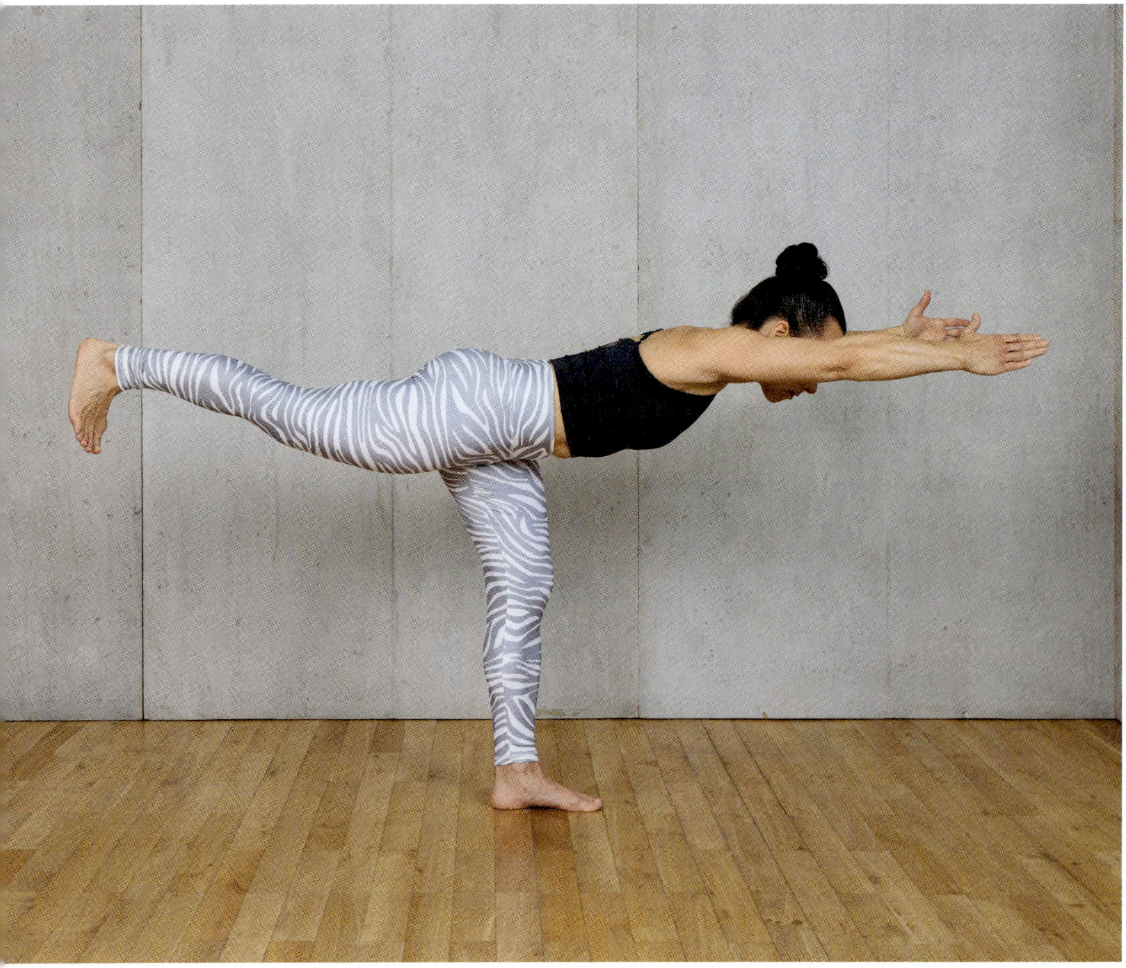

Baum

1 2 3

Wirkung: kräftigt die Beinmuskulatur und dehnt die Hüften, fördert Balance und Körperhaltung, kann Ängste und Stress reduzieren und wirkt sehr ausgleichend auf den Körper

1. Stelle dich mit hüftbreit geöffneten Füßen auf den Boden.
2. Verlagere das Gewicht auf das linke Bein. Platziere den rechten Fuß mit der Fußsohle entweder an der Innenseite der Wade oder an der Innenseite des Oberschenkels. Suche dir einen Fokuspunkt. Drücke den rechten Fuß fest in die Muskulatur, während der linke fest am Boden klebt. Atme ein. Lege die Handflächen auf Brusthöhe aneinander und lasse die Schultern locker. Schiebe das angewinkelte Knie etwas nach hinten, die Hüften bleiben parallel nach vorn geöffnet. Der Fokus liegt auf dir und deiner tiefen Atmung. Führe die Übung dann auf der anderen Seite aus.

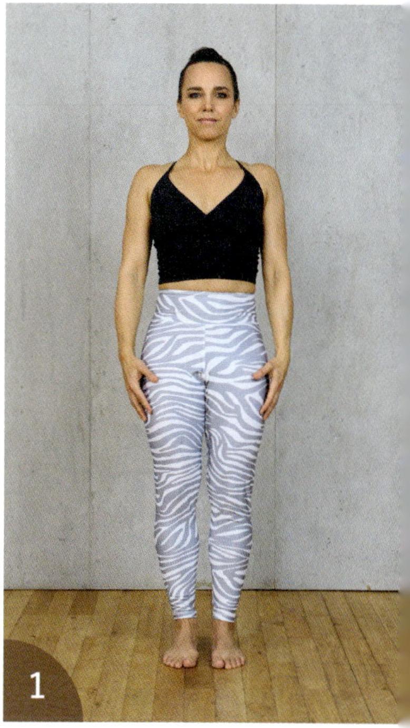
1

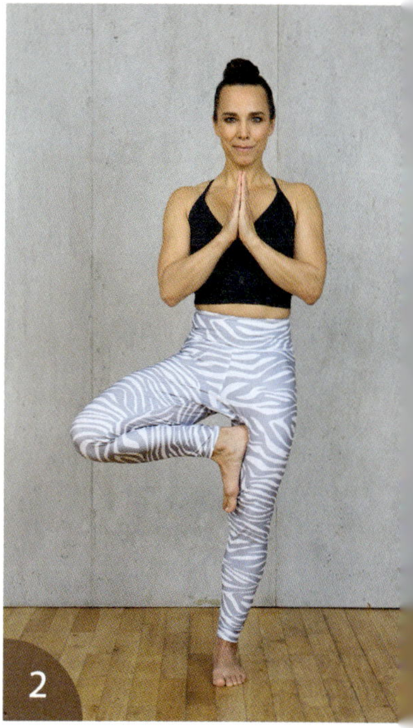
2

Dauer: mindestens 10 tiefe Atemzüge je Seite, idealerweise mindestens 1 Minute

Hinweise:

- Achte darauf, dass die Fußsohle des gehobenen Beines entweder unterhalb oder oberhalb des Knies platziert ist. So kannst du die Fußsohle fest in die Muskulatur drücken, ohne dem Knie zu schaden.
- Wenn du möchtest, hebe beide Arme nach oben.

Tipp

Extra-Challenge gefällig? Richte den Blick nach oben zur Decke oder schließe deine Augen.

Variante: Baum mit Seitneige

1 2 3

Wirkung: kräftigt die Beinmuskulatur und dehnt die Hüften und Flanken, fördert Balance und Körperhaltung

1. Starte in der Baumhaltung, das rechte Bein an das linke Standbein auf Ober- oder Unterschenkelhöhe angelegt, die Hände vor der Brust aneinandergelegt.
2. Wenn du dich stabil fühlst, lass die rechte Hand auf das rechte Knie sinken. Atme tief ein und strecke den linken Arm aktiv nach oben Richtung Decke. Atme aus und neige dich langsam und vorsichtig zur rechten Seite. Du darfst dich mit der Hilfe der rechten Hand dabei so richtig am rechten Knie nach unten ziehen. Komme mit der Einatmung zurück in den Baum und dann in die Berghaltung, bevor du die Übung auf der anderen Seite wiederholst.

Dauer: 3 bis 5 tiefe Atemzüge je Seite

Hinweis: Atme tief durch die Nase und spüre die Dehnung in der linken Flanke sowie die Challenge für die Balance!

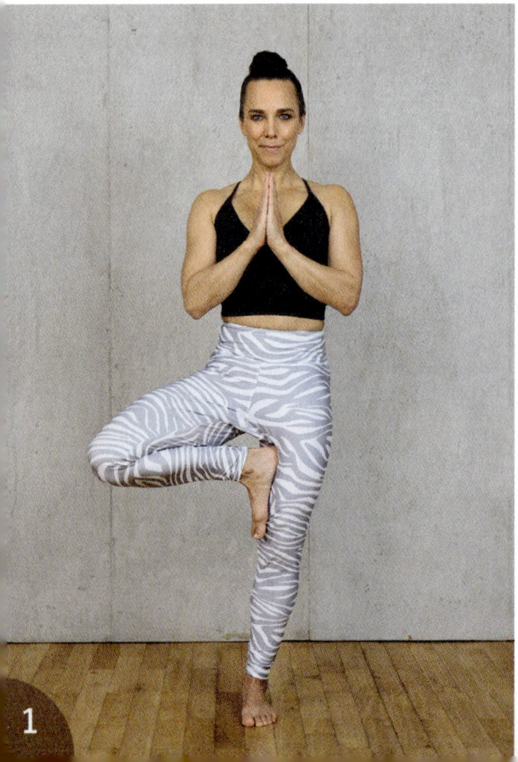

1

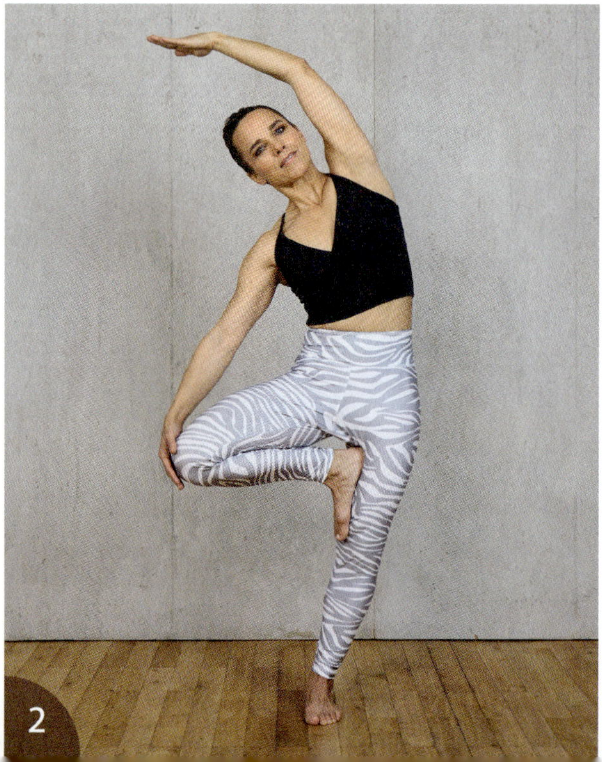

2

Stehendes L

Wirkung: schult das Gleichgewicht und dehnt die Beinrück- und -innenseiten, öffnet die Hüften, kräftigt die Bein-, Rumpf- und Gesäßmuskulatur, beruhigt den Atem, fördert innere Balance

1. Lege im Stehen die Hände vor der Brust aneinander. Neige dich mit dem Oberkörper nach vorn und strecke gleichzeitig das rechte Bein hinter dir aus. Schiebe die Ferse aktiv nach hinten und ziehe die Zehen heran.
2. Platziere die Fingerspitzen auf dem Boden, alternativ auf zwei Yogablöcken. Drehe die Hüftknochen parallel zum Boden und ziehe dich in die Länge. Öffne mit der nächsten Einatmung bewusst die Hüfte und schiebe das Spielbein noch höher. Drehe die obere Hüfte mit der Ausatmung wieder parallel zum Boden.

Dauer: 3 bis 5 Atemzüge je Seite

Hinweis: Drücke zu Beginn die Hände fest aneinander, das gibt dir extra Stabilität.

Tipp

Du kannst mit der Einatmung den Oberkörper wie in der stehenden Vorbeuge noch mal in die Länge ziehen und mit der Ausatmung noch tiefer tauchen.

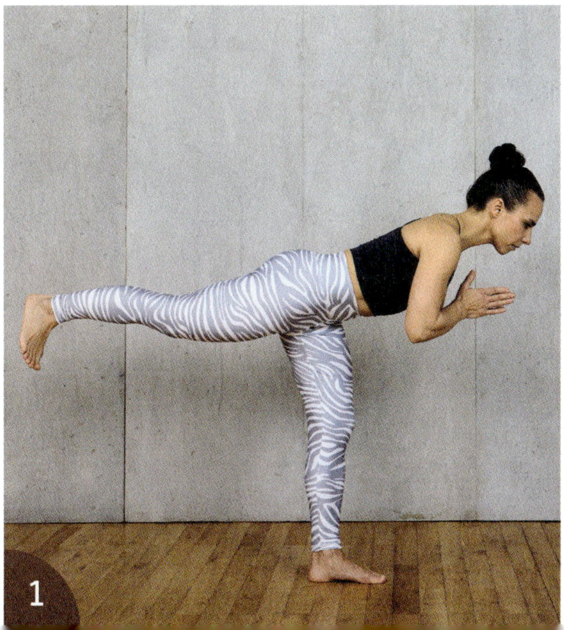

1

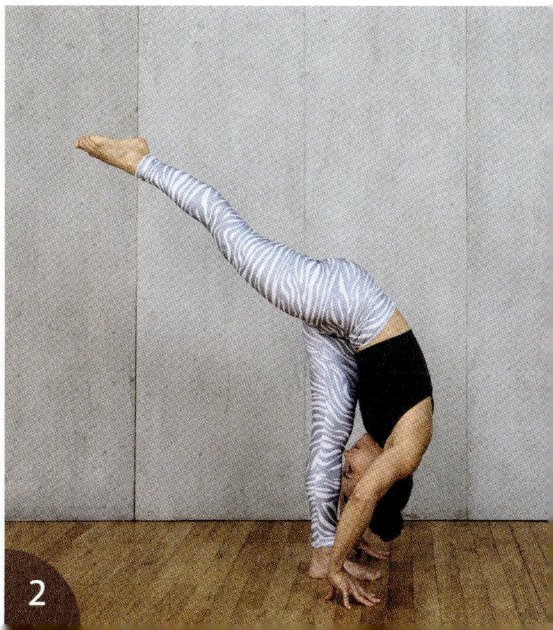

2

Stehende Balancehaltung

1 **2** 3

Wirkung: schult das Gleichgewicht, stärkt Beine, Gesäß und Rumpf, fördert die Verdauung und wirkt belebend

1. Stelle dich mit geschlossenen Füßen aufrecht in die Berghaltung. Die Arme hängen locker an den Körperseiten herab.
2. Hebe mit der Einatmung das rechte Knie nach vorn oben. Greife mit der linken Hand zum rechten Knie. Du kannst dich mit der linken Hand an deinem Knie festhalten und das Knie so auf der Hüfthöhe halten. Hebe den rechten Arm mit der nächsten Einatmung nach oben. Wenn du möchtest und das eine Challenge für deine Balance ist, bleibe hier in dieser Position.
3. Wenn du in die volle stehende Balancehaltung kommen möchtest, atme aus und ziehe den rechten Arm zunächst nach unten und führe ihn dann in einem Halbkreis nach hinten, während du dich zur rechten Seite aufdrehst. Schaue entweder nach rechts oder, schwieriger, folge mit dem Blick der Richtung des rechten Daumens. Halte den rechten Arm lang gestreckt. Führe den rechten Arm mit einer Ausatmung wieder zurück nach oben, während du den Oberkörper zurück nach vorn drehst. Führe die Übung dann auf der anderen Seite aus.

Dauer: 3 bis 5 tiefe Atemzüge je Seite

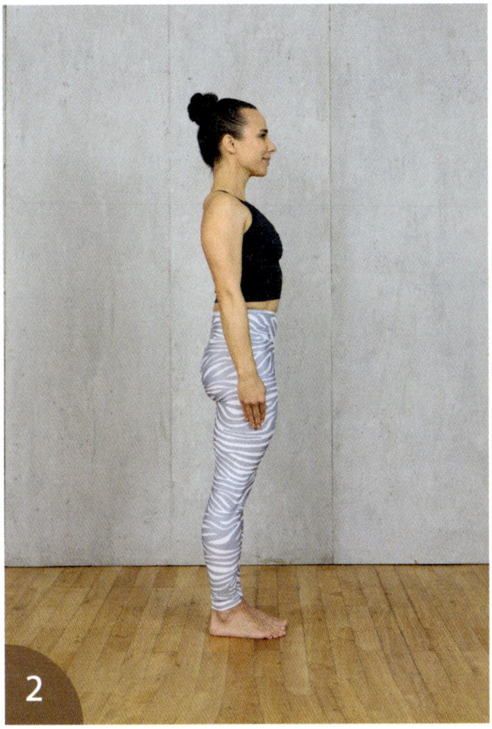
2

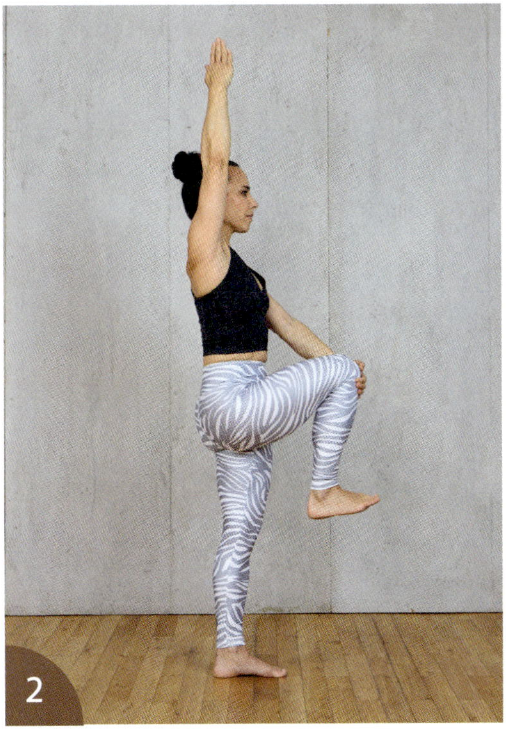
2

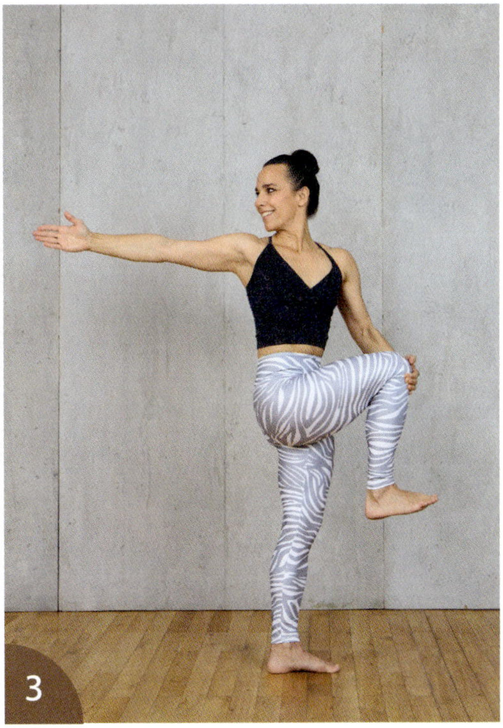
3

Halbmond

2

Wirkung: schult den Gleichgewichtssinn, wirkt beruhigend auf das Nervensystem, kräftigt die Beinmuskulatur, wirkt anregend auf Kreislauf und Atmung

1. Beginne im gestreckten Dreieck mit dem linken Bein vorn. Drehe dafür aus der stehenden Grätsche den vorderen Fuß um 90 Grad aus. Atme ein und strecke beide Arme seitlich aus. Atme aus und schiebe die Hüfte nach hinten und den Oberkörper samt vorderem Arm nach vorn. Die Fingerspitzen führen die Bewegung. Atme hier ein und lege die Hand leicht auf dem Schienbein ab, während der zweite Arm nach oben zieht. Beide Arme bilden eine lange Linie. Richte den Blick nach oben zur Decke.
2. Lege die nun obere rechte Hand zunächst auf die Hüfte. Atme tief ein, beuge das linke Knie und ziehe den hinteren Fuß ein wenig näher heran. Platziere die linke Hand in Verlängerung des linken kleinen Zehs ein Stück weiter vorn auf den Boden. Schiebe mit dem Ausatmen die linke Hand und linke Ferse fest in den Boden, strecke das linke Bein und hebe das rechte an, bis es waagerecht oder etwas steiler nach oben in die Luft gestreckt ist. Strecke das gehobene rechte Bein, schiebe die rechte Ferse aktiv weg vom Körperzentrum. Das Standbein darf leicht gebeugt sein. Drehe Becken und Oberkörper nach rechts. Die rechte Hand liegt zunächst weiterhin an der Hüfte und der Kopf bleibt in einer neutralen Position, bis dein Fundament stabil ist.
3. Erst dann hebe den rechten Arm senkrecht nach oben. Schaue nach oben zur Decke. Schiebe die Außenkante des Standbeinfußes kraftvoll in den Boden, sodass sich das Fußgewölbe nach oben zieht. Senke das gehobene Bein mit einer Ausatmung.

Dauer: 30 Sekunden bis 1 Minute je Seite

Tipp

Stütze die Hand bei Bedarf auf einem Block ab. Das ist etwas leichter, weil du dich dann nicht ganz so weit zur Seite neigen musst.

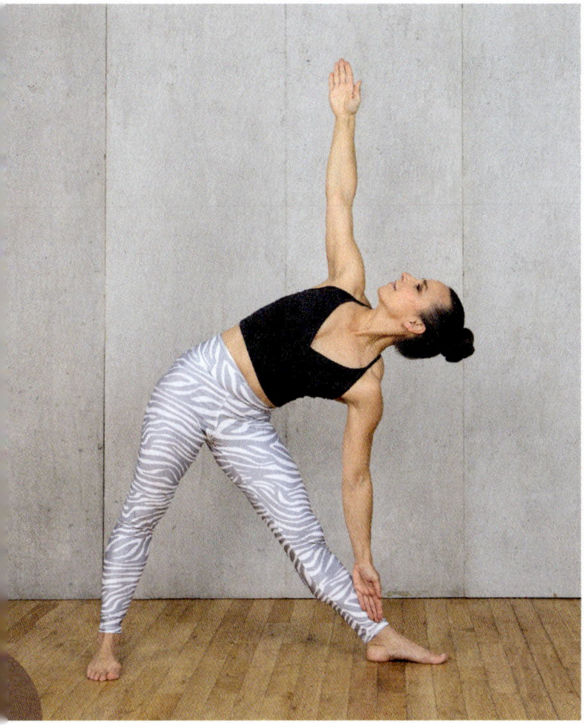

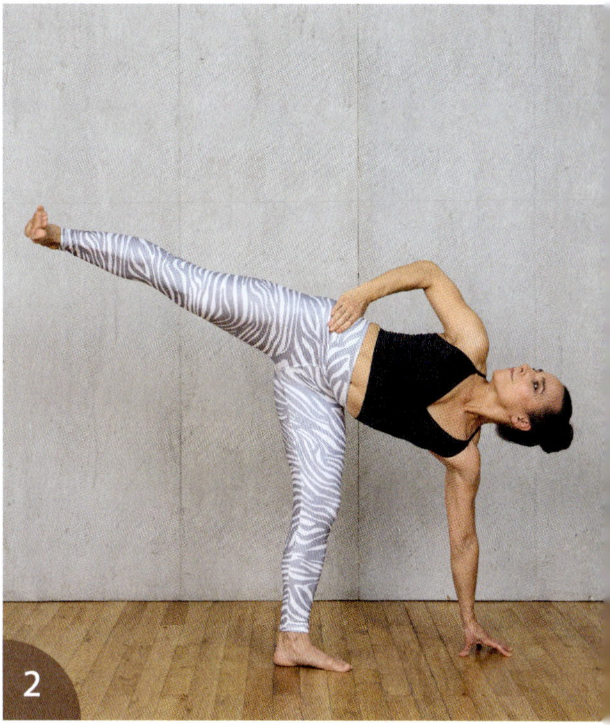

2

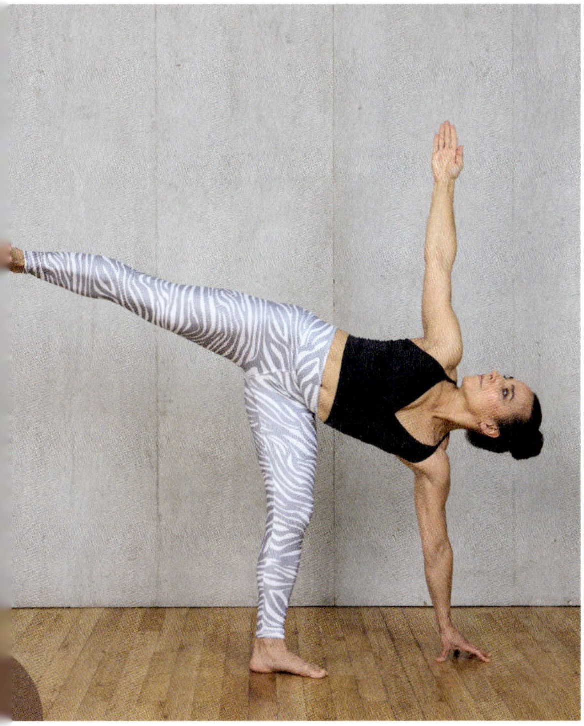

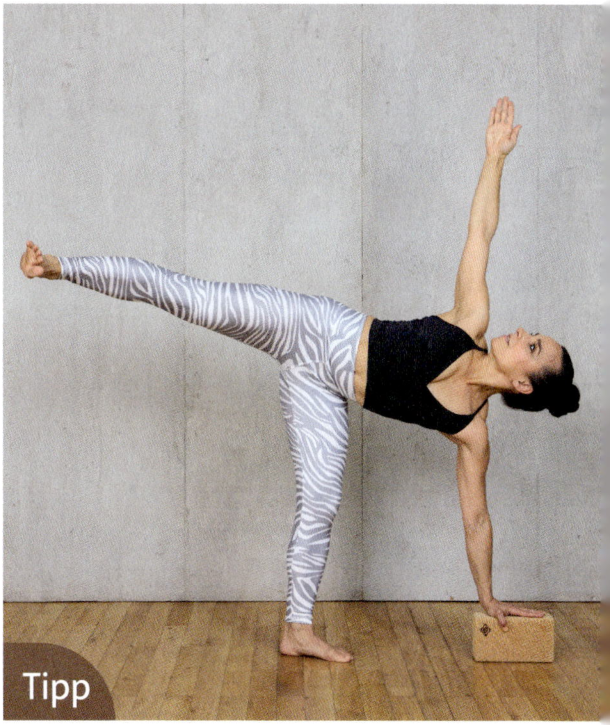

Tipp

Stehende Figur 4

1 2 3

Wirkung: schult das Gleichgewicht, dehnt die äußeren Hüften und die Gesäßmuskulatur, während gleichzeitig Oberschenkelmuskulatur, Quadrizeps, Waden, Gesäßmuskel, Knöchel- und Fußmuskulatur gestärkt werden, verbessert die Beweglichkeit des Sprunggelenks

1. Komme in die Berghaltung. Stabilisiere das linke Standbein auf dem Boden. Suche dir einen Fokuspunkt, den du mit den Augen fixierst.
2. Atme zunächst ein und dann aus und lege den rechten Fußknöchel über den linken Oberschenkel. Flexe den rechten Fuß aktiv, das heißt, du ziehst die Zehen Richtung Schienbein und schiebst die Ferse weg. Lege beide Hände vors Herz und drücke die Handflächen aneinander. Beuge mit deiner nächsten Ausatmung das Standbein und schiebe das rechte Knie nach außen, bis du eine Dehnung in der rechten äußeren Hüfte spürst.

Dauer: 10 tiefe Atemzüge je Seite

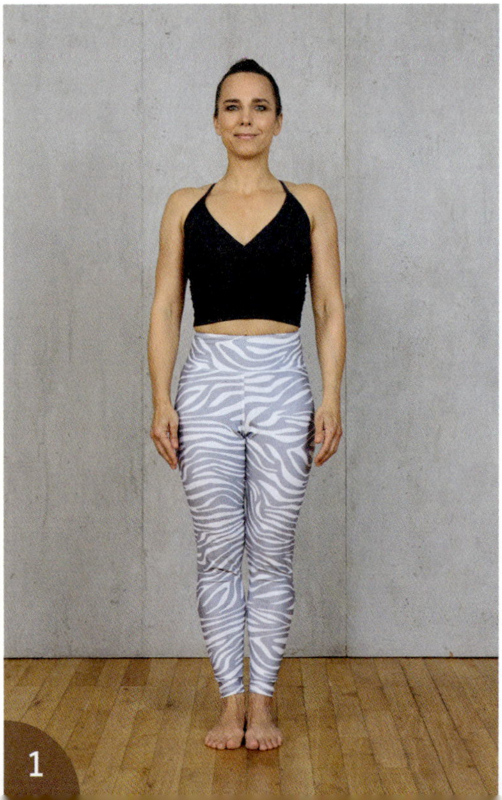
1

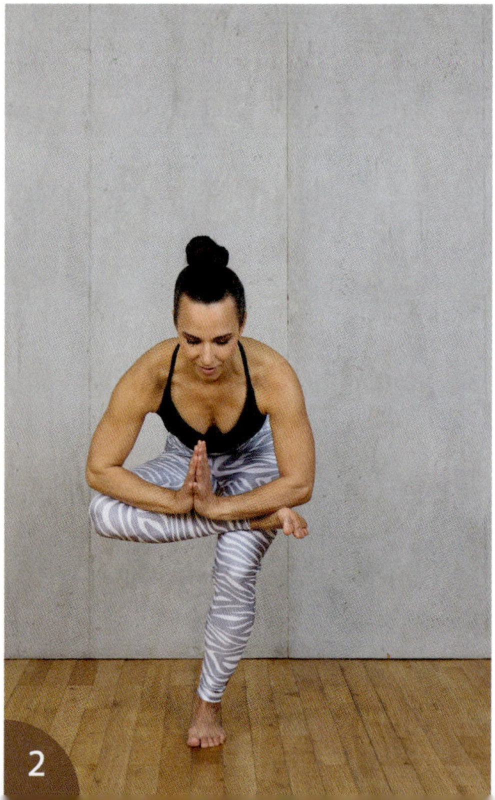
2

UMKEHRHALTUNGEN

Delfin

1 2 3

Wirkung: kräftigt Schultern und Arme, dehnt die Beinrückseiten und die Rückenmuskulatur, fördert die Verdauung und wirkt auf energetischer Ebene beruhigend

Komme in den Vierfüßlerstand. Lege deine Unterarme parallel zueinander vor dir ab. Richte die Ellenbogen etwa unter den Schultern aus. Verschränke die Hände und stelle die Zehen auf. Atme aus und hebe die Knie vom Boden. Beuge die Beine und schiebe das Gesäß nach hinten und oben. Drücke dich aktiv von den Unterarmen her ab, als wolltest du dich von der Matte wegschieben. Schiebe den Rumpf gefühlt bis in die Sitzknochen nach hinten und in die Länge und das Brustbein weg vom Boden. Schiebe die Schulterblätter in die Breite und Richtung Becken. Ziehe die Beine von den Innenseiten der Sprunggelenke her nach oben in die Leisten und die Ellenbogen gefühlt zueinander. Halte den Nacken entspannt. Senke die Knie mit einer Ausatmung wieder zum Boden, um aus der Position herauszukommen.

Dauer: 30 Sekunden bis 1 Minute

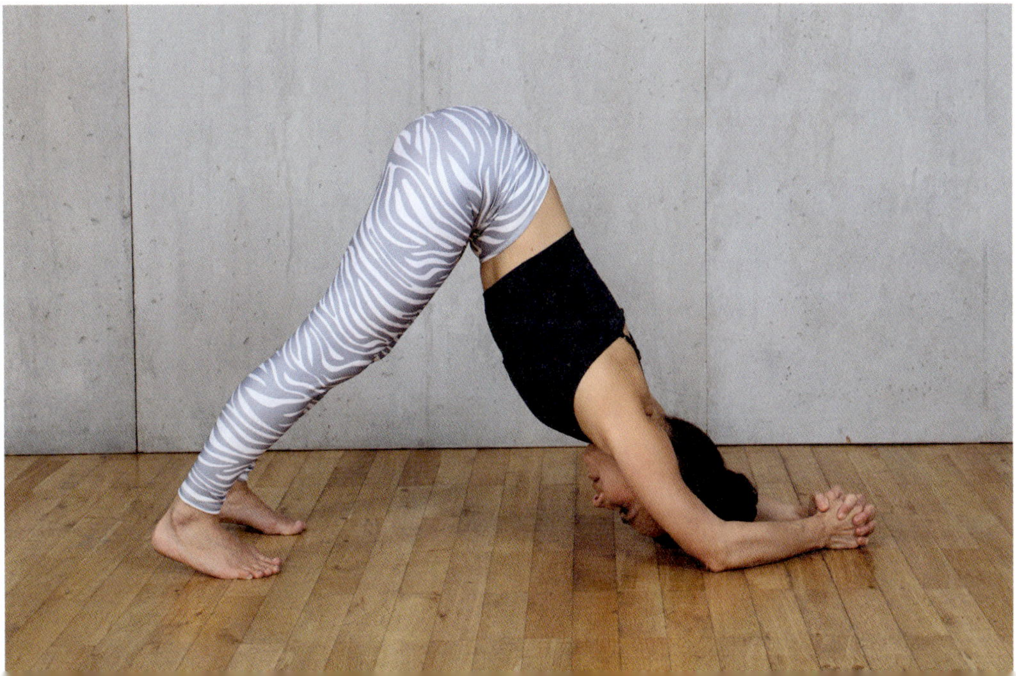

Kopfstand

1 2 **3**

Wirkung: stärkt den Rücken, Schulter- und Halsmuskulatur, entlastet die Lendenwirbelsäule, stimuliert Schilddrüse und Prostata, erhöht die Blutversorgung der Wirbelsäule, der Halsschlagader und des Gehirns, bringt Klarheit, Fokus und Präsenz

1. Setze dich in die Stellung des Kindes.
2. Miss den richtigen Abstand der Ellenbogen, indem du mit den Händen an den gegenüberliegenden Ellenbogen greifst. Falte dann in genau diesem Abstand die Hände. Schiebe die Schultern direkt über die Ellenbogen.
3. Platziere die Kopfkrone in die gefalteten Hände, der Hinterkopf ruht an den Daumenansätzen. Nun stelle wie im Delfin die Zehen auf und hebe das Becken an. Wandere mit den Füßen näher in Richtung Gesäß, bis sich die Hüften möglichst über den Schultern befinden. Aktiviere die Körpermitte und drücke die Unterarme fest in den Boden. Hebe beide Beine kontrolliert vom Boden weg. Du kannst sie gerade anheben und mit der Kraft der Bauchmuskulatur parallel zum Boden halten.
4. Hebe die Beine immer weiter an – oder schiebe angewinkelt ein Bein nach dem anderen Richtung Decke –, bis beide Beine nach oben ausgestreckt sind. Schiebe das Schambein nach vorn, um nicht in ein Hohlkreuz zu fallen. Spanne den ganzen Körper an. Drücke die Unterarme fest in den Boden, sodass die Kopfkrone sich fast etwas vom Boden abhebt.

Dauer: 20 Atemzüge

Hinweise:

- Übe kontrolliert und bewusst. Das ist eine herausfordernde Asana. Stelle sicher, dass du aufgewärmt bist.
- Es ist wichtig, dass du langsam und kontrolliert aus der Haltung kommst und dich nicht sofort wieder aufrichtest, damit dir nicht schwindelig wird. Bleibe eine Weile in der Stellung des Kindes.

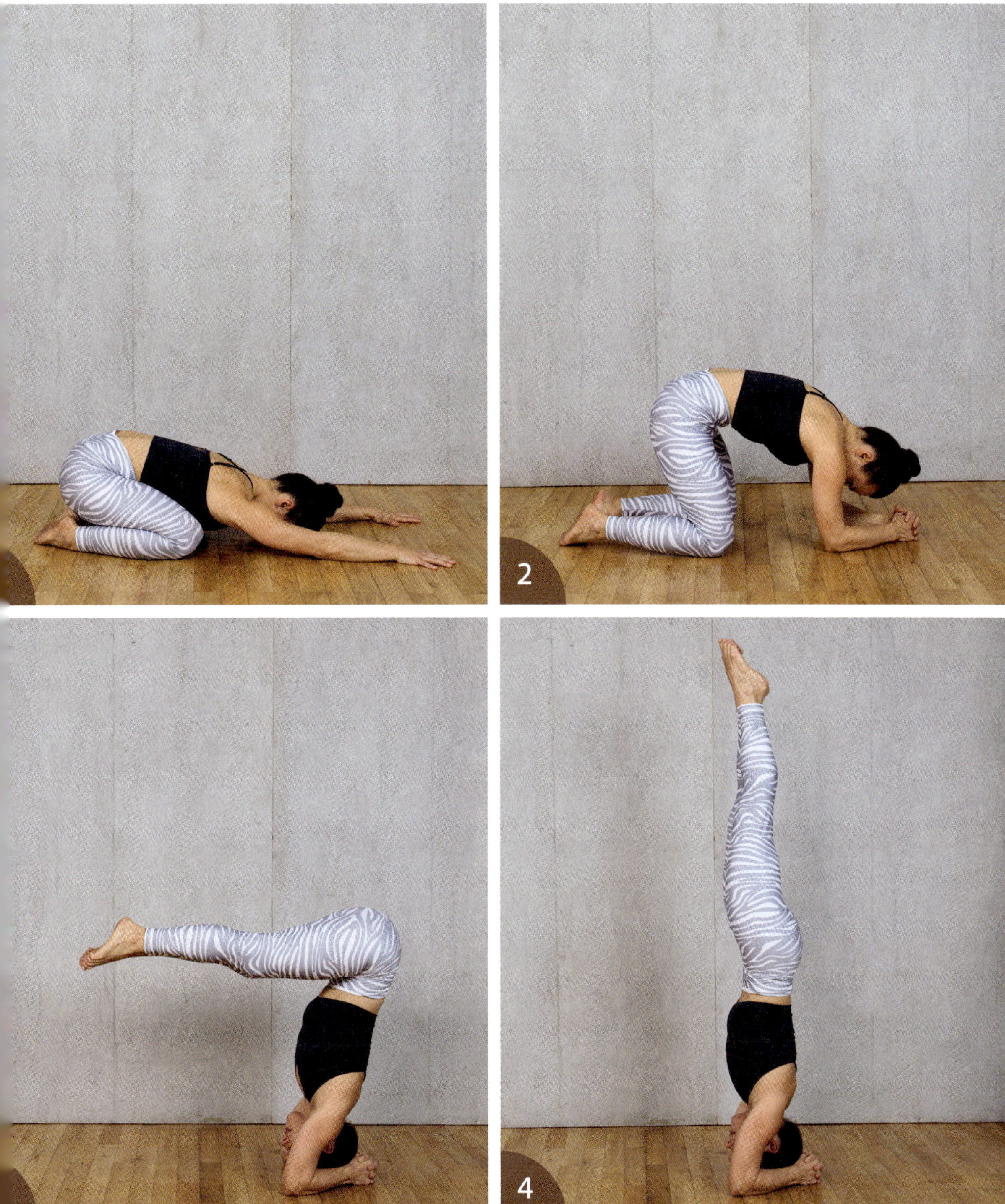
2
4

Variante: Kopfstand mit noch mehr Tiefenstabilität

1 2 **3**

Wenn du sicher im Kopfstand stehst und die Kraft in der Körpermitte hast, kannst du die Beine aus dem Kopfstand langsam gestreckt nach unten sinken lassen, bis sie parallel zum Boden ausgerichtet sind, und dann langsam wieder nach oben heben. Halte sie dabei fest geschlossen mit den Beininnenseiten aneinander.

Wiederholungen: 4- bis 6-mal Beine senken und heben

Hinweis: Dies ist ein absolut geniales Bauchtraining mit Supereffekt für deine Tiefenstabilität! Du solltest dafür aber den Kopfstand wirklich sicher ausüben können.

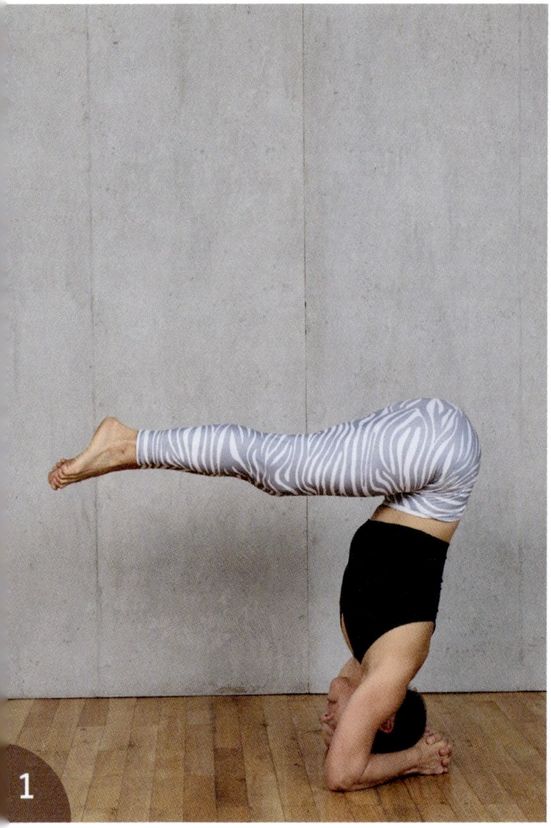

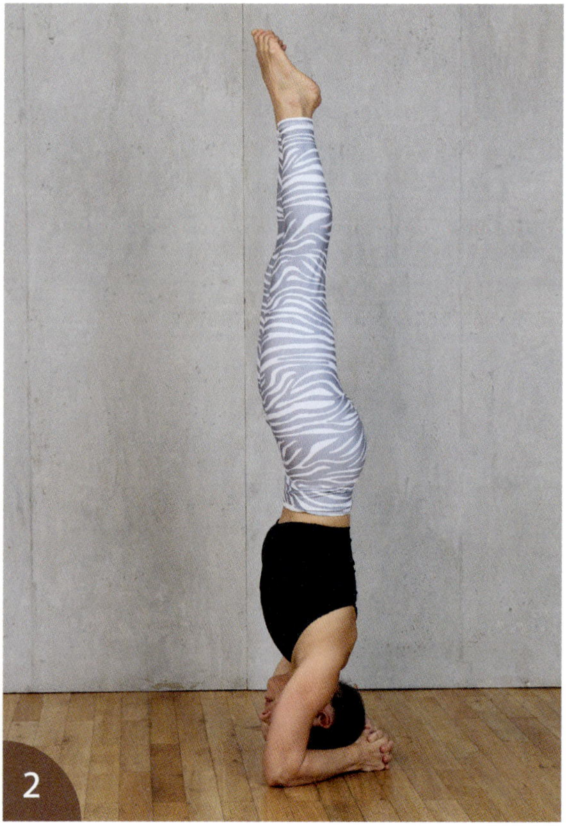

COOL-DOWN

Liegender Schmetterling

1 2 3

Wirkung: öffnet Hüften, Leiste und Brustmuskulatur, beruhigt und baut Stress ab

Lege dich auf den Rücken. Beuge die Beine, stelle die Füße auf. Wandere mit den Fußsohlen aufeinander zu, lege sie aneinander und lasse dann die Knie kontrolliert nach außen unten sinken. Ziehe das Kinn etwas nach unten Richtung Brust. Platziere eine Hand auf den Bauch und die andere Hand aufs Herz. Nimm deine Atmung ganz bewusst wahr.

Dauer: 1 bis 3 Minuten

Tipp

Wenn du aus der Haltung herauskommen möchtest, lege die Hände an die Außenseite der Oberschenkel und schließe die Beine, als wolltest du die Seiten eines Buches zuklappen. Bewege die Zehen und Finger und kreise die Fuß- und Handgelenke.

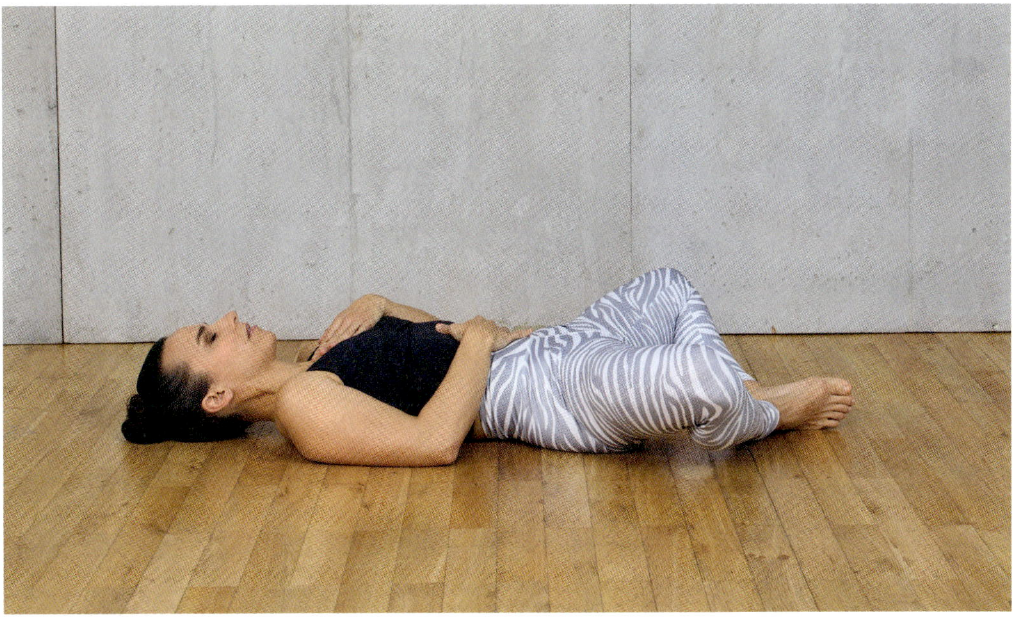

Schmetterlingssitz

1 2 3

Wirkung: öffnet die Hüften, dehnt das Zwerchfell, fördert die Durchblutung des Bauches, baut Stress ab

Setze dich aufrecht auf den Boden und lege die Fußsohlen aneinander. Lasse die Knie entspannt zu beiden Seiten fallen. Du kannst gern ein wenig mit dem Oberkörper vor- und zurück- und mit den Knien auf- und abwippen. Achte darauf, dass der Rücken aufrecht bleibt. Greife dann die Füße und ziehe sie Richtung Schambein. Atme tief und verlängere mit jeder Einatmung gefühlt den Rücken noch etwas mehr Richtung Decke. Versuche, die Hüften und Knie locker zu lassen.

Dauer: 1 Minute

Tipp

Sind deine Hüften steif? Dann setze dich gern auf eine gefaltete Decke. Falls die Knie schmerzen, lege dir eine Decke unter die Knie. Du solltest in dieser Position keine Kraft aufwenden, um sie zu halten.

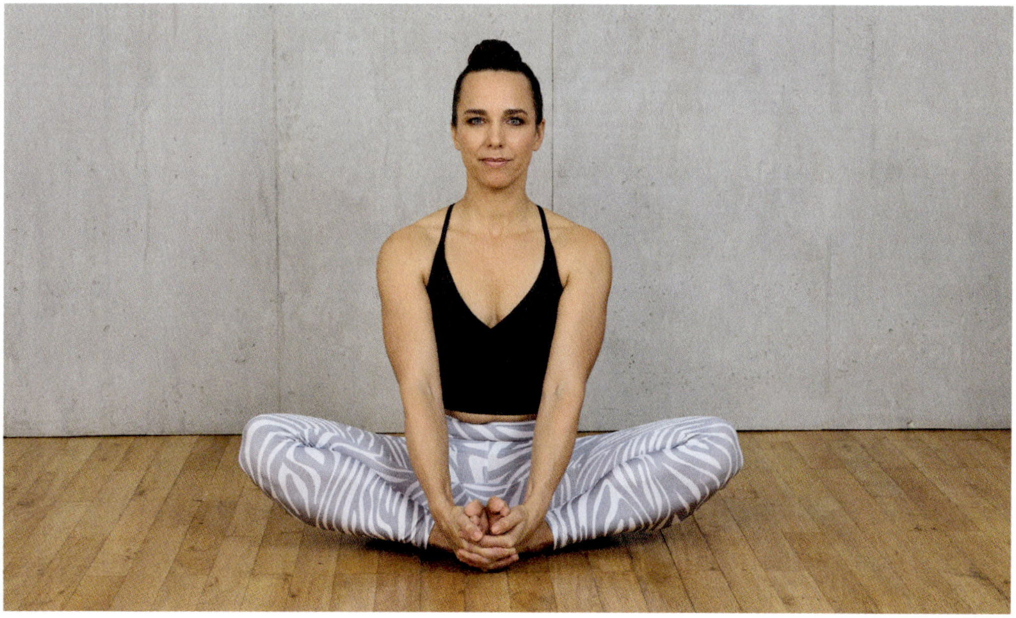

Sitzende Vorbeuge

❶ ② ③

Wirkung: stärkt den Rücken, dehnt die gesamte Körperrückseite, regt die Verdauung an, beruhigt das Nervensystem und wirkt stabilisierend und erdend

1. Setze dich auf deine Matte und spüre die Sitzbeinhöcker auf dem Boden. Strecke die Beine vor dir aus und schließe sie. Hebe mit der Einatmung die Arme nach oben.
2. Atme aus und ziehe den Oberkörper zunächst nach vorn in die Länge. Du darfst die Beine auch beugen, wenn du schon im Sitzen die Beinrückseite stark spürst. Lege die Hände an den Beinen oder Füßen ab und atme noch einmal tief ein, um Länge zu finden. Mit der nächsten Ausatmung tauche ganz in die sitzende Vorbeuge. Lasse alle Spannung los. Lasse den Atem tief in den Bauchraum und den unteren Rücken fließen.

Dauer: mindestens 1 Minute

Tipp

Je länger du in der Haltung bleibst, umso tiefer sinkst du millimeterweise nach unten. Es ist eine Haltung, bei der man sehr schön merkt, wie sich die faszialen Strukturen allmählich lösen. Wenn du die Bauchmuskulatur aktivierst, kommst du noch tiefer in die Vorbeuge. Die Haltung wirkt beruhigend und es bietet sich tatsächlich an, sie direkt vor dem Schlafengehen zu üben, dann allerdings am besten für die Dauer von 2 bis 3 Minuten.

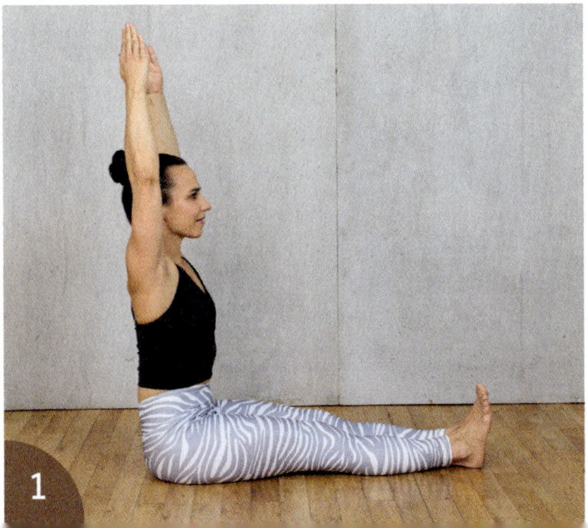

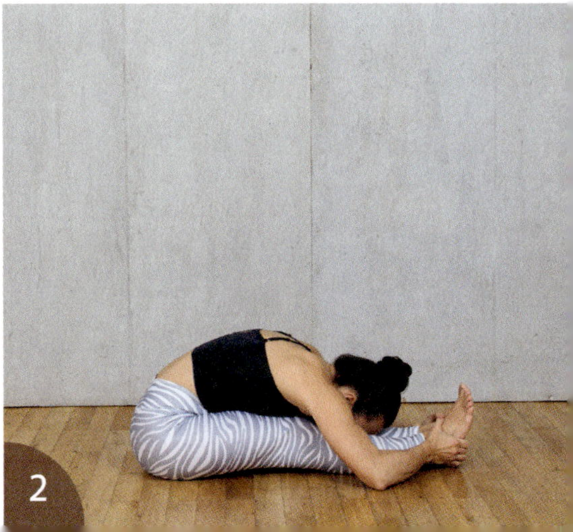

Sitzende gegrätschte Vorbeuge 1 2 3

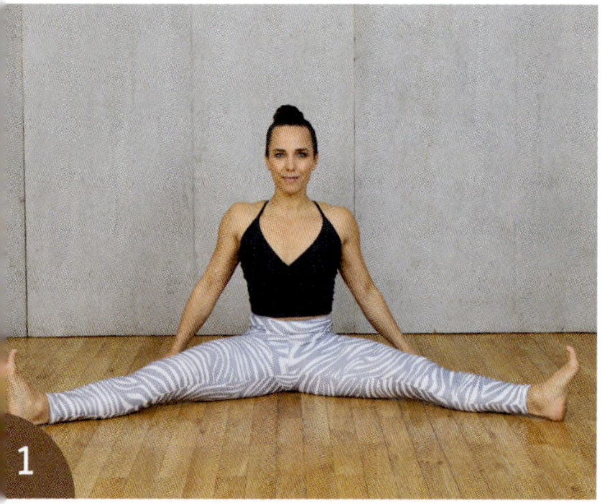

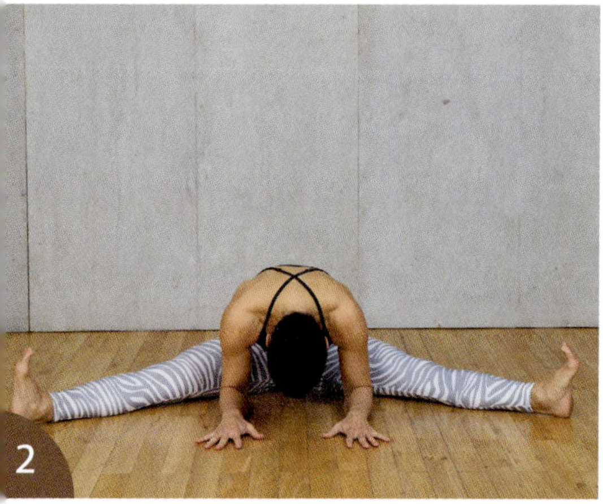

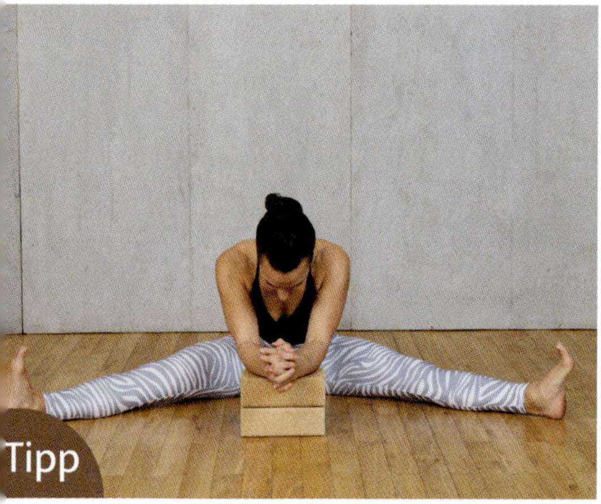

Wirkung: streckt die Oberschenkelrückseiten, dehnt die Beininnenseiten (Adduktoren), stärkt die Rückenmuskulatur und fördert die Mobilität der Hüftgelenke

1. Setze dich auf den Boden. Hebe die Beine leicht an, um sie in einem Winkel von etwa 90 Grad zu öffnen. Achte darauf, dass du die Sitzbeinhöcker am Boden spüren kannst. Drücke die Hände hinter dir in den Boden und schiebe das Gesäß nach vorn. Halte die Oberschenkelmuskulatur angespannt.
2. Wandere mit den Händen mit der Ausatmung zwischen den Beinen nach vorn. Halte den unteren Rücken dabei lang, rotiere die Oberschenkel nach außen. Vertiefe die Vorbeuge mit jeder Ausatmung.

Dauer: etwa 1 Minute

Tipp

Staple zwei Yogablöcke übereinander und nutze sie dazu, die Unterarme darauf abzulegen. Wenn du sehr verkürzte Beinrückseiten hast, nimm gern auch einen Berg an Kissen und lasse dich mit den Unterarmen auf die Kissen sinken. Stapele sie so hoch, bis es für dich angenehm ist, länger in der Haltung zu verweilen. Hast du diese entspanntere Variante gewählt, dann bleibe idealerweise mindestens 2 Minuten in dieser Dehnung.

Liegende Drehung

1 2 3

Wirkung: entspannt die Hüftgelenke, massiert die Bauchorgane und die Nieren, dehnt den Rücken und die Gesäßmuskulatur, vertieft die Atmung

Lege dich auf den Rücken und strecke die Arme seitlich auf Schulterhöhe aus, beuge sie leicht, sodass sie wie die Arme eines Kaktus aussehen. Drehe die Handflächen Richtung Decke. Stelle die Füße auf dem Boden auf. Drehe den Kopf mit der Ausatmung nach rechts und lasse die Knie dabei sanft nach links fallen. Hebe dann mit der Einatmung Kopf und Knie wieder zurück zur Mitte und führe mit der nächsten Ausatmung die Bewegung zur anderen Seite aus.

Dauer: 3 tiefe Atemzüge in dieser Haltung bleiben. Das Ganze insgesamt 3-mal zu jeder Seite.

Hinweis: Lasse beide Schultern fest auf dem Boden, als wären sie angeklebt.

Tipp

Wenn es sich für dich gut anfühlt, kannst du dir eine gefaltete Decke unter die Knie legen. Bei der liegenden Drehung geht es um Entspannung, keine Anstrengung ist mehr notwendig. Du darfst hier loslassen und den Twist genießen.

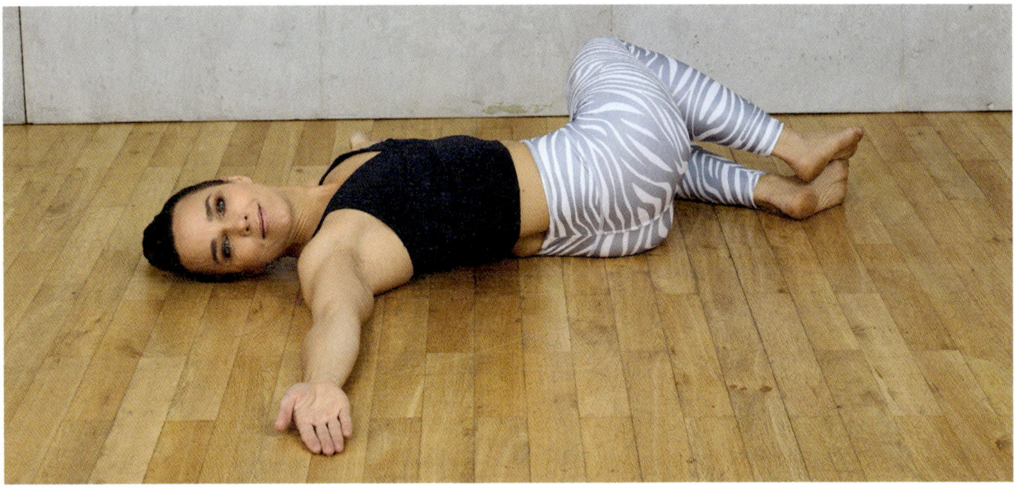

Variante: Liegende Drehung mit gestrecktem Bein

1 2 3

Lege dich auf den Rücken und beuge dein rechtes Bein. Ziehe es mithilfe der rechten Hand Richtung Achselhöhle. Strecke den rechten Arm seitlich neben dem Körper aus. Greife nun mit der linken Hand das rechte Knie. Hebe die rechte Hüfte etwas an. Atme aus und führe das rechte Knie dann über den Körper hinweg zur linken Seite. Lasse die rechte Schulter auf dem Boden. Es ist nicht nötig, dass das Knie den Boden berührt. Drehe den Kopf zur rechten Seite.

Dauer: 10 tiefe Atemzüge je Seite

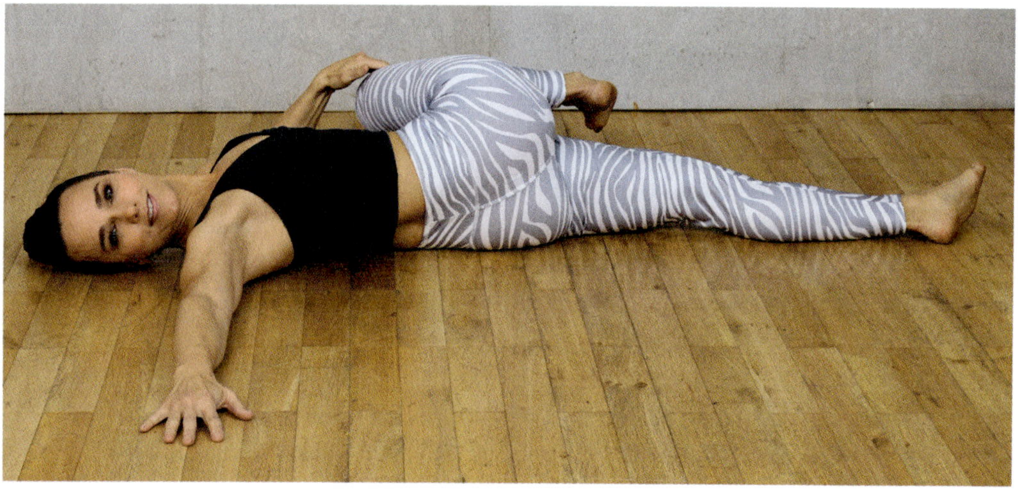

Happy Baby

1 2 3

Wirkung: dehnt die Innenseiten der Leisten und schafft Länge in der Lendenwirbelsäule

1. Lege dich auf den Rücken und ziehe mit der Ausatmung beide Knie zur Brust.
2. Fasse beim Einatmen entweder die Außen- oder die Innenkanten der Füße und öffne die Knie. Schiebe die Fußsohlen parallel zur Decke und ziehe die Knie Richtung Achselhöhlen. Flexe die Füße und stelle dir vor, du drückst nun die Füße in die Hände und die Hände halten mit Widerstand dagegen. Neige das Kinn leicht Richtung Brust und versuche, die gesamte Wirbelsäule auf der Matte zu spüren. Halte auch den Hinterkopf und den Nacken lang gestreckt am Boden.

Dauer: etwa 1 Minute

Tipp

Du kannst hier gerne die Augen schließen und ganz tief in den unteren Bauch atmen.

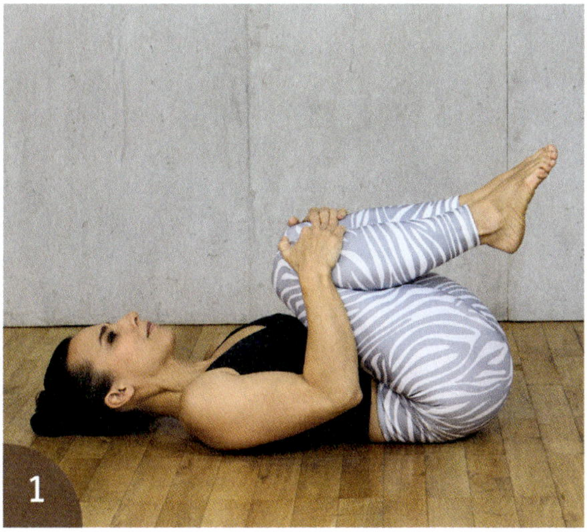

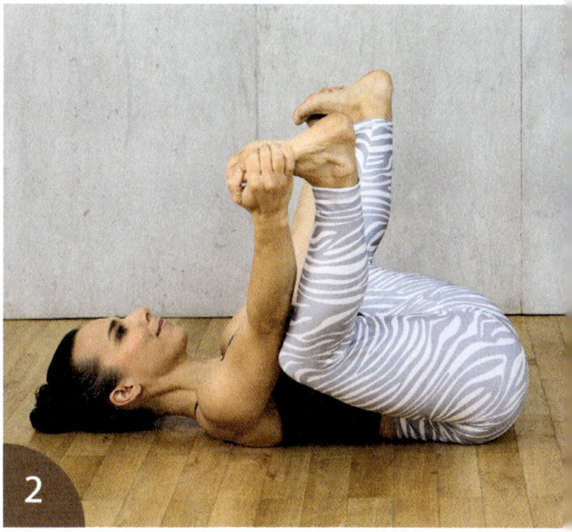

Knie zur Brust

1 2 3

Wirkung: entlastet den unteren Rücken und dehnt die Leisten, hilft bei Verdauungsstörungen und wirkt auf geistiger Ebene beruhigend

Lege dich auf den Rücken und strecke Arme und Beine aus. Wandere nun mit den Füßen Richtung Gesäß und ziehe mit der Ausatmung deine Knie zur Brust. Umarme die Beine mit den Armen. Wenn du mehr Dehnung willst, drücke die Innenseiten der Oberschenkel fester zusammen. Halte den unteren Rücken flach auf der Matte und ziehe Steißbein und Kreuzbein nach unten. Nimm das Kinn nun leicht Richtung Brust.

Dauer: bis zu 1 Minute

Hinweis: Lass die Wirbelsäule auf dem Boden. Das ist wichtiger, als die Knie bis zur Brust zu ziehen.

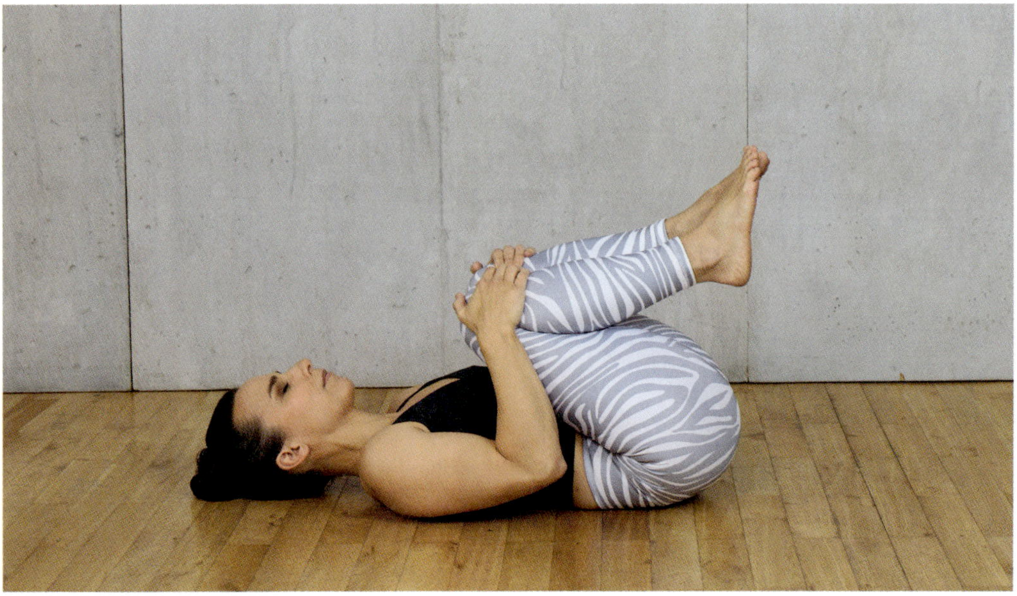

ENTSPANNUNG

Totenstellung

Wirkung: entspannt den ganzen Körper, stimuliert das parasympathische Nervensystem

Lege dich mit gestreckten Beinen auf den Rücken. Lass die Zehenspitzen sanft nach außen fallen. Die Arme liegen neben dem Körper, drehe die Handflächen nach oben. Schließe die Augen. Lasse den Rücken gefühlt tief in die Matte sinken und entspanne die Muskulatur. Lasse die Atmung von jetzt an einfach fließen.

Dauer: mindestens 7 Minuten oder so lange du möchtest

Tipp

Beginne nach dieser Zeit, leicht die Zehen und Fingerspitzen zu bewegen, kreise die Fuß- und Handgelenke. Wenn du möchtest, rolle dich nun auf die Körperseite, die dir als Erstes spontan in den Sinn kommt, benutze den Oberarm als Kissen, winkele die Beine an und verweile einen Moment, bis sich deine Augen wieder an das Licht und die Umgebung gewöhnt haben.

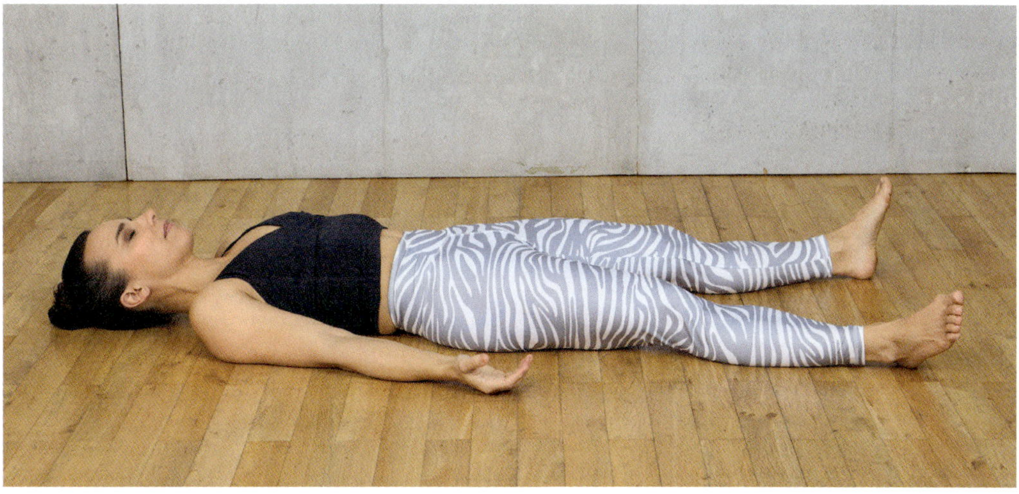

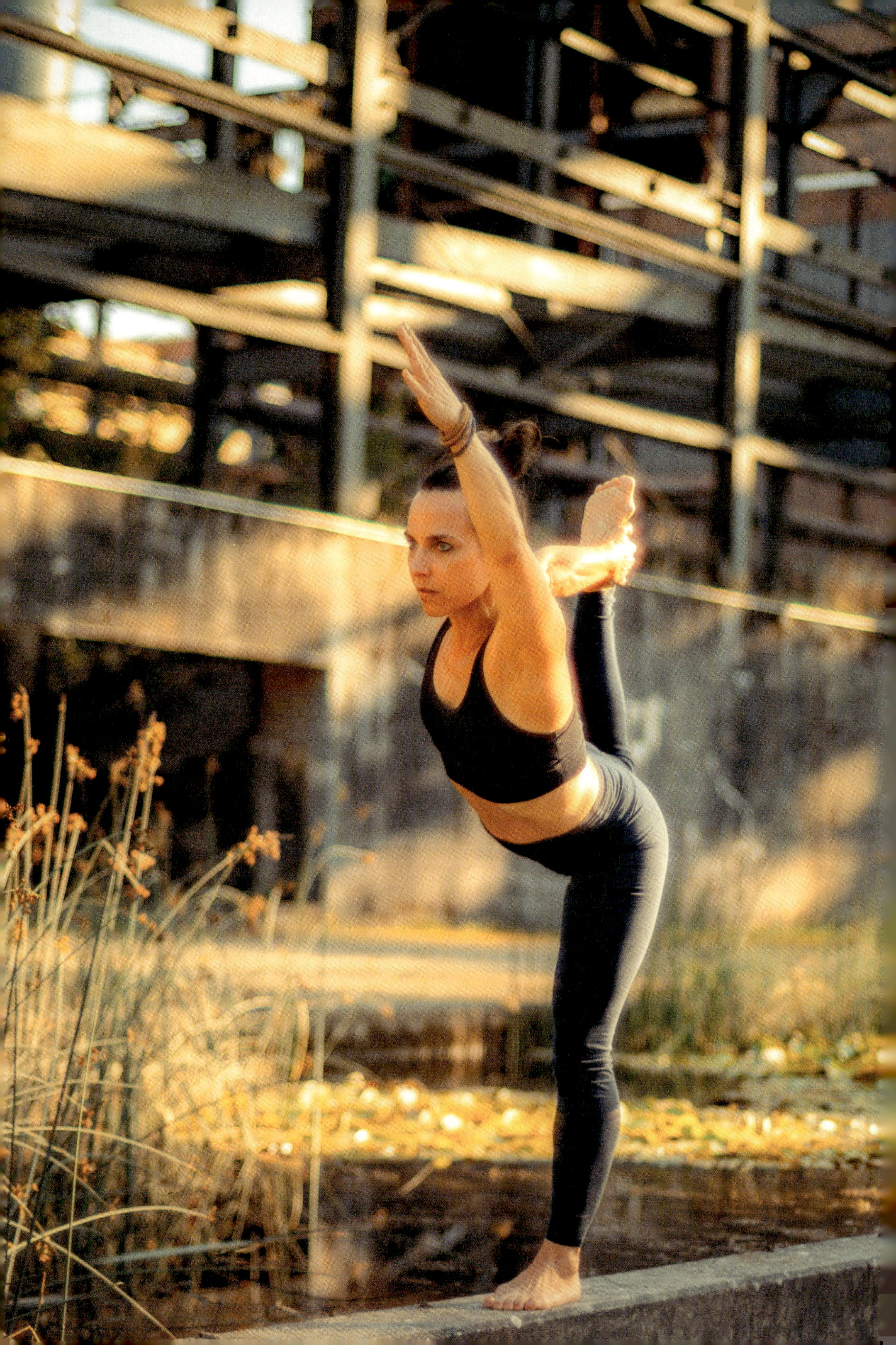

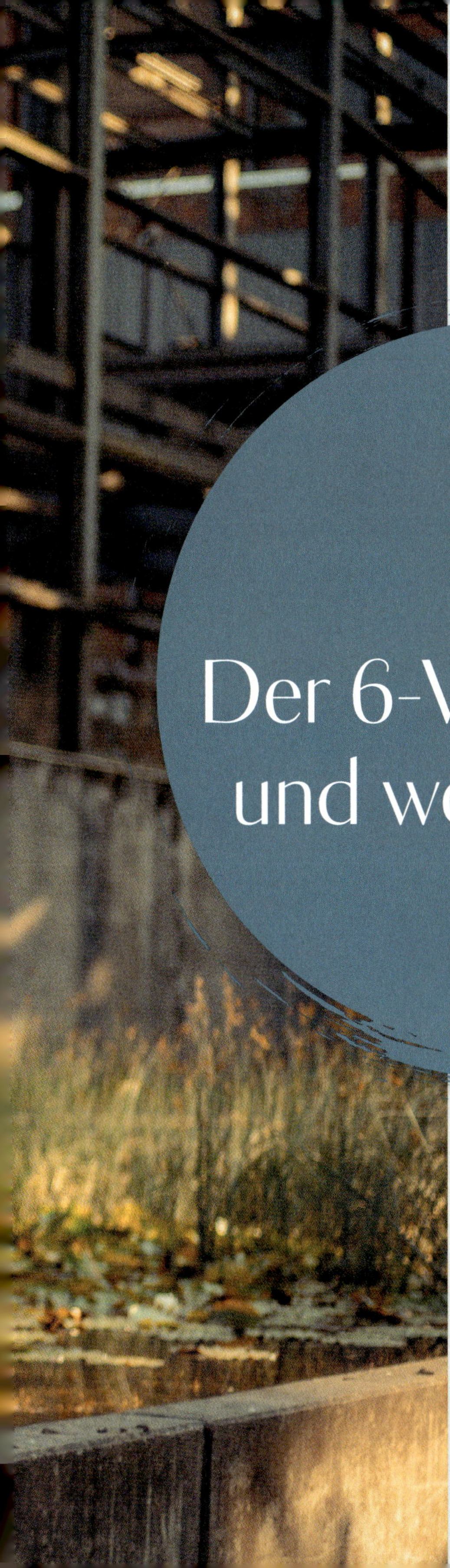

5

Der 6-Wochen-Plan und weitere Flows

Was du vorab wissen solltest

Training ist immer dann besonders schön, wenn man in einen Flow kommt, sozusagen »seinen Schwung« findet. Vielleicht klappt das am Anfang nicht gleich, aber gib der ganzen Sache eine Chance. Du kannst entweder mit dem 6-Wochen-Plan für die Grundstabilität beginnen oder direkt zu den verschiedenen Yogaflows ab Seite 229 springen, die unterschiedliche Trainingsziele beinhalten. Wenn du schon Yogaerfahrung hast oder einfach mehr an deiner Tiefenstabilität arbeiten möchtest, findest du unter den zehn verschiedenen Flows ganz bestimmt auch einen für dich.

Der 6-Wochen-Plan und die weiteren Flows sind alle übersichtlich als Tabelle angelegt. Ein Flow besteht aus aneinandergereihten Übungen beziehungsweise Asanas, die alle bereits in Kapitel 4 beschrieben wurden. In den Flows bleibst du nicht immer ganz so lange in einer Haltung wie in Kapitel 4 bei den Übungen beschrieben. Was es bei der Ausführung noch zu beachten gibt, findest du in der Kategorie »Ausführungshinweise« in den Tabellen. Des Weiteren findest du in den Tabellen, wie oft du eine Übung wiederholst und wie viele Sätze du von einer Übung ausführst, ob es Pausen zwischen den Übungen beziehungsweise Sätzen gibt und auf welcher Seite im Buch die Übung beschrieben ist und du die genaue Ausführung nachlesen kannst. Alle Übungen, die speziell zum 6-Wochen-Plan gehören, sind ab Seite 216 beschrieben.

Im 6-Wochen-Plan geht es nicht nur darum, deinen Körper in Sachen Tiefenstabilität auf ein neues Level zu bringen, sondern auch um das Erlernen des »Yoga-Push-ups« *Chaturanga Dandasana*. Vielleicht hast du dich auch schon gefragt, wie es manchen Yogis gelingt, so mühelos mehrmals hintereinander durch den Sonnengruß mit dem anspruchsvollen Push-up zu fließen. Es handelt sich bei diesem in der Tat um etwas, was nahezu jeder erlernen kann. Dafür benötigst du allerdings ein gewisses Maß an Ausdauer und Willenskraft. Hierbei ist keine extreme Gelenkigkeit notwendig, sondern Körperstabilität, Kraft in den Armen und im Schultergürtel, und das ist trainierbar.

Bei dem Programm geht es darum, innerhalb von sechs Wochen die Fertigkeiten zu erlangen, dich an *Chaturanga Dandasana* heranzuwagen. Du findest hier verschiedene Workouts unterschiedlicher Länge, die sich vom klassischen Yoga unterscheiden.

Daran anschließend findest du zehn verschiedene Sequenzen oder Flows, die alle die Tiefenstabilität ansprechen. Der kürzeste Flow dauert 12 Minuten, der längste etwa 60 Minuten. Vorab ist bei jedem Flow das Trainingsziel kurz beschrieben, der Schwierigkeitsgrad angegeben und welches Equipment du eventuell außer einer Yogamatte noch benötigst.

Aufbau der Grundstabilität – in sechs Wochen zu *Chaturanga Dandasana*

Kaum ein Yogaflow kommt ohne den Sonnengruß aus. Vielleicht warst auch du schon einmal in einem Yogastudio und hast dich von der Gruppe mitreißen lassen, durch *Chaturanga Dandasana* zu fließen. Und dabei wusstest du gar nicht, was du da tust. Das ist nicht ungewöhnlich, denn in einer normalen Yogastunde bleibt kaum Zeit, den Teilnehmenden zu zeigen, wie sie sicher durch diese Haltung kommen, geschweige denn, die Teilnehmenden an die korrekte Übungsabfolge heranzuführen.

Chaturanga Dandasana bedeutet übersetzt in etwa »viergliedrige Stabpose«. Die Übersetzung setzt sich zusammen aus *chatur*, was für die Zahl Vier steht, *anga* bedeutet Körperteil, *danda* so etwas wie »Stab« und mit *dsana* ist die Position oder Haltung gemeint. »Viergliedrig« bezieht sich in diesem Fall auf die Hände und Füße, auf denen wir uns in der Haltung abstützen. Sie ist wichtiger Bestandteil des Sonnengrußes, da *Chaturanga Dandasana* fließende Übergänge zwischen den Positionen der Vorbeuge und des heraufschauenden Hundes ermöglicht. Die Übungsabfolge im Sonnengruß hat viele Vorteile für unseren Körper, aber vor allem entsteht ein Fluss, der sich wie Schweben anfühlen kann. Das Besondere am Sonnengruß ist die ausgeglichene Kombination aus Dehnung und Bewegung, die alle großen Muskelgruppen anspricht und wie ein klassisches Aufwärmprogramm das Signal an die Muskulatur sendet, dass es nun an der Zeit ist, zu arbeiten.

Schnell ausgeführte Sonnengrüße erhöhen den Puls. Das ist übrigens mit ein Grund dafür, weshalb Yoga bei Herz-Kreislauf-Erkrankungen ähnlich gut vorbeugend wirkt wie klassischer Ausdauersport. Was das Training von Yoga so sicher macht, ist die Tatsache, dass wir uns beim Sonnengruß trotz einer relativ schnellen Bewegungsabfolge stets um unsere Ausrichtung bemühen und die Liebe zum Detail nicht verlieren. Schließlich geht es beim Yoga ja eben um die Körperwahrnehmung. Die Abfolge stärkt die Arm-, Bein- und Bauchmuskeln. Außerdem kräftigt sie den Schultergürtel. Und nach einigen Runden Sonnengrüßen ist dein Körper beweglicher und geschmeidiger. Auf energetischer Ebene wird die Atmung verbessert. Durch die Aktivierung der Muskulatur wirkt diese Haltung äußerst stärkend, erfrischend und soll auch gegen Müdigkeit und Lethargie helfen. Ein absoluter Energiekick also.

Chaturanga Dandasana dient beim Sonnengruß wie erwähnt als die Verbindungsübung von der Vorbeuge aus dem Stand in den heraufschauenden Hund. In meiner nun über zehnjährigen Tätigkeit als Yogalehrerin ist mir schon unzählige Male aufgefallen, wie Schüler sich im Flow durch diese Abfolge bewegen – meistens ziemlich schnell, weil es sehr schwierig ist, diese Haltung korrekt auszuführen, und den meisten dazu tatsächlich die Kraft (insbesondere im Schultergürtel) fehlt. Wie viele Menschen sich zu Hause vor dem Bildschirm durch den Yoga-Push-up schummeln, ist nicht auszudenken! Das Problem ist, dass wir dabei tatsächlich Schaden nehmen können. *Chaturanga Dandasana* verursacht bei vielen Übenden Schulterschmerzen. Bei einer inkorrekten Ausführung landet das gesamte Gewicht des Körpers auf dem sensiblen Schultergürtel.

Das Schultergelenk ist neben dem Kniegelenk eines der beweglichsten Gelenke in unserem Körper. Das macht es auch anfällig für Verletzungen. In *Chaturanga Dandasana* bewegen wir uns nicht aus dem normalen Bewegungsbereich des Schultergelenks heraus. Damit das Schultergelenk hier geschützt bleibt, muss der Rest des Schultergürtels stabilisiert werden. Nur dann können wir den Oberarmknochen so bewegen, dass die Muskeln, die das Schultergelenk kontrollieren, nicht übermäßig belastet oder beansprucht werden. Das Schultergelenk wird nur von Muskeln und Sehnen gehalten, und zwar von der sogenannten Rotatorenmanschette. Fehlt die Kraft in diesem Bereich, kann das zu Schulterverletzungen führen. *Chaturanga Dandasana* erfordert jedoch nicht nur Kraft, sondern auch eine korrekte Körperausrichtung und Koordination. Der Anatomie-Experte David Keil bringt es in seinem Buch *Functional Anatomy of Yoga* auf den Punkt: »Die große Debatte beim Chaturanga ist die Frage, wohin man dieses lästige Schulterblatt setzen soll. Die wichtigere Frage, die man sich stellen sollte, bevor man versucht, jemanden dazu zu bringen, sein Schulterblatt in einer bestimmten Position zu halten, ist, ob er tatsächlich die Kraft dazu hat.«[23] Das Schultergelenk kann in dieser Haltung nicht richtig funktionieren, wenn die Kraft dazu fehlt. Und das liegt nicht an der Schulter, sondern daran, dass die *Scapula*, der hintere Teil des Schultergürtels, nicht an der richtigen Stelle gehalten werden kann. Genau diese Muskeln, die die Schulterblätter stabilisieren, aber auch das Körperzentrum, sollen in diesen sechs Wochen gestärkt und vorbereitet werden.

So lernen wir, die Muskeln unseres Körpers so einzusetzen, dass sie hier bestmöglich unterstützen können und der Schultergürtel in der kraftvollen Haltung gesichert bleibt.

Lerne zu schweben

Der sechswöchige Aufbauplan ist bewusst gegliedert, denn dein Körper braucht ein Programm, das ihn fördert, damit Muskelwachstum und Beweglichkeit gesteigert werden können. Unser Körper passt sich Belastungen an. Vielleicht hast du schon mal einen Raum tapeziert oder komplett neu gestrichen. Womöglich hast du am nächsten Tag wahnsinnigen Muskelkater gehabt. Ein Malermeister hat natürlich keinen Muskelkater nach einem Arbeitstag. Seine Muskulatur hat sich an die Arbeit gewöhnt und angepasst. Das ist der Grund, weshalb wir beim Üben immer etwas mehr leisten müssen als das, was wir zu diesem Zeitpunkt mühelos können. Egal, auf welchem Leistungsniveau du dich gerade befindest, diese Gesetzmäßigkeit gilt für alle Sportler: Du musst deinen Körper aus dem Gleichgewicht bringen, ihn mit neuen Reizen überraschen, sonst ändert sich gar nichts.

Bei diesem sechswöchigen Programm kannst und darfst du lernen, dass wir unsere eigenen Grenzen durch konzentriertes Üben und Dranbleiben verschieben können. Gerade als Anfänger macht man sehr schnell Fortschritte. Einfach dranbleiben lautet dann die Devise. Versuche, dir dreimal in der Woche eine Einheit vorzunehmen. Beachte dabei das Prinzip der Superkompensation. Die Superkompensation beschreibt den Vorgang der Anpassung des Körpers durch Erholung nach einer Belastung. Als Richtwert gelten ein bis zwei Tage Pause nach einer Belastung. Es geht darum, dass der Organismus versucht, nicht nur das Ausgangsniveau wiederherzustellen, sondern seine Leistungsfähigkeit über den bisherigen Zustand hinaus zu entwickeln und sich damit den erhöhten Anforderungen anzupassen. Unser Körper möchte vorsorgen, damit er für zukünftige und wahrscheinlich größere Aufgaben besser gewappnet ist. Bei Untrainierten wird diese Anpassung wie gesagt schneller vorangehen als bei Trainierten. Wenn du starken Muskelkater hast, solltest du lieber einen Tag länger Pause machen. Wenn du sowieso schon viel Sport machst, kannst du die Übungen auch jeweils am Ende einer Trainingseinheit einbauen.

Worauf du achten solltest

Gehe immer nach dem Prinzip Qualität statt Quantität vor. Du kannst dir die Faustregel merken, dass du in statischen Übungen – das sind die meisten in diesem Ratgeber – deinen Atem ruhig und gleichmäßig strömen lässt. Bei dynamischen Übungen wie beispielsweise Bicycle Sit-ups atme aus, wenn die Muskeln kontrahieren, und atme ein, wenn sich die Muskulatur entspannt.

Konzentriere dich voll und ganz auf die jeweilige Übung. Spüre, wie deine Muskelfasern arbeiten, und stelle dir die Frage, welche Muskeln gerade aktiv sind. Du kannst dich selbst – gerade in Haltungen wie der Planke oder dem Unterarmstütz – fragen: Halte ich wirklich meine Körperspannung? Oder schummelst du vielleicht sogar, indem du das Gesäß weiter nach oben schiebst wie im herabschauenden Hund oder deine Fersen nicht aktiv nach hinten drückst? Gerade beim Yoga ist es wichtig, dass wir alles andere ausblenden. Wenn du auf der Matte bist, ist es egal, was in der Welt da draußen passiert. Du kannst sowieso gerade keinen Einfluss darauf nehmen.

Umgang mit Schmerzen

Bei diesem Programm ist es besonders wichtig, dass du dich auch um deine Handgelenke kümmerst. Mache zwischendurch immer mal wieder die Übung Handgelenk stärken (Seite 195), balle die Hände zwischendurch zu Fäusten und rotiere die Handgelenke in beide Richtungen. Während des Workouts kann es vorkommen, dass du aufgrund neuer Reize bei bestimmten Bewegungen oder Übungen mehr Schmerzen empfindest. Allerdings sollten diese Schmerzen direkt nach Beendigung der Übung wieder abklingen. In diesem Fall kannst du die Übung bedenkenlos fortsetzen. Falls die Schmerzen jedoch länger anhalten, solltest du die Wiederholungen und die Zeit bei diesen Übungen reduzieren. Vielleicht kannst du dir eine Schmerzskala vorstellen, die von 0 bis 10 reicht. 10 wäre ein starker Schmerz. Wenn du dich während des Trainings auf einer Skala zwischen 0 und 5 bewegst, ist das in Ordnung.

Falls du nach dem Training Schmerzen hast, halte dich nicht so streng an den Wochenplan, sondern verlängere die Pause zwischen den Trainingseinheiten um einen Tag. Wenn du deine Handgelenke sehr stark spürst, dann ersetze dein Yoga-Workout durch einen lockeren Dauerlauf oder eine Runde Pilates. Im Internet findest du heutzutage jegliche Arten von Workouts, die du zu Hause ausprobieren kannst.

Ready, (mind-)set, go – die richtige Einstellung

Du willst Fortschritte machen, deine Trainingsziele erreichen? Dann los! Die Trainingseinheiten müssen gar nicht lange dauern! Unser Tag ist vollgepackt mit Dingen, die wir tun müssen, wir erwarten von uns selbst eine Menge, und dann kommen auch noch die Erwartungen der anderen hinzu. Aber genauso wie du es niemals hinterfragst, Zeit für das Zähneputzen zu haben, kannst du es mit den Übungen für deine Körpermitte handhaben. Denn genau genommen sind diese nicht unwichtiger als Zahnhygiene. Verstehe mich nicht falsch, ich bin ein großer Anhänger davon, die Zähne gut zu pflegen, denn viele Krankheiten entstehen durch vernachlässigte Mundhygiene. Aber dass wir uns möglichst lange gut und gesund bewegen können, ist ebenfalls wichtig. Halte es mit dem Training so wie mit dem Zähneputzen. Schließlich putzt keiner von uns einmal in der Woche eine halbe Stunde und dann die restlichen sechs Tage gar nicht mehr, richtig? Wenn du beginnst, dich jeden Tag nur ein paar Minuten um deinen Körper zu kümmern, wird das einen gewaltigen Unterschied für deinen Rücken, deine Körperhaltung und dein ganzes Auftreten machen. Mit Yoga und Bewegung ist es wie mit Meditation: Es wirkt nur in der Regelmäßigkeit. Niemand verlangt, dass du dafür 90 Minuten am Stück üben musst. An manchen Tagen reichen auch fünf Minuten. Und wenn das genauso wichtig für dich geworden ist wie Zähneputzen, wirst du auch keine Ausreden mehr finden, es in deinen Tagesablauf nicht einbauen zu können. Fünf Minuten früher aufstehen, ein paar Minuten weniger Zeit auf TikTok und Instagram verbringen ... so kannst du dir die fürs Üben nötige Zeit schaffen.

Wenn ich gefragt werde, wie viele Stunden in der Woche ich für Sport verwende, sage ich immer zuerst, wie viele Stunden eine ganze Woche hat. 168 Stunden sind es. Davon gehen großzügig gerechnet in meinem Alltag vier bis viereinhalb Stunden für Sport drauf. Also noch mal: Viereinhalb Stunden von 168 – das ist nun wirklich nicht viel, oder? Vielleicht erreichst du das sogar schon. Vielleicht nimmst du dir sogar mehr Zeit für Sport. Und vielleicht denkst du: Aber wie soll ich jetzt zusätzlich noch Zeit für Yoga und Stabilitätstraining aufwenden? Fünf Minuten mehr wären ein Anfang ... Yoga wirkt in der Regelmäßigkeit. Barbara Plaza, Yogalehrerin der deutschen Hockeynationalmannschaft, sagt immer: »Lieber jeden Tag fünf Minuten als einmal in der Woche 90 Minuten.«

Einige der Übungen kennst du bereits aus dem Kapitel mit den Übungsbeschreibungen. Hier findest du nun noch weitere Übungen, die gezielt zur Vorbereitung auf

Chaturanga Dandasana hinführen. In der Regel handelt es sich dabei um kräftigende Übungen, wie man sie aus Calisthenics oder dem funktionellen Training kennt. Deswegen gibt es hier auch keine spezielle Kategorieneinteilung. Einige Übungen dienen dazu, es dir leichter oder schwerer zu machen als die klassische Übung aus Kapitel 4, beispielsweise der Liegestütz an der Wand oder die Planke auf dem Stuhl erleichtern den Liegestütz oder die Planke auf dem Boden. Wenn dir die klassische Planke leichtfällt und du sie mühelos 40 Sekunden lang halten kannst, ersetzt du sie im Trainingsplan durch die normale Planke. Der Schwierigkeitsgrad der Übung ist jeweils angezeigt, sodass du für dich herausfinden kannst, welches deine optimale Einstiegsübung ist und mit welcher anderen Übung du sie ersetzen kannst.

Der Aufbau des 6-Wochen-Plans

Das Programm ist in sechs Wochen gegliedert, idealerweise trainierst du dreimal in der Woche. Es steht dir frei, die Workouts zu variieren. Ab der dritten Woche ergänzt du jede Woche ein HIIT-Workout für deine Körpermitte. HIIT ist die Abkürzung für »hochintensives Intervalltraining«. Dabei wechseln sich kurze, sehr anstrengende Trainingseinheiten mit Erholungsphasen in schneller Folge ab. Mit diesen Workouts pushst du nicht nur deine Kraft, sondern auch deine Ausdauer. Das Beste daran ist, dass das Training nur 20 bis 30 Minuten dauert, aber die Übungen haben es in sich. Der Trick dabei: Innerhalb der Belastungszeit gibst du alles. Danach folgt eine kurze Pause. Deswegen benötigst du einen Timer. Das kann beispielsweise die Stoppuhr deines Mobiltelefons sein, eine herkömmliche Stoppuhr oder eine App mit Intervalltimer, die es mittlerweile von verschiedenen Anbietern gibt.

Falls die Übungen für dich zu schwierig sein sollten, kannst du sie variieren. Lege beispielsweise beim Unterarmstütz deine Knie ab, gehe beim Bergsteiger langsamer vor. Wichtig ist, dass du die angegebene Zeit durchziehst. Noch ein letzter Hinweis: Deine Handgelenke sind dein wichtigstes Gut, wenn es darum geht, Stützübungen wie beispielsweise *Chaturanga Dandasana* oder den herabschauenden Hund auszuführen. Das Gewicht ab und zu von den Füßen auf die Hände abzugeben, ist eine schöne spielerische Übung im Yoga, die Kraft in den Handgelenken aufbaut. *Chaturanga Dandasana* ist die Grundvoraussetzung für alle Armbalancen. Ich sage immer: Wenn du *Chaturanga Dandasana* beherrschst, kannst du auch Armbalancen wie die Krähe üben. Denn dann hat dein Körper die nötige Kraft und Stabilität und es geht nur noch darum, die genaue Technik zu erlernen und ob du dich traust.

Eine schöne Übung, die du jederzeit und nahezu unbemerkt ausführen kannst, um die Faszien deiner Unterarme zu lockern, kennst du vielleicht aus deiner Kindheit. Damals war sie fies und hieß »Brennnessel«. Jemand fasste deinen Unterarm mit den Händen und verdrehte die Haut in zwei verschiedene Richtungen. Greife also mit einer Hand den Unterarm und verdrehe die Haut mal in die eine Richtung, mal in die andere. Das tut nicht so weh wie die klassische »Brennnessel«. Im Gegenteil: Deine Faszien am Unterarm werden es großartig finden und damit auch deine Handgelenke.

Bei den Workouts musst du dich nicht strikt an die Reihenfolge in einer Woche halten. Wenn du beispielsweise an einem Tag wenig Zeit hast, wähle doch das Express-Workout aus der entsprechenden Woche. Wenn dir die Übungen in der ersten Woche sehr schwergefallen sind, mache sie einfach in der darauffolgenden Woche noch einmal und wechsle erst später zu den Workouts der darauffolgenden Woche. Probiere aus, was dir am besten zusagt und deinem Trainingsstand entspricht – es darf fordernd sein, sollte dich aber nicht überfordern. Es geht darum, deine Muskulatur auf deine Version von *Chaturanga Dandasana* vorzubereiten und irgendwann deinen Flow zu finden und genau so durch die Haltungen zu fließen, wie du dir das wünschst. Angegebene Pausen erfolgen immer nach der vorgegebenen Wiederholungszahl.

Bevor es an die Workouts ab Seite 194 geht, möchte ich dir im Folgenden noch zwei unterschiedliche Varianten des Sonnengrußes vorstellen, und zwar eine Variante mit und eine Variante ohne *Chaturanga Dandasana*. Im Anschluss folgen außerdem sämtliche Übungen, die du speziell für das Stabilitätstraining zusätzlich benötigst.

Der Sonnengruß mit und ohne *Chaturanga Dandasana*

Jeder Yogi kennt den Sonnengruß. Es gibt jedoch unterschiedliche Varianten, je nachdem, auf welchem Fitnesslevel sich eine Yogaklasse befindet. Der klassische Sonnengruß wird immer mit *Chaturanga Dandasana* ausgeführt. Ich habe dir zwei Varianten des Sonnengrußes in einer Bildabfolge gegenübergestellt. Die »modifizierte« Version bereitet dich auf *Chaturanga Dandasana* vor. Du verzichtest hierbei auf den heraufschauenden Hund und übst stattdessen die Kobra. Das ist absolut in Ordnung, denn durch den im modifizierten Sonnengruß beschriebenen Flow baust du bereits die nötige Kraft im Schultergürtel auf.

Sonnengruß mit Chaturanga Dandasana

1 2 3

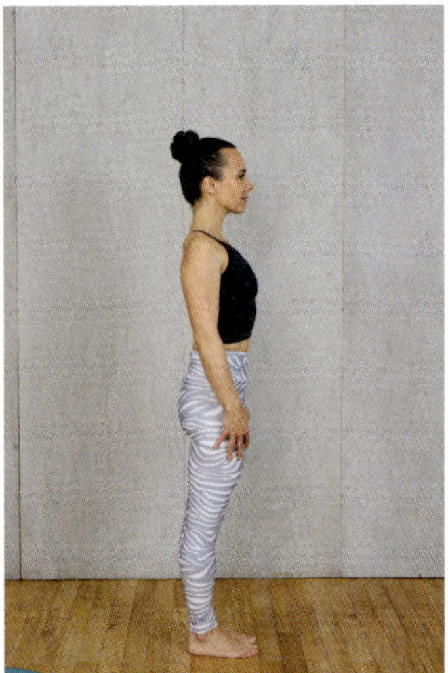

1 Berghaltung

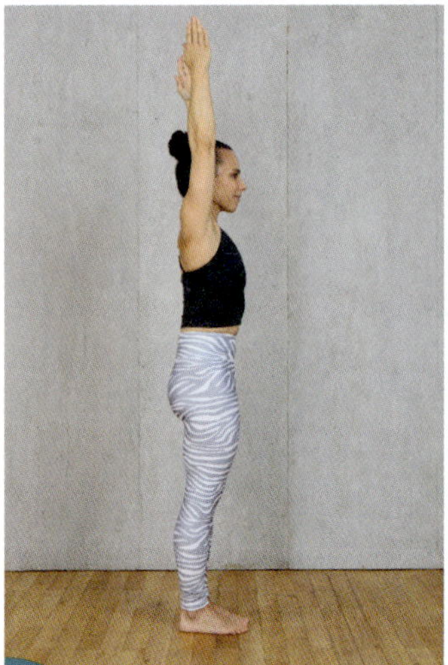

2 Berghaltung mit erhobenen Armen

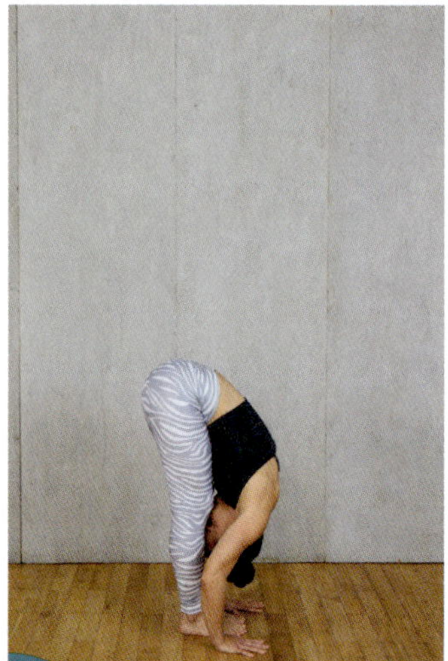

3 Stehende Vorbeuge

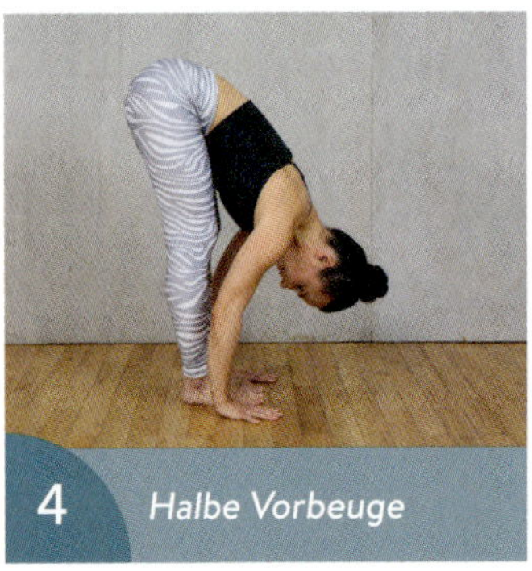

4 Halbe Vorbeuge

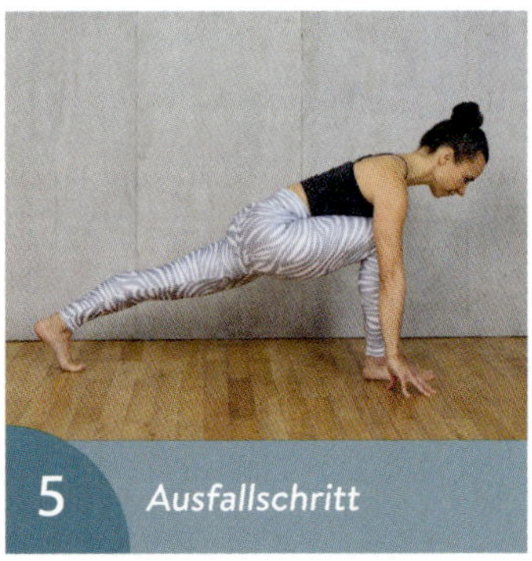

5 Ausfallschritt

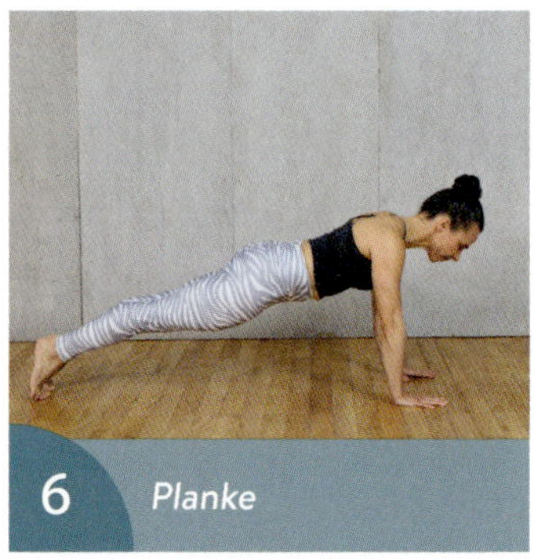

6 Planke

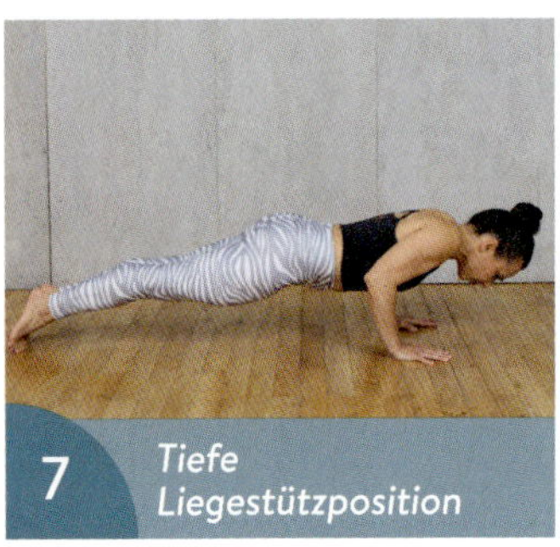

7 Tiefe Liegestützposition

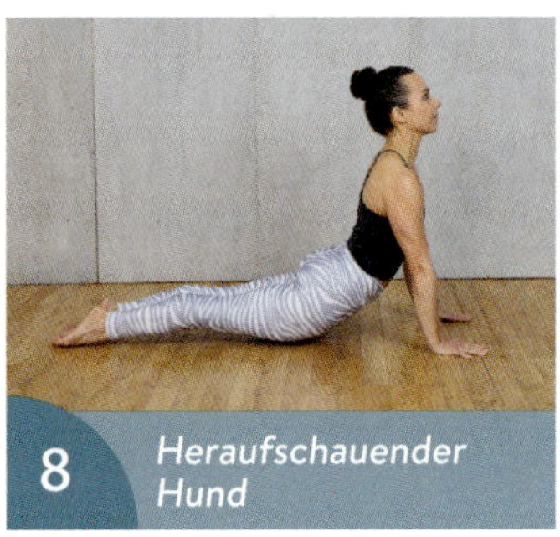

8 Heraufschauender Hund

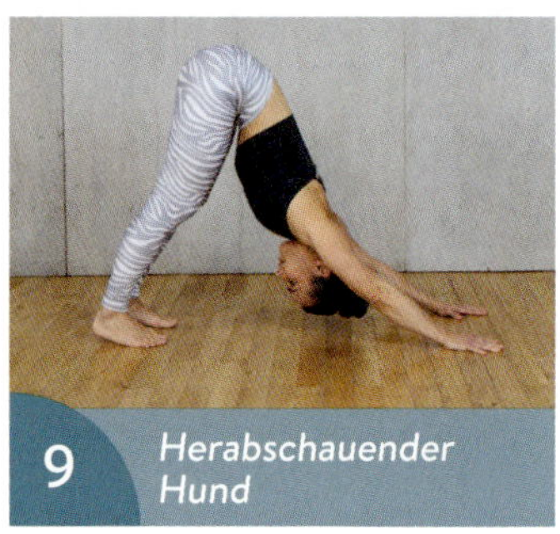

9 Herabschauender Hund

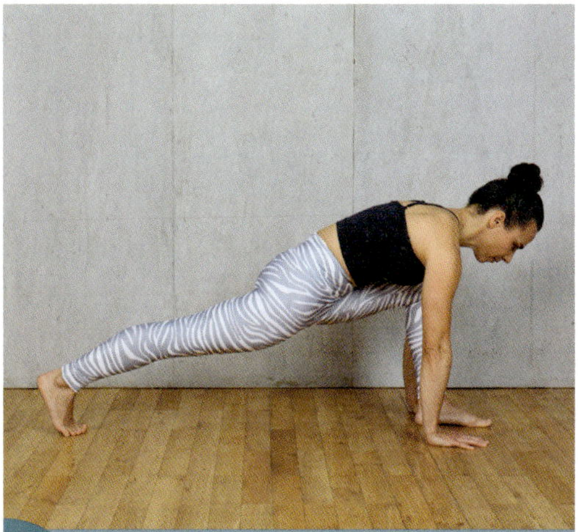

10 *Ausfallschritt*

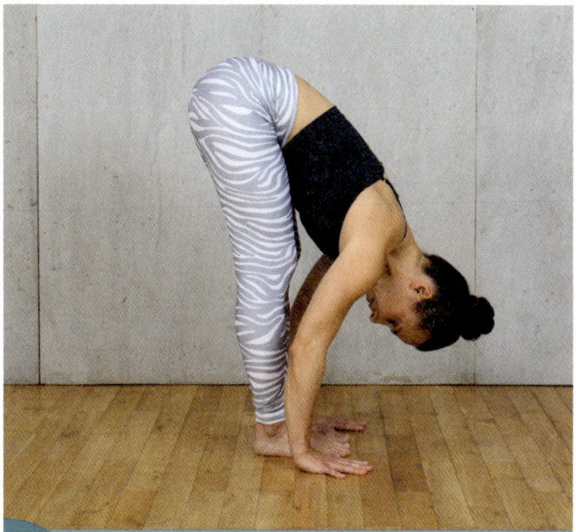

11 *Halbe Vorbeuge*

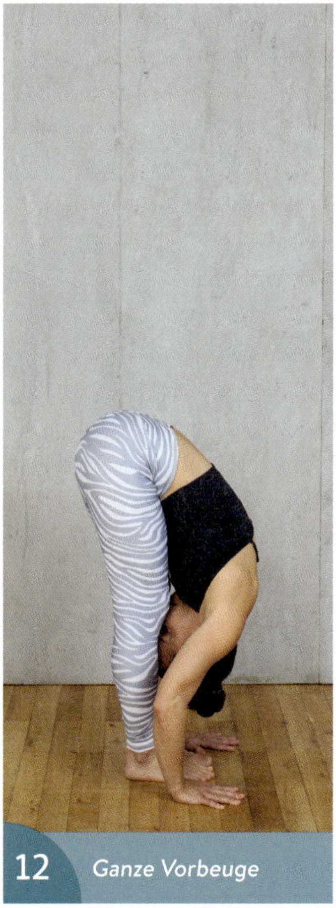

12 *Ganze Vorbeuge*

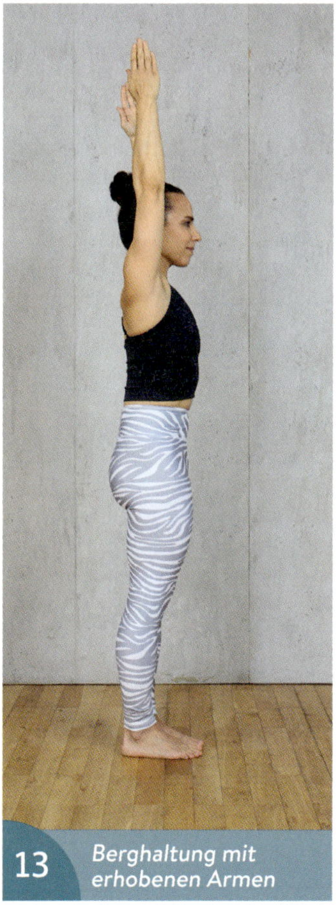

13 *Berghaltung mit erhobenen Armen*

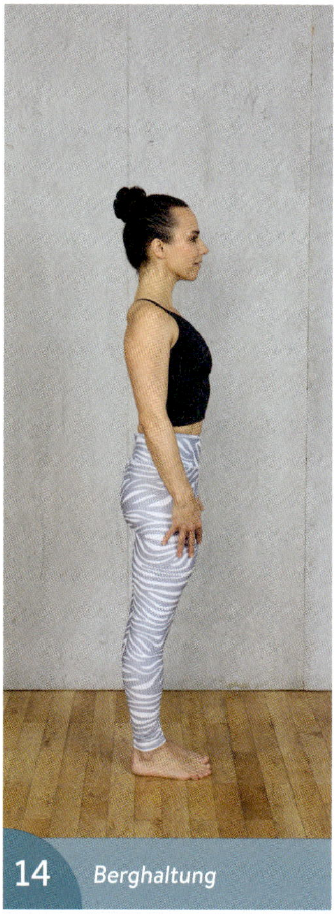

14 *Berghaltung*

Modifizierter Sonnengruß

1 2 3

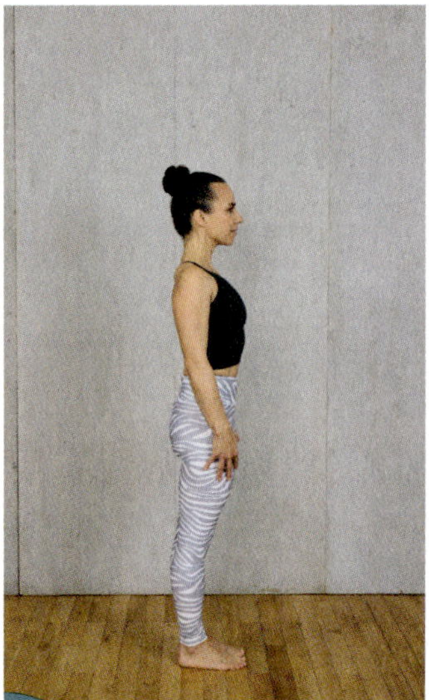

1 Berghaltung

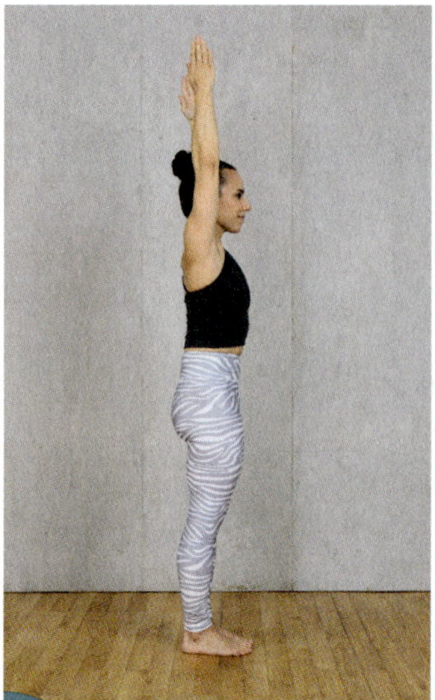

2 Berghaltung mit erhobenen Armen

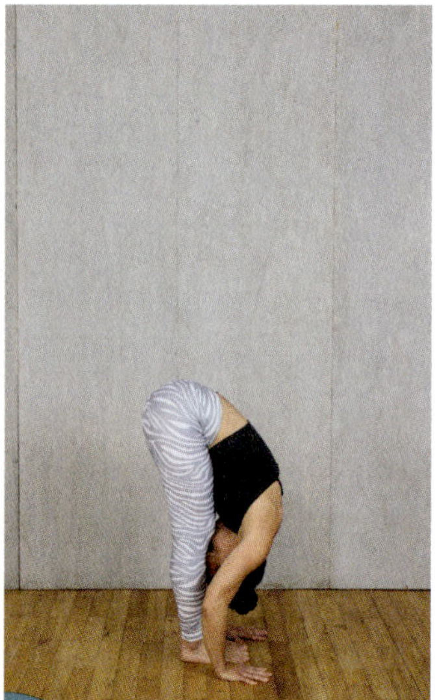

3 Stehende Vorbeuge

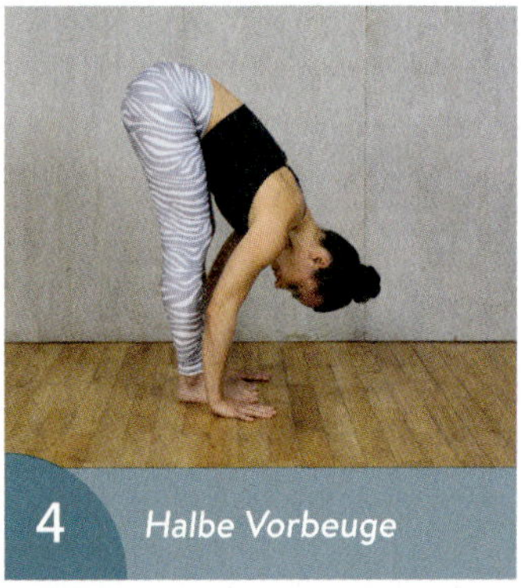

4 Halbe Vorbeuge

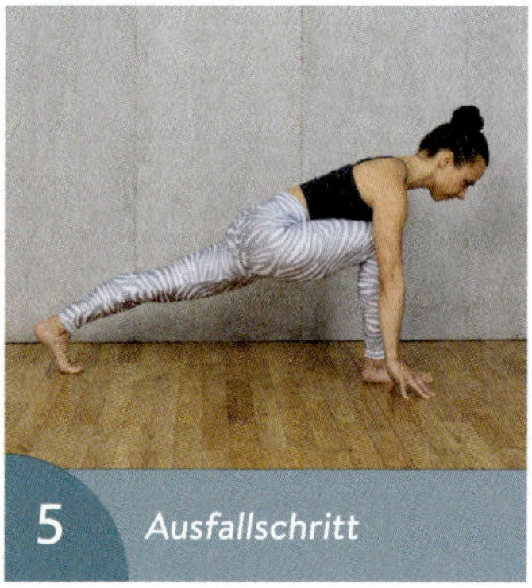

5 Ausfallschritt

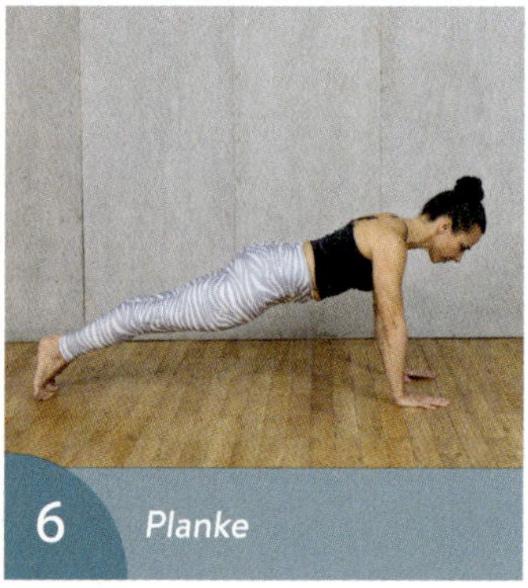

6 Planke

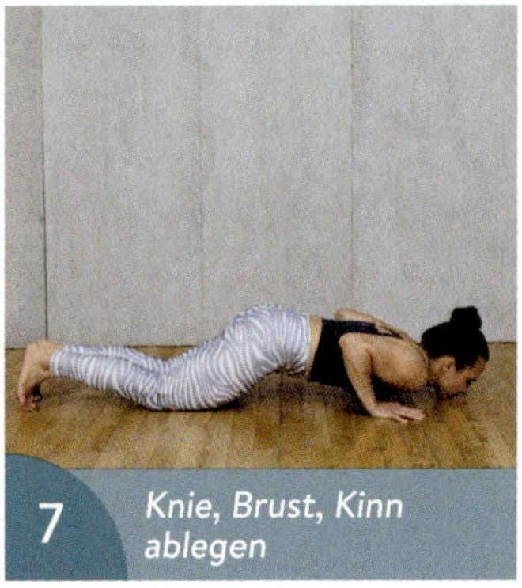

7 Knie, Brust, Kinn ablegen

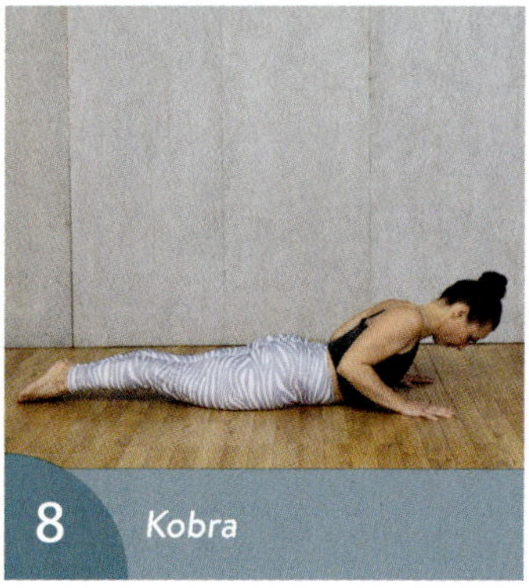

8 Kobra

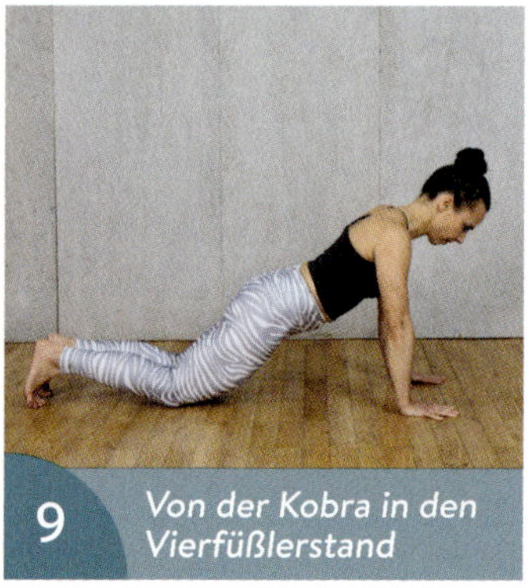

9 Von der Kobra in den Vierfüßlerstand

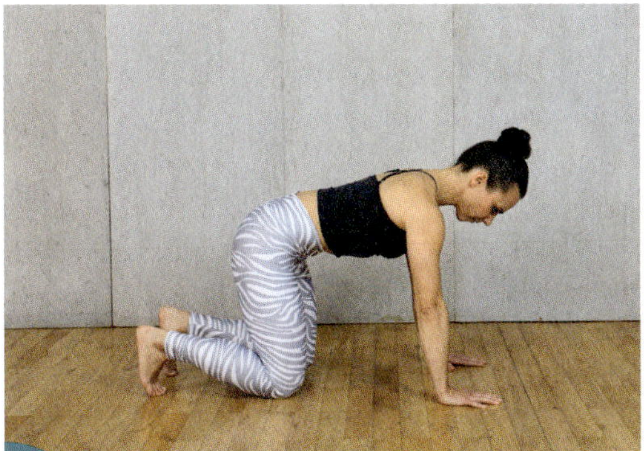
10 Vierfüßlerstand

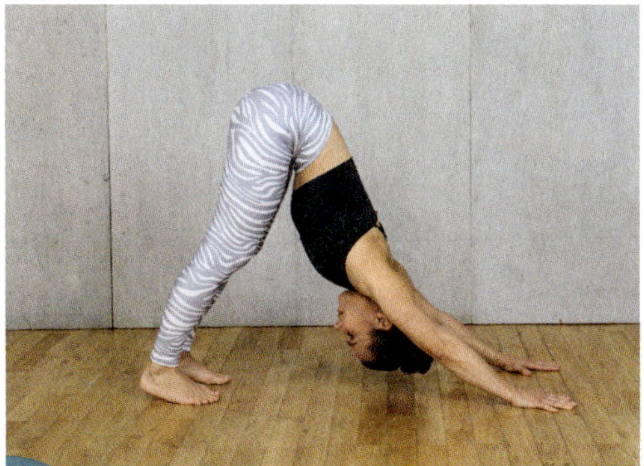
8 Herabschauender Hund

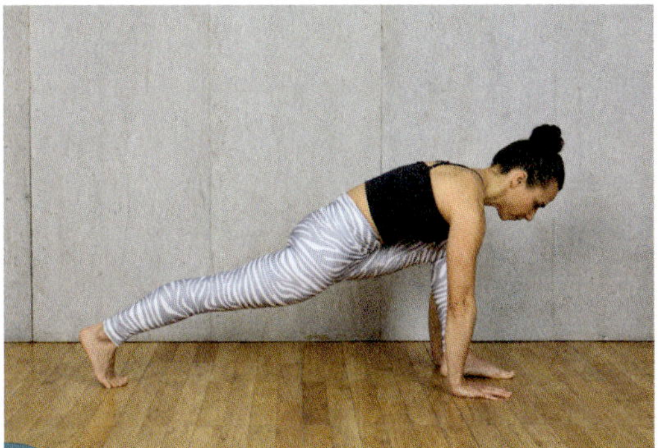
12 Ausfallschritt

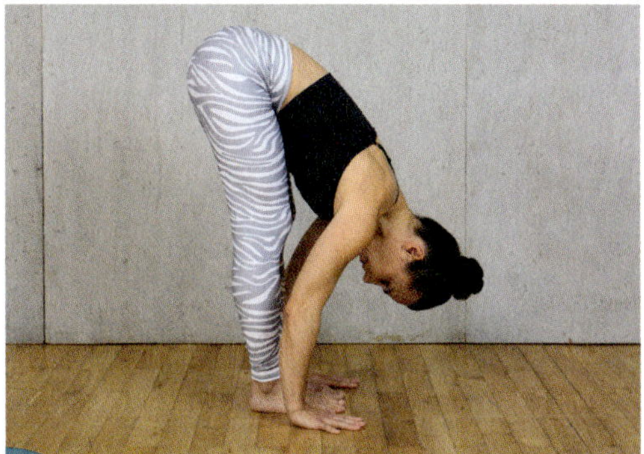
13 Halbe Vorbeuge

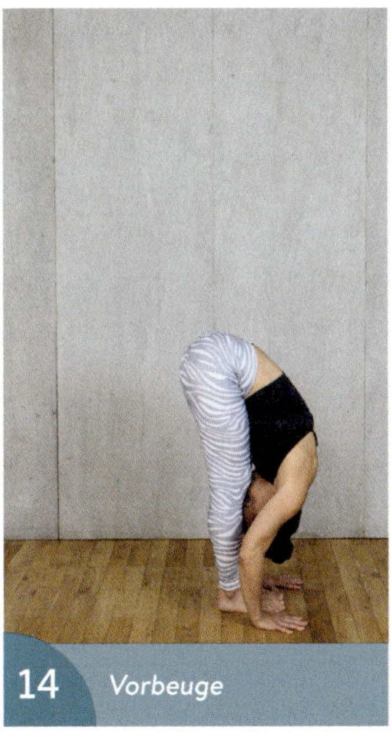
14 Vorbeuge

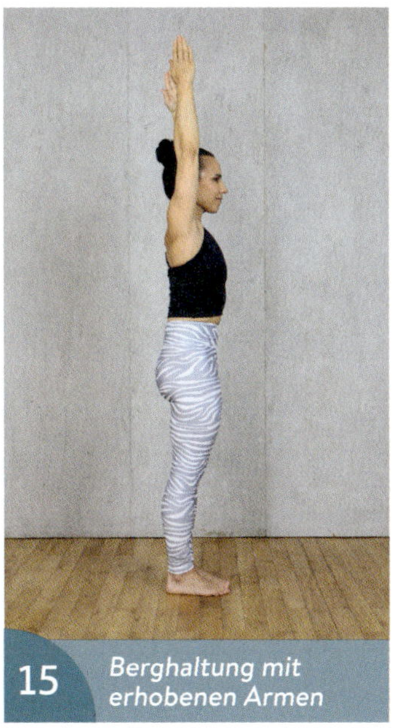
15 Berghaltung mit erhobenen Armen

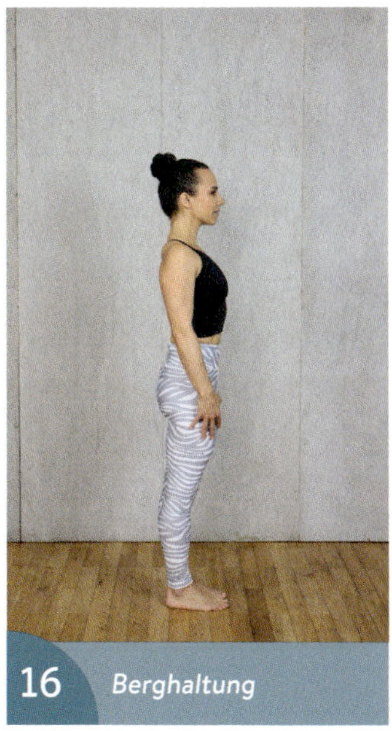
16 Berghaltung

DIE ÜBUNGEN ZUM STABILITÄTSTRAINING

Schulter-Warm-up

Wirkung: mobilisiert und kräftigt die Schulter

1. Lege dich auf den Rücken. Arme und Beine sind abgelegt.
2. Strecke die Arme senkrecht nach oben und achte darauf, dass die Handgelenke in einer Linie mit den Schultern sind. Hebe einatmend die Schultern an, der Kopf bleibt ganz entspannt am Boden liegen. Schiebe die Finger so weit wie möglich Richtung Decke. Mit der Ausatmung ziehst du die Schultern wieder zum Boden.
3. Balle nun die Hände zu Fäusten. Wiederhole die Übung genauso für 30 Sekunden.
4. Beuge zum Schluss die Handgelenke, sodass die Handflächen zur Decke und die Fingerspitzen nach hinten zeigen. Wiederhole die Übung für 30 Sekunden.

Dauer: jede Teilübung 30 Sekunden ausführen, also 90 Sekunden insgesamt

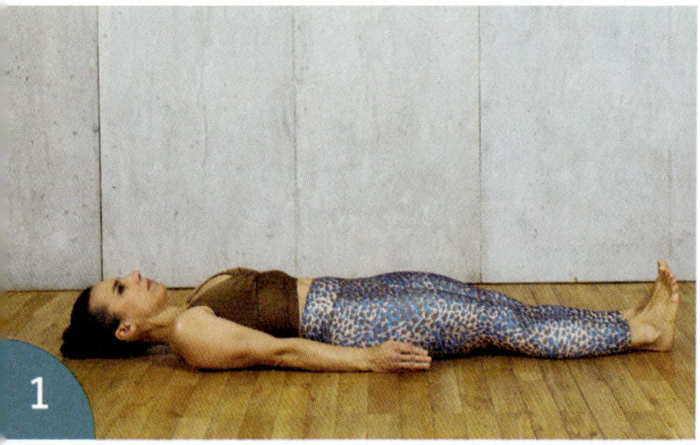

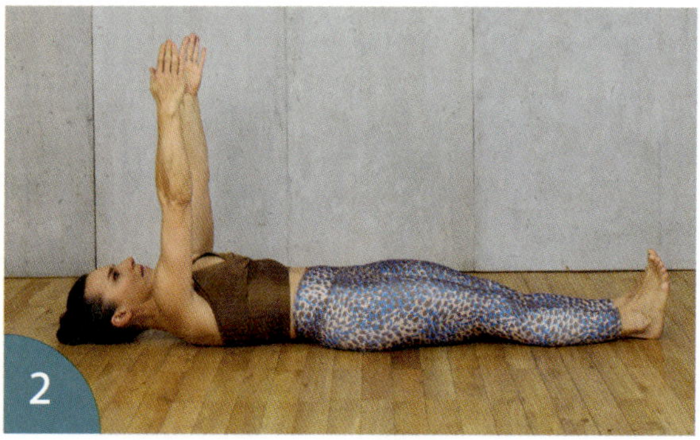

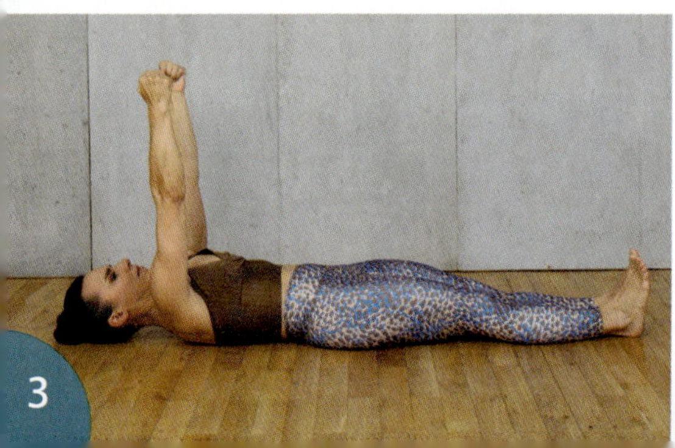

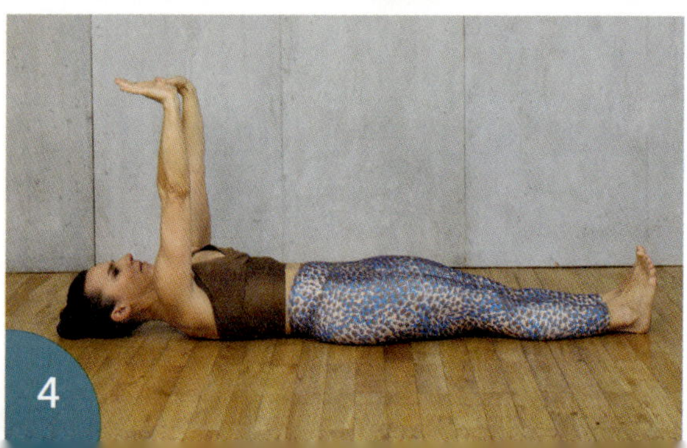

Handgelenk stärken

Wirkung: stärkt die Handgelenke, Unterarme und Schultern

1. Setze dich aufrecht auf den Boden. Strecke beide Arme nach oben. Spreize die Finger.
2. Nun schließe und öffne deine Hände im Wechsel zu Fäusten. Nimm dabei jedes Mal den Daumen mit nach innen und außen.

Dauer: 1 Minute

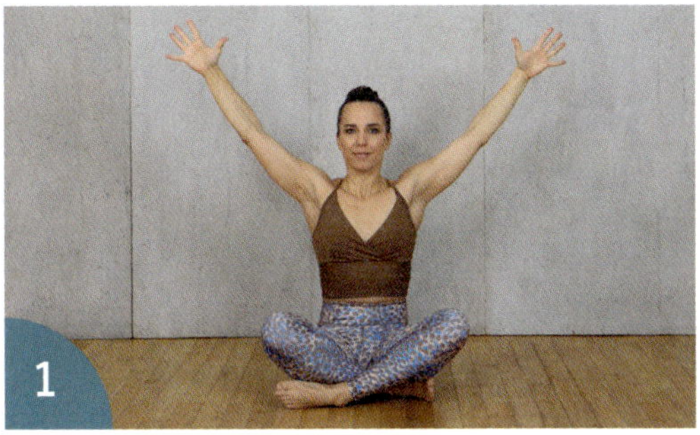

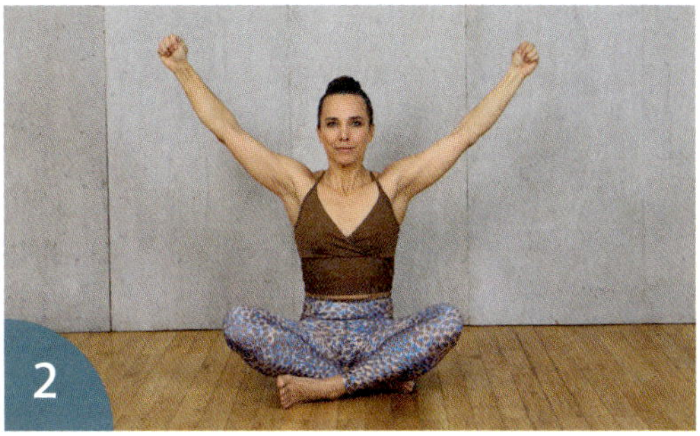

Handgelenk dehnen

Wirkung: dehnt Unterarme, mobilisiert die Handgelenke

1. Beginne im Vierfüßlerstand. Hebe eine Hand vom Boden ab und setze sie leicht versetzt mit den Fingern nach außen zeigend wieder auf den Boden ab.
2. Wandere im Wechsel nun mit deinen Händen weiter bis deine Finger zur Seite oder nach hinten zeigen. Gib etwas Druck auf deine Unterarme und schiebe dein Gesäß nach hinten.

Dauer: 10 Atemzüge

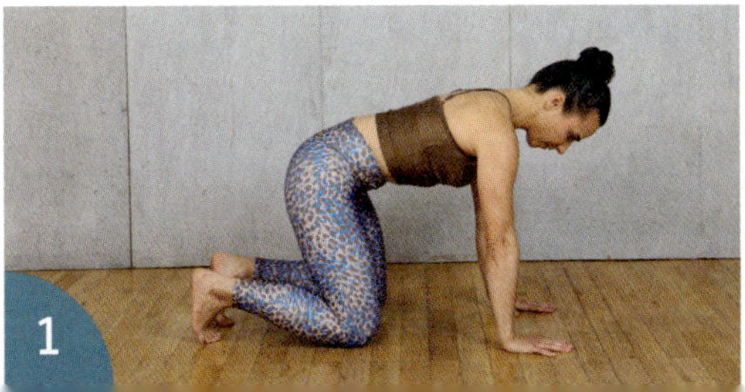

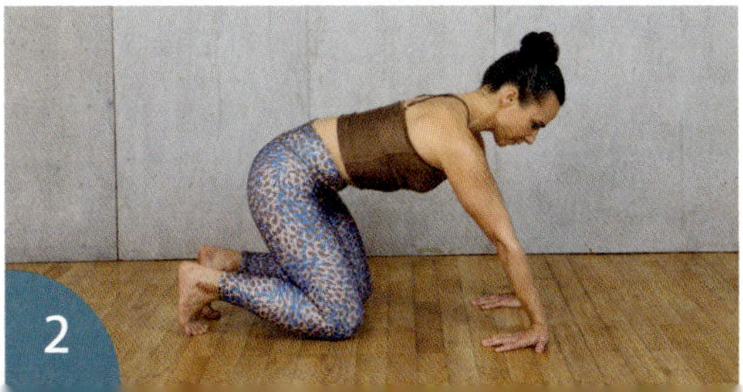

Ausfallschritt mit dynamischer Rotation

Wirkung: stärkt Quadrizeps, Oberschenkelmuskeln und Gesäßmuskeln, aktiviert die Rumpfmuskeln einschließlich der schrägen Bauchmuskeln, mobilisiert Hüfte und Schultern

1. Komme in den tiefen Ausfallschritt. Der rechte Fuß ist vorn, das Knie im 90-Grad-Winkel gebeugt. Das hintere Bein ist gestreckt.
2. Atme hier ein und lasse dann mit der Ausatmung das linke Knie nach unten bis zum Boden sinken und drehe den Rumpf nach rechts, während du den rechten Arm nach oben streckst. Atme ein und komme wieder zurück in den tiefen Ausfallschritt, das hintere Bein wieder gestreckt, die rechte Hand wieder am Boden.

Wiederholungen: dynamisch mindestens 5-mal je Seite

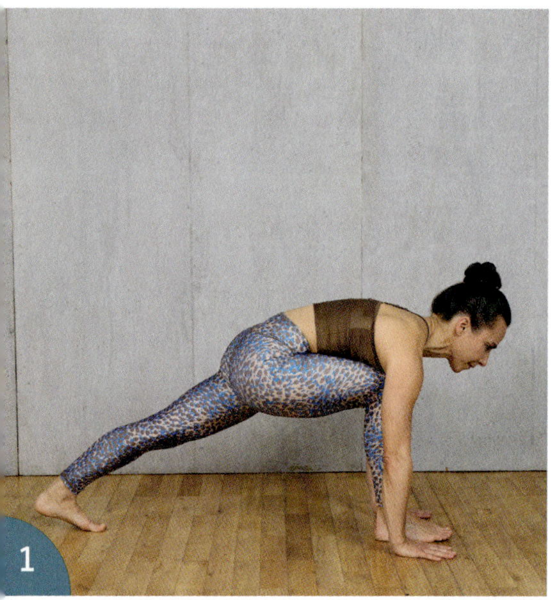

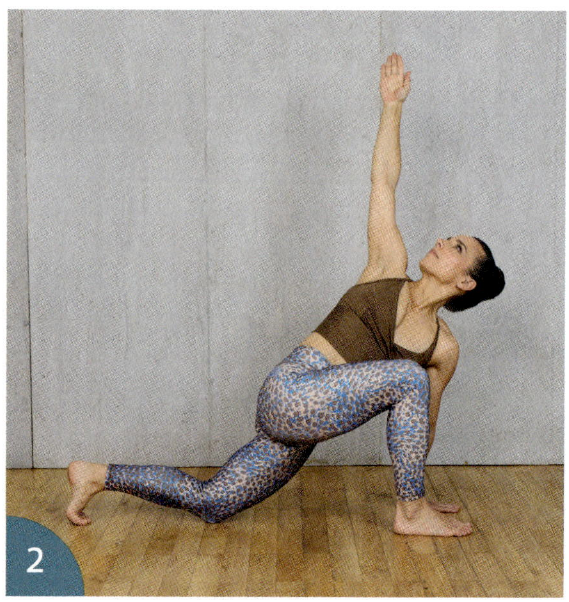

Liegestütz an der Wand

1

Wirkung: kräftigt die Schulter-, Brust- und Rückenmuskulatur, stärkt den gesamten Körper und fördert die Körperspannung

1. Stelle dich mit dem Gesicht zu einer Wand gekehrt. Strecke die Arme aus und setze die Hände etwas unterhalb der Schultern so an die Wand, dass die Unterarme parallel zum Boden ausgerichtet sind. Die Füße stehen etwas hinter den Schultern – du musst schauen, was der beste Winkel für dich ist. Wichtig ist, dass du so weit von der Wand weg stehst, dass die Arme gestreckt sind. Atme ein und spanne den Körper an wie ein Brett.
2. Beuge mit der Ausatmung die Ellenbogen nach hinten und senke dich ab, sodass sich die Nase der Wand nähert.

Wiederholungen: 8- bis 12-mal

Hinweise:

- Achte darauf, dass die Schultern nicht nach vorn fallen.
- Ziehe den Bauchnabel Richtung Wirbelsäule und das Schambein nach oben.

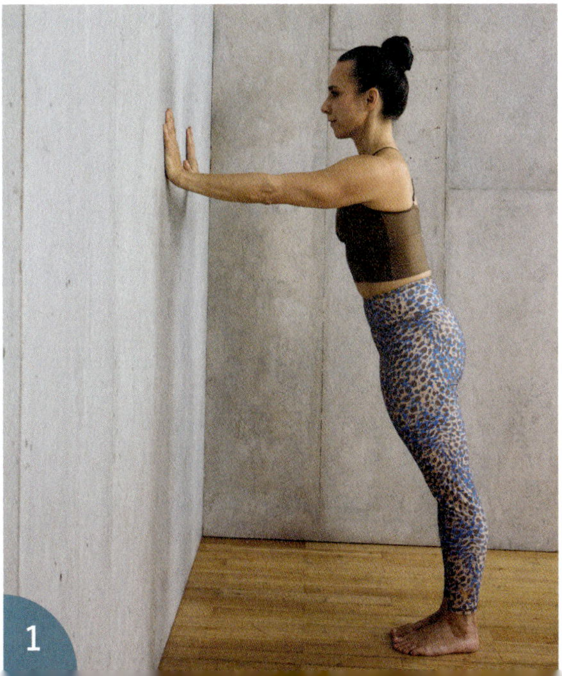

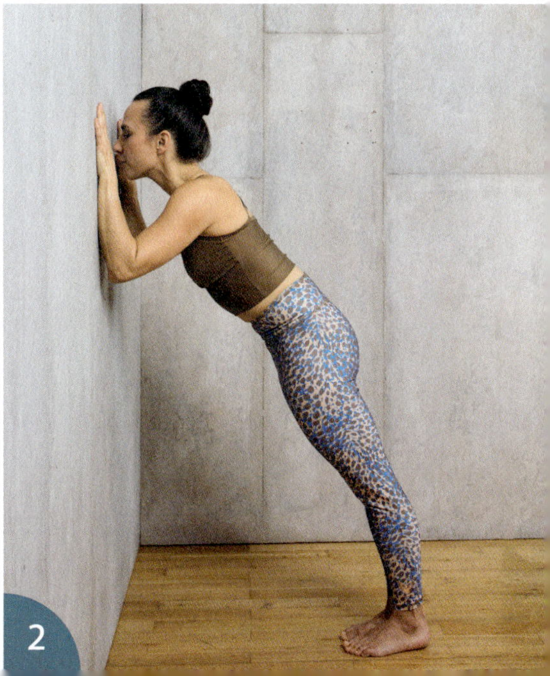

Variante:
Liegestütz an der Wand auf Zehenballen

Wirkung: kräftigt die Schulter-, Brust- und Rückenmuskulatur, stärkt den gesamten Körper und fördert die Körperspannung

1. Wenn der Liegestütz an der Wand gut klappt und du den Schwierigkeitsgrad steigern willst, komme auf die Zehenballen und führe die Übung dann genauso auf den Zehenspitzen durch, das heißt, du startest mit gestreckten Armen an der Wand.
2. Beuge die Arme, sodass sich die Nase der Wand annähert. Drücke dich kraftvoll wieder zurück in die Ausgangsposition.

Hinweis: Achte darauf, dass die Ellenbogen nicht zur Seite hin wegklappen, sondern halte sie eng am Oberkörper. Stelle dir vor, jemand stünde hinter dir und würde deine Ellenbogen sanft gegen deine Rippen schieben.

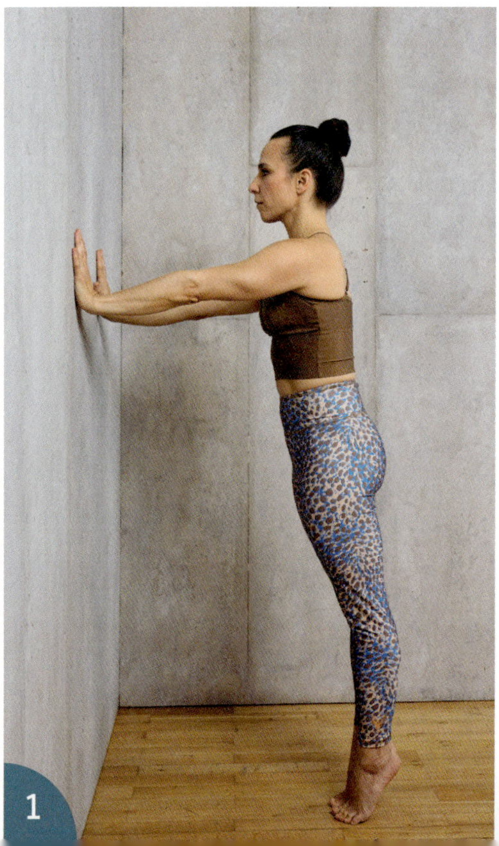

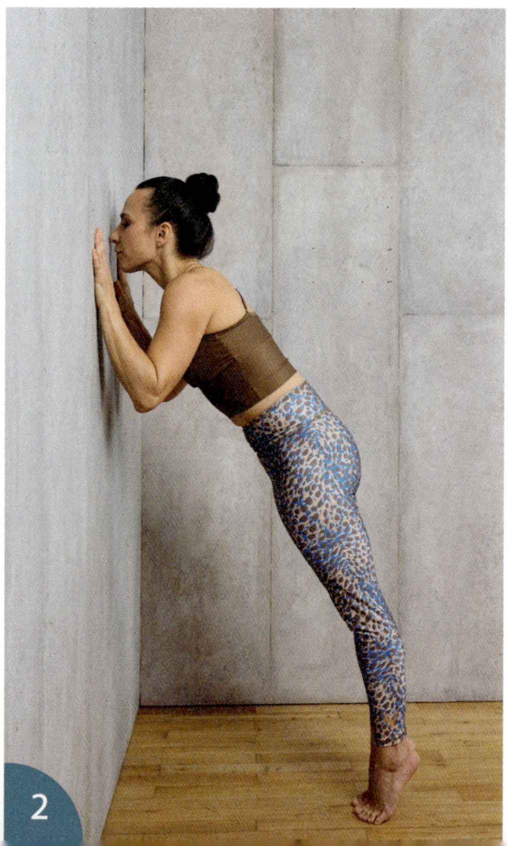

Hollow Body Hold

1 2 3

Wirkung: stärkt die Bauchmuskulatur, trainiert Schulter- und Beinmuskulatur sowie den unteren Rücken und verbessert die Körperhaltung

Lege dich flach auf den Rücken. Atme ein und strecke Arme und Beine vom Körper. Achte darauf, das Becken zu kippen, um ein Hohlkreuz zu vermeiden. Atme aus und spanne den ganzen Körper fest an. Atme ein und hebe Arme und Beine sowie den Kopf mit der nächsten Ausatmung an. Ziehe das Kinn leicht in Richtung Brust und strecke die Füße. Atme die ganze Zeit tief und halte die Bauchmuskulatur über angespannt.

Dauer: 10 tiefe Atemzüge

Hinweis: Wenn du die Spannung nicht halten kannst, positioniere die Arme seitlich neben den Körper.

Tipp

Stelle dir vor, du drückst den Bauchnabel in den Boden. So kippst du das Becken und schließt den Hohlraum zwischen unterem Rücken und Boden.

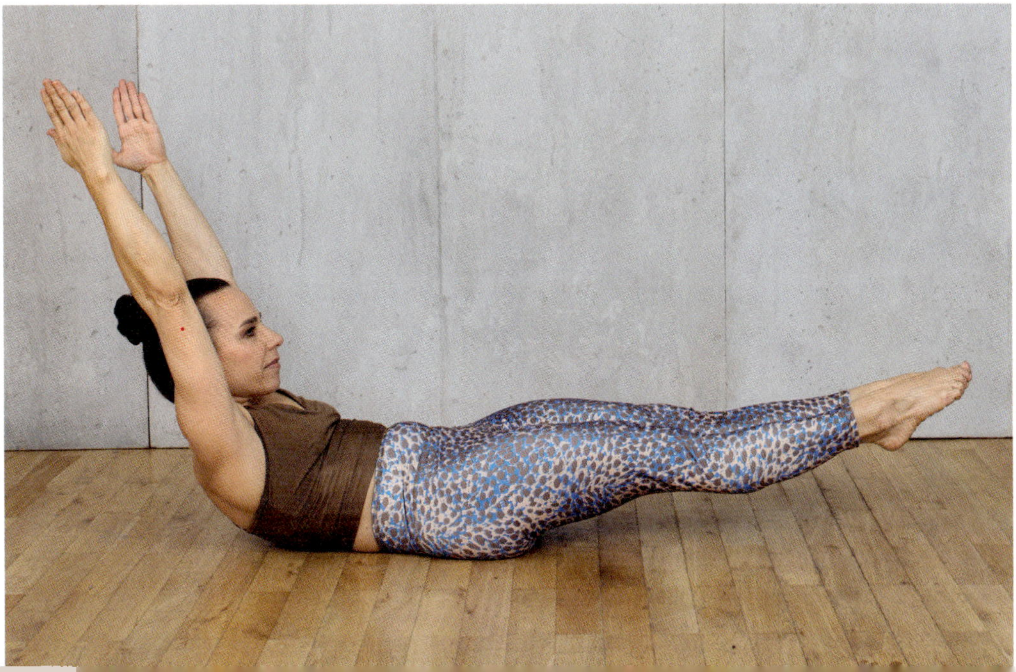

Hollow Body Hold mit Single Leg Crunch

Wirkung: stärkt die Bauchmuskulatur, den Hüftbeuger und den Rückenstrecker, verbessert die Körperhaltung und stärkt das Selbstbewusstsein

1. Lege dich auf den Rücken. Atme ein und strecke Arme und Beine vom Körper weg. Kippe das Becken, um ein Hohlkreuz zu vermeiden. Atme aus und spanne den ganzen Körper fest an. Atme ein und hebe Arme und Beine sowie den Kopf mit der nächsten Ausatmung an. Bleibe hier für die nächste Einatmung. Ziehe das rechte Knie mit der Ausatmung zur Brust, und führe einen Crunch aus. Nimm die Arme dabei mit und hebe die Schultern und den Oberkörper noch höher. Aktiviere das Zentrum. Komm mit der Einatmung zurück in den Hollow Hold.
2. Beuge mit der Ausatmung das linke Knie und hebe den Oberkörper an, während du die Arme nach vorn führst.

Wiederholungen: 8 Wiederholungen je Seite

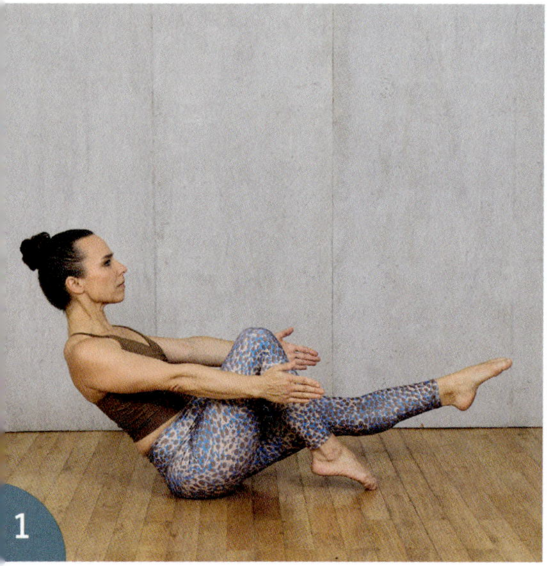
1

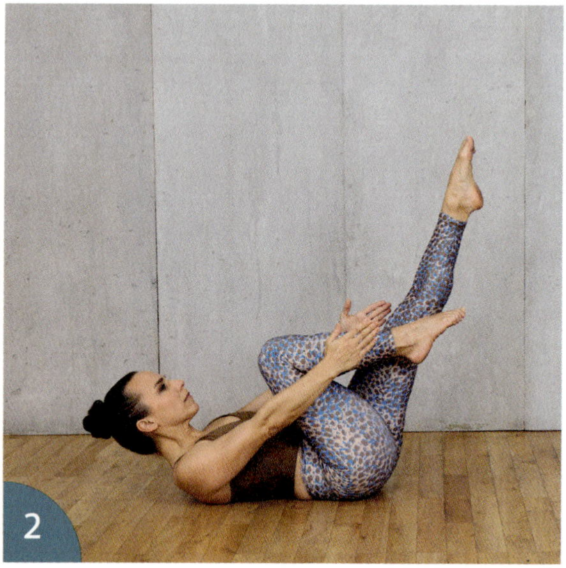
2

Bärengang

Wirkung: stärkt die gesamte Rumpfmuskulatur, vor allem die Schultern, den Trizeps sowie die Brust

1. Komme in den Vierfüßlerstand. Platziere die Hände direkt unter den Schultern, die Knie unter den Hüften. Achte darauf, dass die Position des Beckens den unteren Teil der Wirbelsäule neutral hält. Ziehe die Schulterblätter nach unten Richtung Hüften, hebe den Brustkorb an und spanne die unteren Trapezmuskeln an.
2. Hebe nun die Knie etwa 3 bis 5 Zentimeter weg vom Boden und halte die Bauchmuskulatur aktiv. Führe nun gleichzeitig das rechte Bein und den linken Arm 10 bis 12 Zentimeter nach vorn.
3. Führe die gleiche Bewegung mit dem linken Bein und dem rechten Arm durch.

Wiederholungen: mindestens 10-mal

Hinweise:

- Halte Wirbelsäule, Becken und Kopf neutral.
- Im Bärengang geht es darum, sich vorwärts zu bewegen, ohne dass die Wirbelsäule sich bewegt. Der rechte Arm bewegt sich immer gleichzeitig mit dem linken Bein und umgekehrt. Die Vorwärtsbewegung geht von den Hüften und Knien aus, die Arme federn den Aufprall ab.

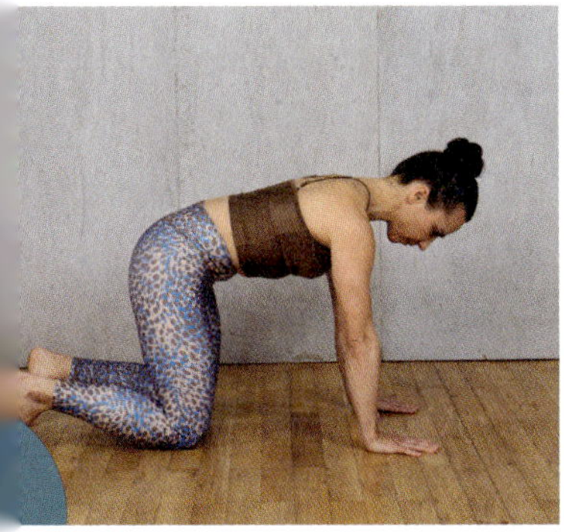

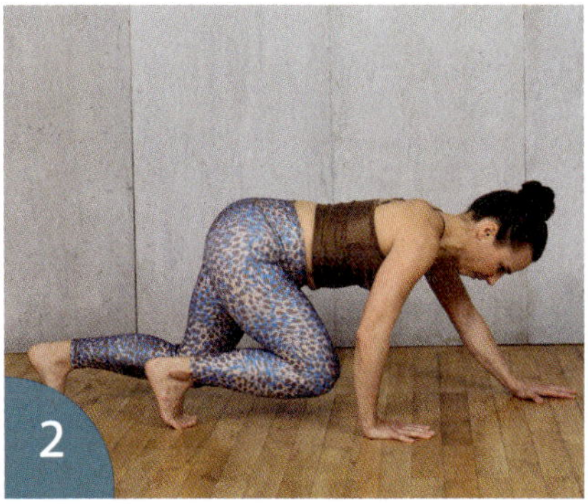

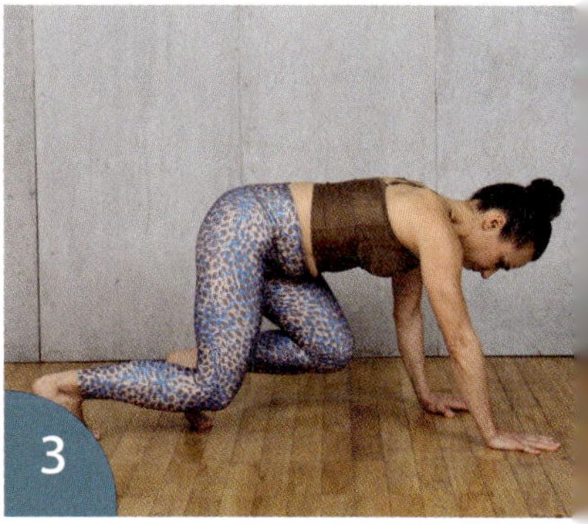

Vom Kind in den Yoga-Push-up 1 2 3

Wirkung: kräftigt die Brust, Schultern, Trizeps und Rumpfmuskulatur, dehnt die Rücken und Hüften

1. Komme in den Vierfüßlerstand. Stelle die Zehen – anders als in der klassischen Stellung des Kindes – auf dem Boden auf. Hebe die Knie vom Boden ab und drücke die Zehen noch mal fester in den Boden.
2. Schiebe das Gesäß mit der Einatmung nach hinten Richtung Fersen.
3. Schiebe dich mit der Ausatmung nach vorn, strecke die Beine und drücke die Fersen nach hinten. Halte die Handflächen fest auf die Matte gedrückt und beuge dann die Ellenbogen in einen 90-Grad-Winkel. Spanne den Körper ganz fest an, das Zentrum ist aktiviert. Schiebe das Gesäß mit der nächsten Einatmung wieder zurück in die modifizierte Haltung des Kindes.

Wiederholungen: 5- bis 8-mal

Hinweis: Komme, wenn du alle Wiederholungen ausgeführt hast, in die gewöhnliche Stellung des Kindes und ruhe dich für einen Moment aus.

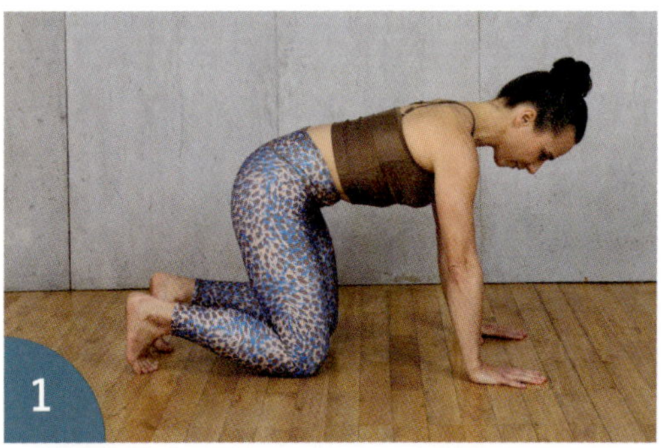
1

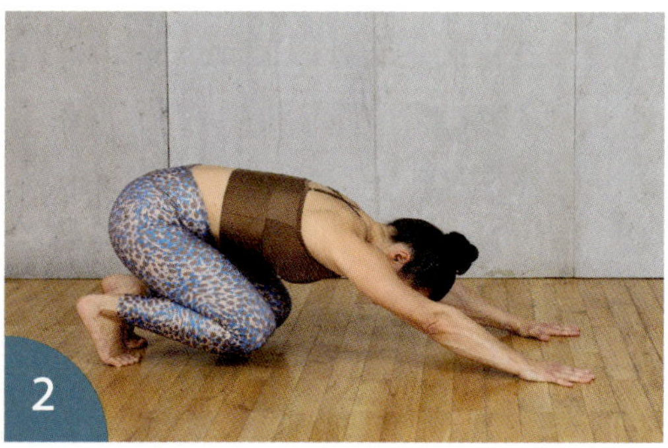
2

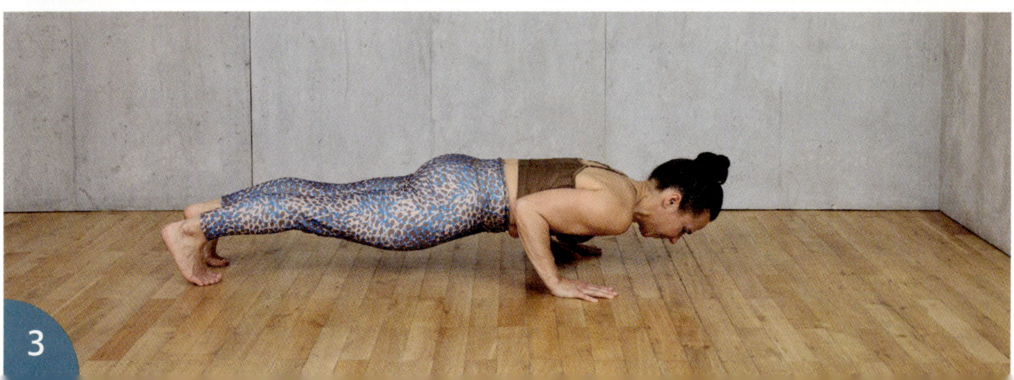
3

Liegender Twist dynamisch

Wirkung: kräftigt Oberkörper, Gesäß und Beine, aktiviert den Schultergürtel

1. Lege dich auf den Rücken. Strecke das rechte Bein aus, winkle das linke Bein an und stelle den Fuß neben dem rechten Knie auf. Breite die Arme neben dem Körper aus. Drehe die Handflächen nach oben.
2. Ziehe das rechte Bein nun seitlich ungefähr auf Hüfthöhe mit der Ausatmung, löse die linke Schulter vom Boden und drehe den Oberkörper mit nach rechts. Führe die Fingerspitzen beider Hände zum rechten Fuß und schaue zu den Zehenspitzen des rechten Fußes.
3. Atme ein und lege die linke Schulter wieder am Boden ab. Öffne die Arme zu beiden Seiten. Führe den linken Arm zurück zur Seite, während du gleichzeitig das linke Bein möglichst gestreckt zu den Fingerspitzen der rechten Hand schwingst.

Wiederholungen: 10-mal je Seite im dynamischen Wechsel

Hinweis: Dein Blick folgt immer der Hand, die die Bewegung führt.

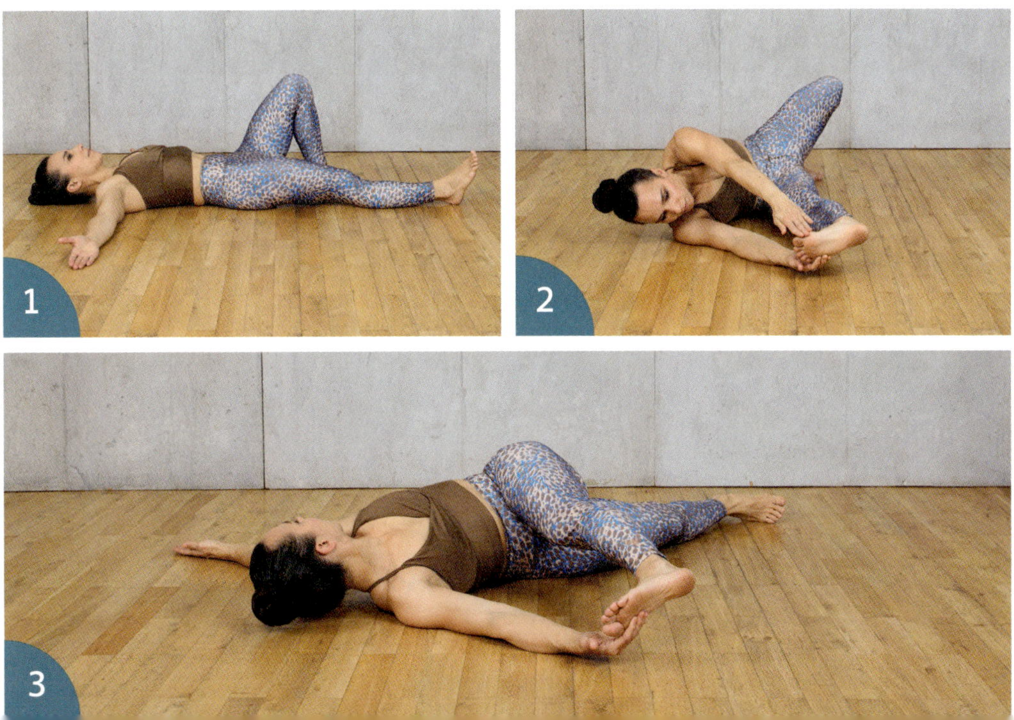

Entlastung für die Beine

1 2 3

Wirkung: stärkt Rücken- und Bauchmuskulatur, schafft Raum zwischen den Wirbelkörpern und wirkt auf energetischer Ebene zentrierend, beruhigend

Lege dich auf den Rücken. Laufe mit den Füßen zum Gesäß heran und strecke dann die Beine senkrecht in Richtung Decke. Presse die unteren Rippen in den Boden und strecke die Lendenwirbelsäule. Drücke den unteren Rücken gegen den Boden, um nicht in ein Hohlkreuz zu fallen. Neige das Kinn sanft Richtung Brust, um Länge in den Nacken zu bringen. Presse die Oberarme kraftvoll in die Matte hinein. Halte die Füße in einer Linie direkt über dem Becken. Atme ganz ruhig. Ziehe nach der Übung die Knie zur Brust und entspanne dich.

Dauer: mindestens 10, idealerweise 20 tiefe Atemzüge

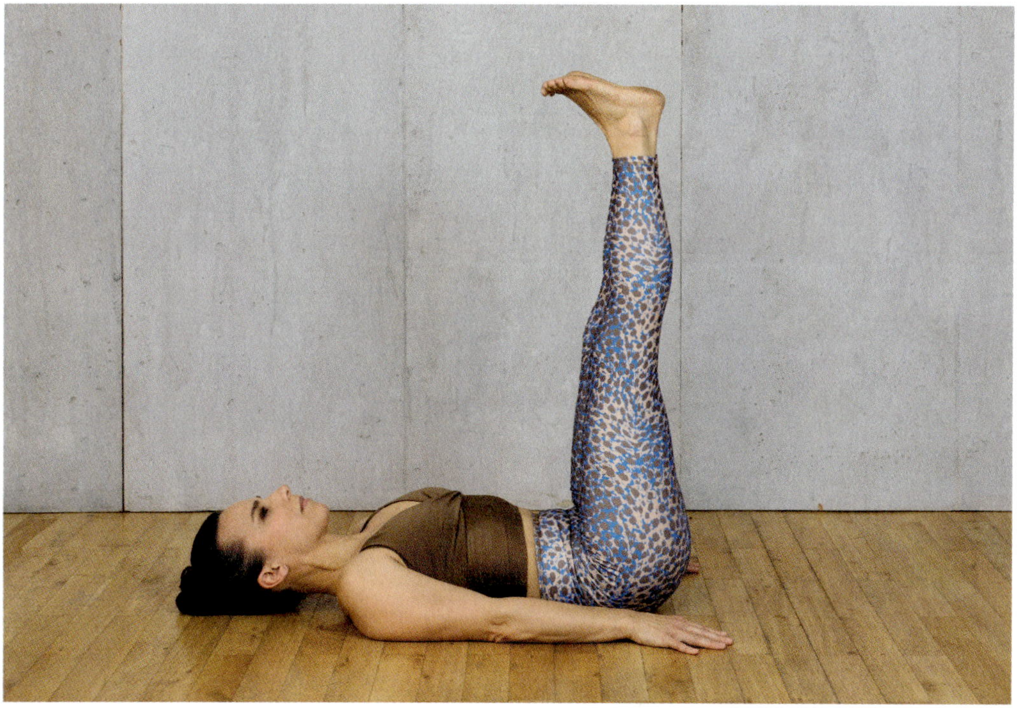

Planke am Stuhl

1 2 3

Wirkung: stärkt die Bauchmuskulatur und den Latissimus

Stütze die Hände auf einen stabilen Stuhl. Laufe dann langsam mit den Füßen nach hinten vom Stuhl weg, bis du in einer Stützhaltung stehst. Ziehe den Bauchnabel nach innen, um den Rücken zu schützen. Halte den ganzen Körper in einer geraden Linie. Der Kopf bleibt in Verlängerung der Wirbelsäule. Drücke die Handflächen in den Stuhl und atme tief. Setze danach die Knie langsam zurück auf den Boden.

Dauer: 20 bis 30 Sekunden

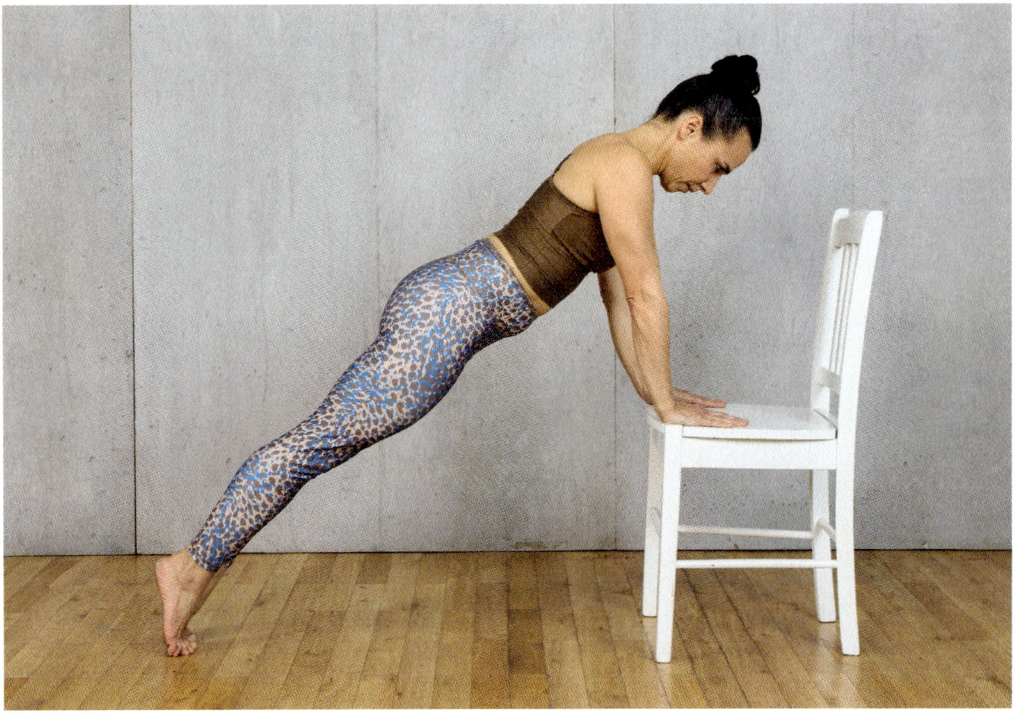

Planke mit Schulterantippen

1 2 3

Wirkung: kräftigt Bauch, Rücken, Brust, Trizeps, Beine und besonders Schultern

1. Stütze dich auf die Hände auf dem Boden. Stelle die Füße ungefähr hüftbreit voneinander auf, also platziere sie etwas weiter auseinander als in der klassischen Planke. Halte den Kopf in Verlängerung der Wirbelsäule. Mache den Körper fest wie ein Brett, drücke die Hände in den Boden und schiebe die Fersen nach hinten. Atme tief ein und verlagere das Gewicht auf die linke Hand. Führe die rechte Hand mit deiner Ausatmung zur rechten Schulter. Tippe die Hand kurz auf die Schulter und setze die Hand mit der Einatmung wieder auf dem Boden ab.
2. Atme aus und führe nun die linke Hand zur rechten Schulter. Versuche die ganze Zeit, den Körper in einer geraden Linie zu halten.

Wiederholungen: 5 bis 10 Wiederholungen im Wechsel

Hinweise:

- Hüfte und Becken bleiben neutral.
- Achte auf die Bauchspannung und darauf, nicht im Rücken durchzuhängen.

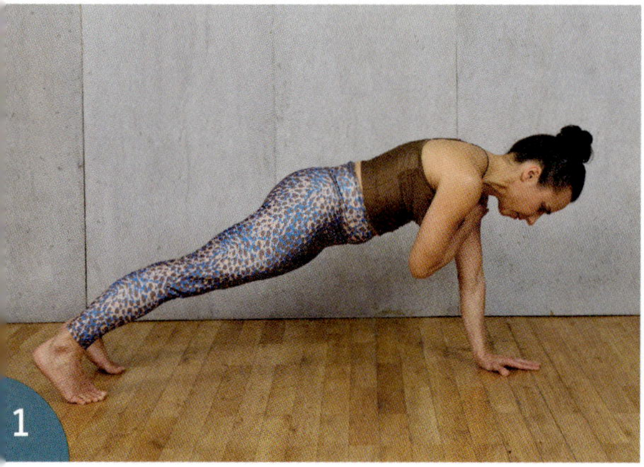

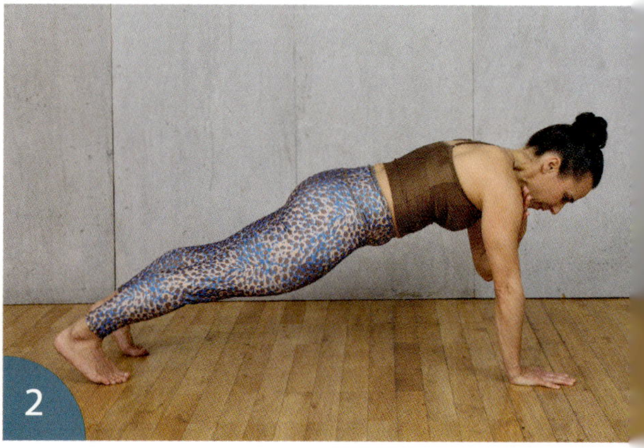

Bergsteiger

1 2 3

Wirkung: stärkt Beine, Hüftbeuger, Bauchmuskeln, den unteren Rücken, Brustmuskeln und die Arme, stabilisiert die Wirbelsäule

1. Komme in die Planke. Platziere die Hände dabei direkt unter den Schultern. Halte den Kopf in Verlängerung des Rückens, richte den Blick zum Boden. Die Füße sind ungefähr hüftbreit aufgestellt.
2. Ziehe nun aus der Planke abwechselnd die Knie möglichst schnell nach vorn. Halte das lange Bein immer komplett gestreckt, während das andere angewinkelt wird.

Dauer: 40 Sekunden durchziehen

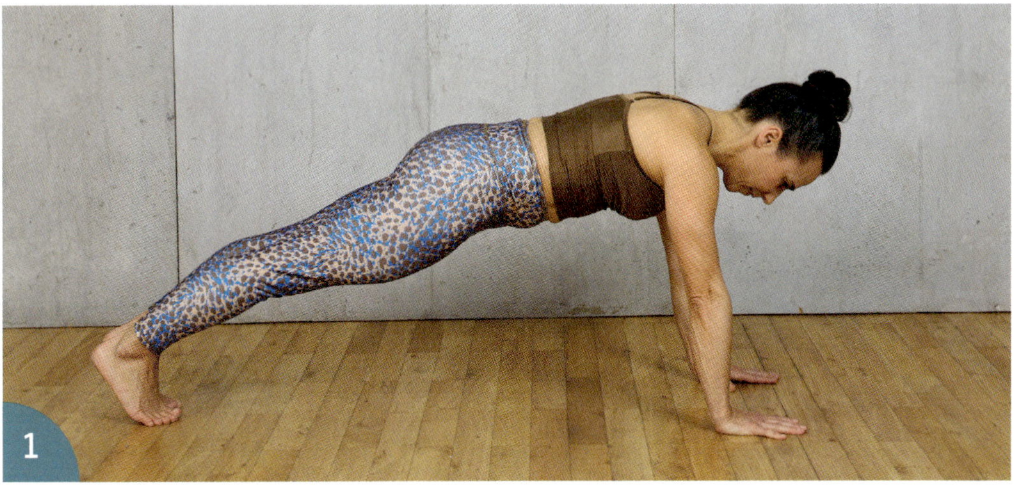

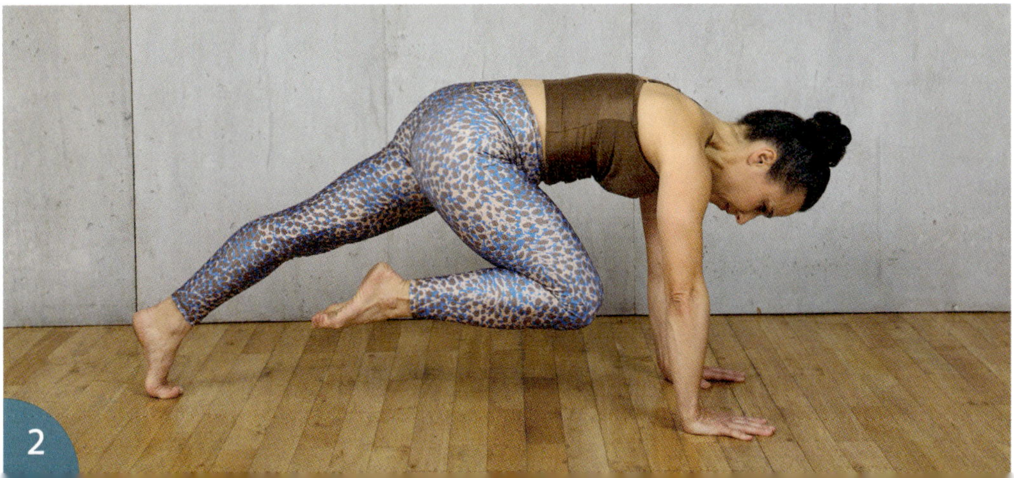

Säge

1 2 3

1. Lege dich auf den Bauch. Winkle die Unterarme an, platziere die Ellenbogen unter den Schultern, falte die Hände und stelle die Zehen auf. Aktiviere den Core, hebe die Körpermitte vom Boden, der ganze Körper ist angespannt. Drücke die Zehen in den Boden. Atme aus und schiebe den Oberkörper in einer gerade Linie nach vorn. Atme ein, komme zurück in die Ausgangsposition.
2. Atme aus und schiebe Fersen und Schultern nach hinten, komme mit der Einatmung wieder zurück in die Ausgangsposition.

Wiederholungen: 5-mal den ganzen Bewegungsablauf

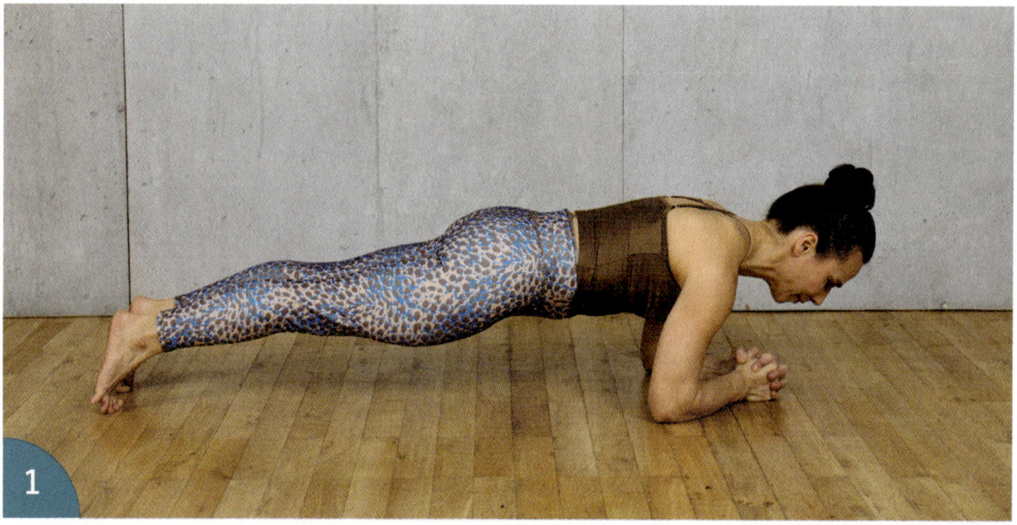

1

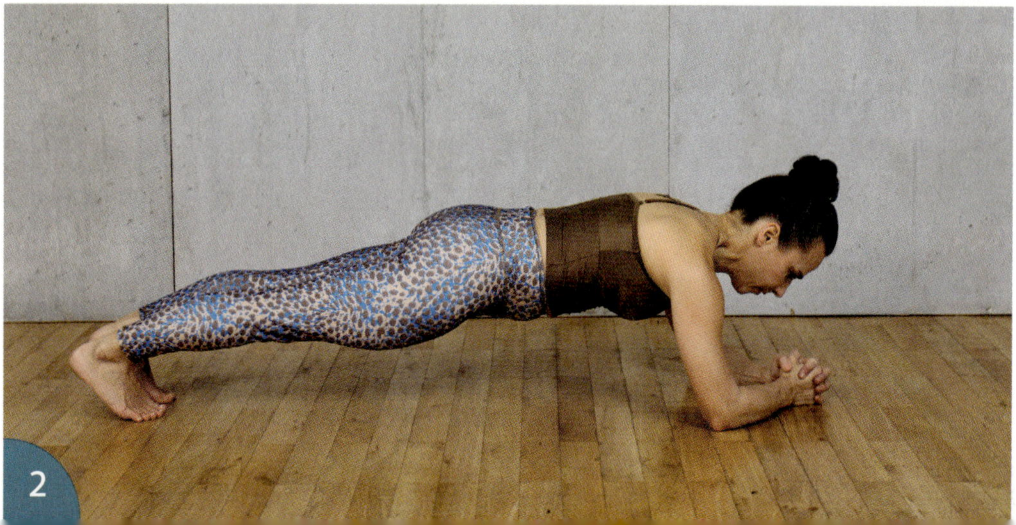

2

Scheibenwischer

1 2

Wirkung: kräftigt die schräge Bauchmuskulatur, stärkt Hüftbeuger und Beine, beugt Rückenschmerzen vor

1. Lege dich flach auf den Rücken und strecke die Beine nach oben. Lege die Arme seitlich neben dem Körper ab und drücke die Handflächen in den Boden. Beuge die Knie im 90-Grad-Winkel und drücke die Oberschenkel zusammen. Atme ein. Ziehe den Bauchnabel nach innen. Drücke den unteren Rücken aktiv in den Boden.
2. Lasse dann mit der Ausatmung die Knie langsam und kontrolliert nach rechts sinken, als wären sie langsame Scheibenwischer. Versuche, die Schulterblätter die ganze Zeit fest in den Boden zu drücken. Führe die Beine nur dann bis zum Boden, wenn sich die gegenüberliegende Schulter nicht vom Boden abhebt.
3. Kehre die Richtung um, komme mit der Einatmung zurück in die Ausgangsposition und lasse dann mit deiner nächsten Ausatmung die Knie nach links sinken.

Wiederholungen: 20-mal je Seite

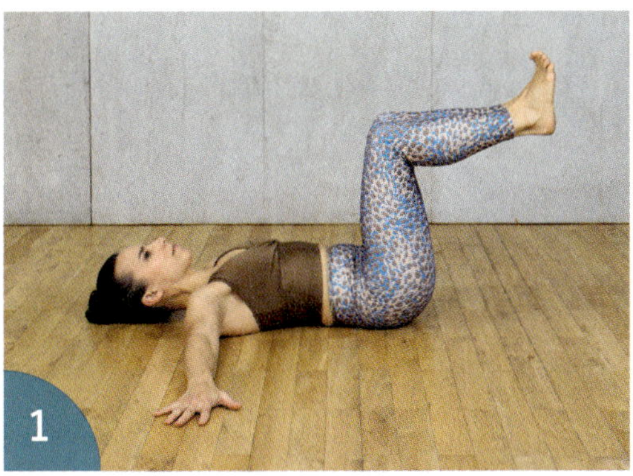

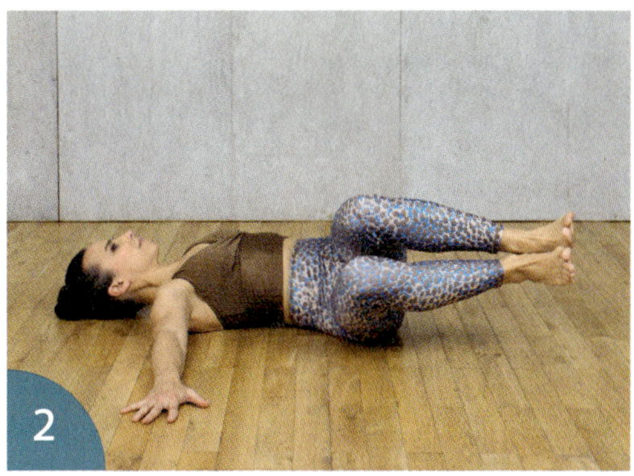

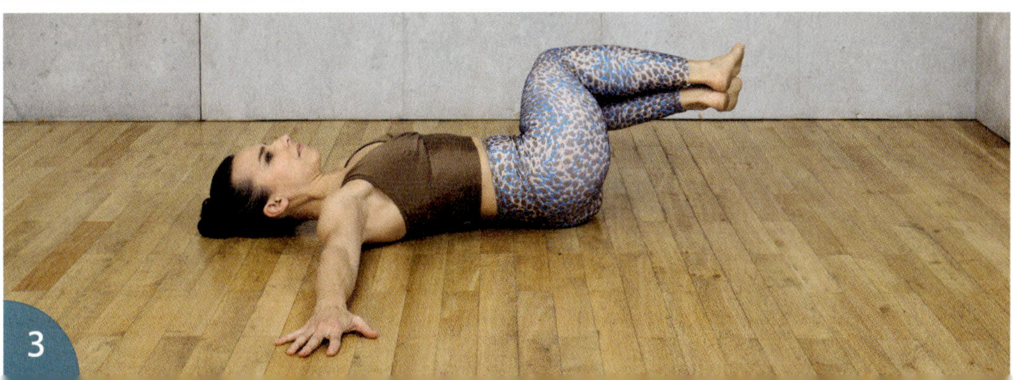

Variante: Langes Beinpendel

1. Strecke deine Beine gerade nach oben aus und ziehe die Zehen zu dir ran.
2. Lasse die lang gestreckten Beine nun langsam von Seite zu Seite pendeln.

Hinweise:

- Hier ist ganz wichtig, dass du darauf achtest, dass die gegenüberliegende Schulter nicht vom Boden abhebt.
- Lasse die Beine nur so weit zur Seite sinken, wie es dir möglich ist, beide Schultern am Boden zu halten.
- Führe diese Übung keinesfalls zu schnell oder ruckartig aus.

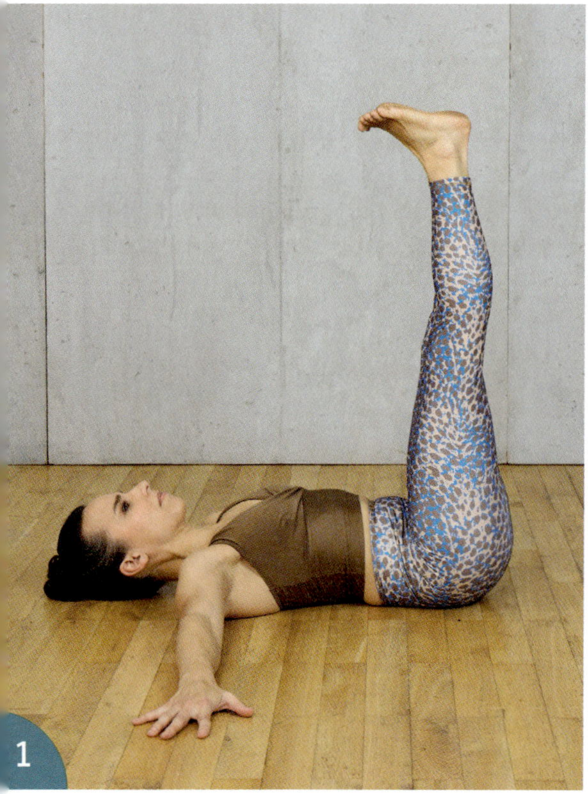

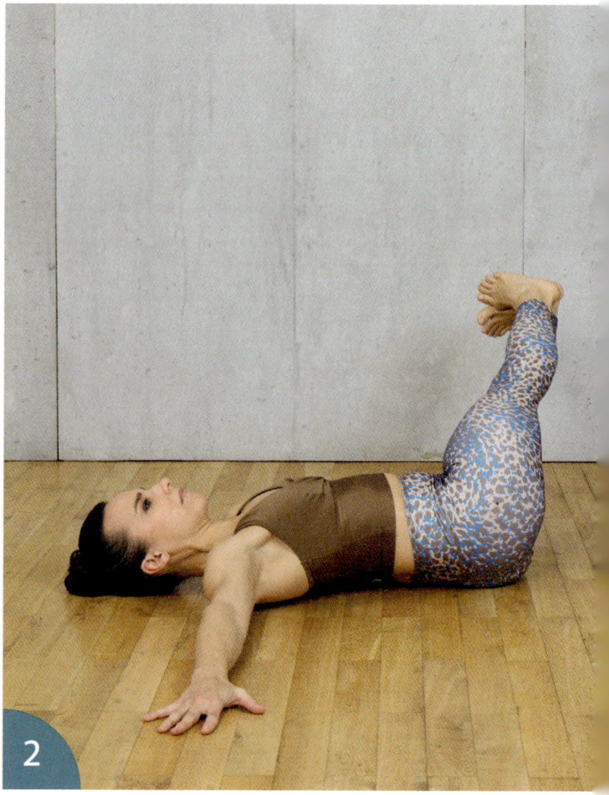

Delfin-Unterarmstütz

1 2 3

Wirkung: dehnt den breiten Rückenmuskel, den hinteren Teil des Deltamuskels, den großen Rundmuskel, den großen Brustmuskel und die Beinrückseiten (Delfin) und stärkt den gesamten Rumpf (Unterarmstütz), kräftigt Schultern und Arme

1. Komme zunächst in den Vierfüßlerstand. Lege die Unterarme parallel zueinander vor dir ab. Richte die Ellenbogen etwa unter den Schultern aus. Verschränke die Hände und stelle die Zehen auf. Atme aus und hebe die Knie vom Boden ab. Beuge die Beine und schiebe das Gesäß nach hinten und oben. Drücke dich aktiv von den Unterarmen her ab und von der Matte weg. Schiebe den Rumpf bis in die Sitzknochen nach hinten und in die Länge und das Brustbein weg vom Boden. Ziehe die Schulterblätter in die Breite und Richtung Becken. Dehne die Beine von den Innenseiten der Fußgelenke her nach oben in die Leisten und ziehe die Ellenbogen gefühlt zueinander. Halte den Nacken entspannt.
2. Atme ein und komme von hier aus in den Unterarmstütz. Bleibe stabil in der Körpermitte, stelle dir vor, du bist ganz gerade wie ein Brett. Beuge dann die Knie, drücke die Unterarme noch stärker in den Boden und schiebe das Gesäß mit der nächsten Ausatmung wieder zurück in den Delfin. Wechsle zwischen beiden Positionen hin und her.

Wiederholungen: 5-mal

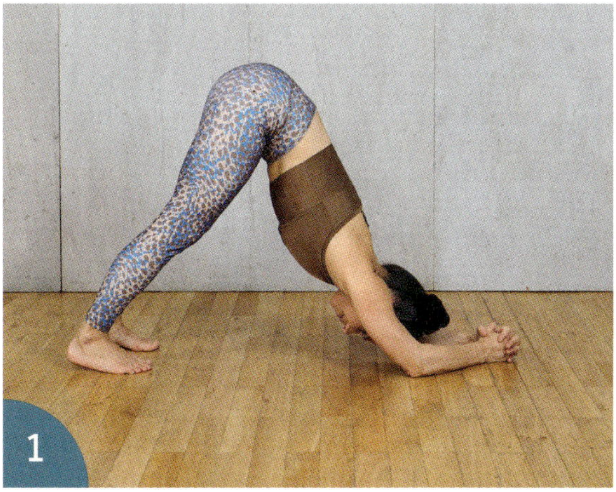

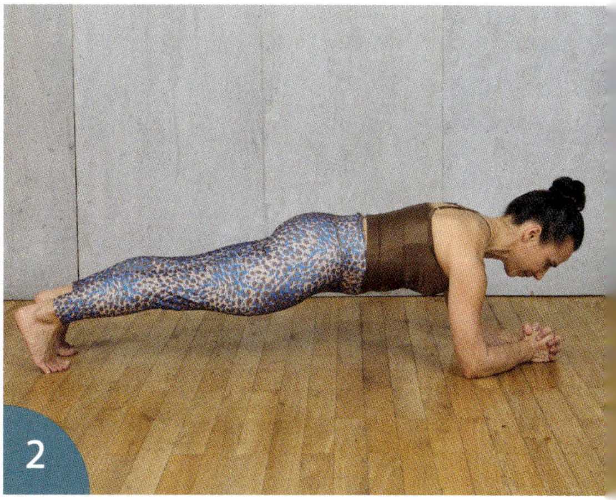

Liegender Skorpion

1 2 3

Wirkung: dehnt Quadrizeps, Hüftbeuger und Brust, öffnet die Schulter

1. Lege dich bäuchlings hin und strecke die Arme zu beiden Seiten aus, sodass dein Körper eine T-Form bildet.
2. Atme ein und hebe das linke Bein an. Beuge das Knie und führe den linken Fuß mit der Ausatmung über das rechte Bein in Richtung der linken Hand. Drücke die Fingerkuppen der linken Hand fester in den Boden und spüre, wie sich die Dehnung im Bereich der Schultern verändert. Ziehe die Schulter nach hinten unten und weg vom Ohr. Drehe gleichzeitig den Oberkörper nach links. Komme mit einer Ausatmung langsam zurück in die Ausgangsposition.

Dauer: 5 bis 10 tiefe Atemzüge je Seite

Hinweis: Wenn du möchtest, kannst du die Arme auch im 90-Grad-Winkel gebeugt am Boden ablegen.

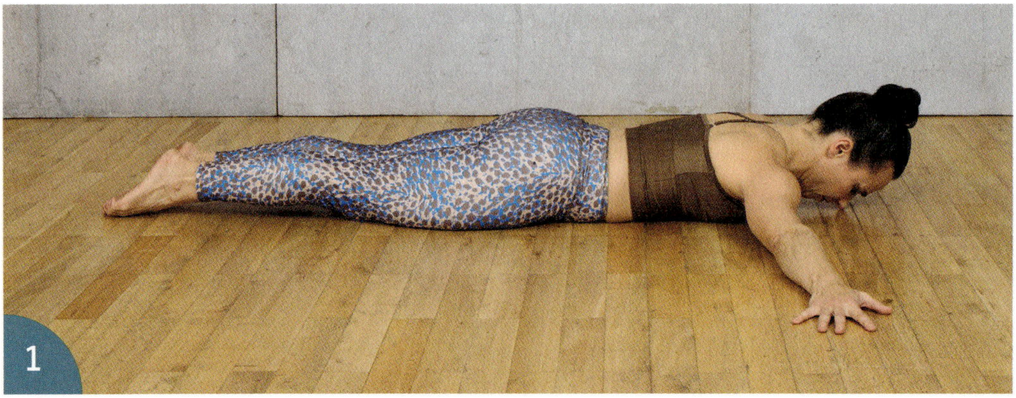
1

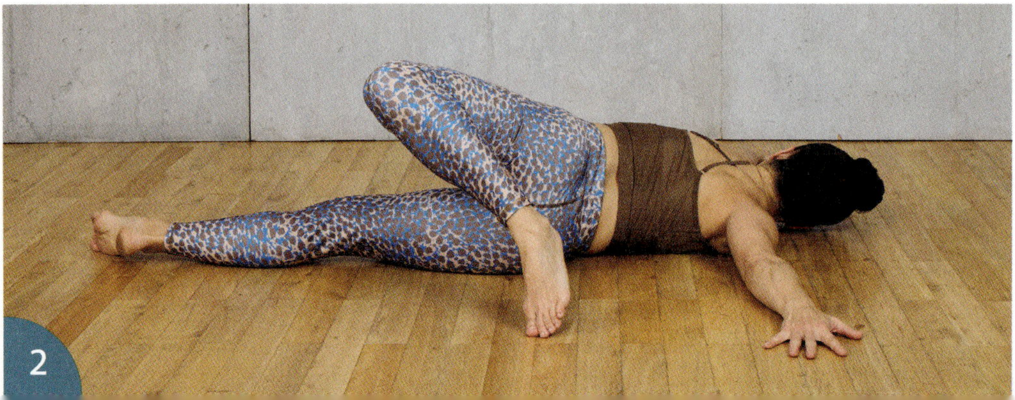
2

Unterarmstütz

1 2 3

Wirkung: stärkt die Rumpf-, Brust-, Schultermuskulatur sowie den Bizeps

Lege dich auf den Bauch und stütze die Ellenbogen direkt unter den Schultern auf der Matte ab. Stelle die Zehenspitzen auf und spanne die Bauch- und Gesäßmuskulatur an und drücke den Körper mit der Ausatmung vom Boden weg. Ziehe den Bauchnabel Richtung Wirbelsäule. Halte das Gesäß auf einer Linie mit den Fersen und den Schultern. Halte den Kopf in Verlängerung der Wirbelsäule, den Blick auf die Matte gerichtet. Schiebe die Fersen Richtung Wand hinter dir. Stelle dir vor, du würdest – ohne die tatsächliche Position zu verändern – Ellenbogen und Zehenspitzen zusammenziehen. Atme bewusst.

Dauer: 20 Sekunden

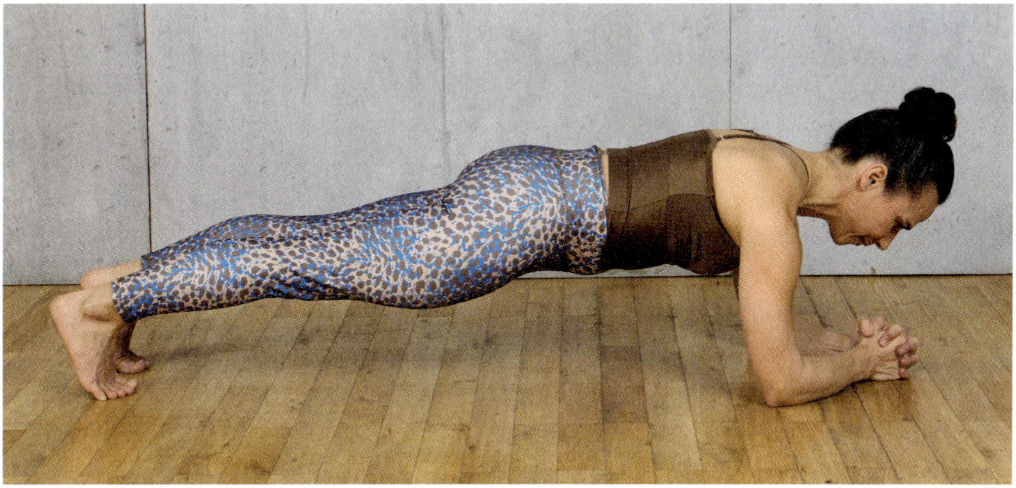

Unterarmstütz mit angehobenem Bein

1 2 3

Wirkung: stärkt die gesamte Körpermitte sowie Hand- und Fußgelenke

1. Lege dich auf den Bauch und stütze die Ellenbogen direkt unter den Schultern auf der Matte ab. Stelle die Zehenspitzen hüftbreit auf und spanne die Bauch- und Gesäßmuskulatur an, drücke den Körper mit der Ausatmung vom Boden weg. Ziehe den Bauchnabel Richtung Wirbelsäule. Halte das Gesäß auf einer Linie mit den Fersen und den Schultern und den Kopf in Verlängerung des Rückens, der Blick ist zum Boden gerichtet. Aktiviere den Core.
2. Hebe nun vorsichtig mit der Ausatmung das rechte Bein weg vom Boden. Atme ein und ziehe den Bauchnabel noch mal bewusst Richtung Wirbelsäule. Hebe mit der nächsten Ausatmung den linken Arm an. Versuche hier unbedingt, stabil zu bleiben und die Hüfte und das Becken neutral zu halten und nicht auszuweichen. Stelle Fuß und Unterarm wieder am Boden ab und wechsle dann die Seite.

Wiederholungen: 5-mal je Seite

Hinweis: Nicht die Luft anhalten, sondern immer schön weiteratmen! Setze mit der Einatmung Fuß und Unterarm ab, mit der Ausatmung wieder anheben.

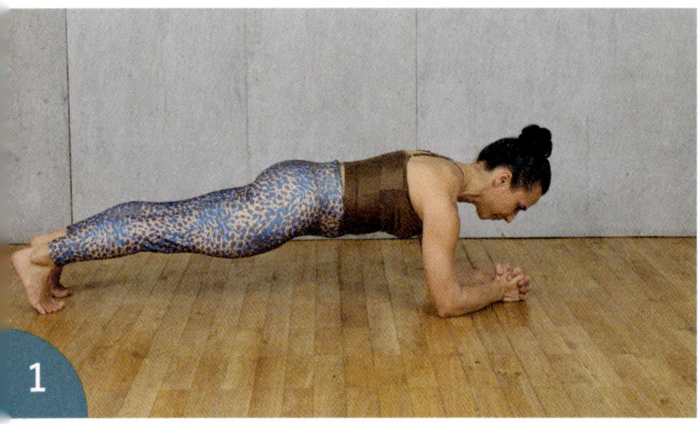

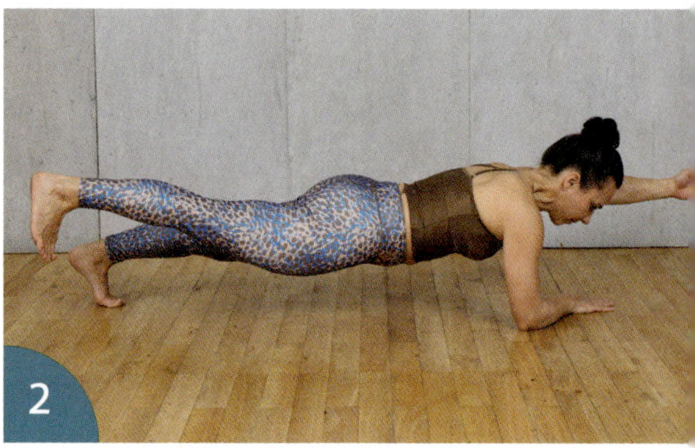

Hollow Hold mit Block

1 2 3

Wirkung: stärkt die gesamte Bauchmuskulatur und die Beine

1. Lege dich auf den Rücken und strecke die Beine aus. Halte einen Yogablock zwischen den Füßen und presse sie zusammen. Platziere die Arme rechts und links mit etwas Abstand vom Oberkörper, drücke die Hände fest in den Boden. Hebe mit der Einatmung die Schultern weg vom Boden.
2. Hebe beide Beine mit der Ausatmung an und führe sie über dem Boden schwebend zur rechten Seite, komme mit der Einatmung zurück zu Mitte und führe mit der nächsten Ausatmung die Beine zur linken Seite. Drücke die ganze Zeit die Füße fest zusammen.

Wiederholungen: 6-mal je Seite

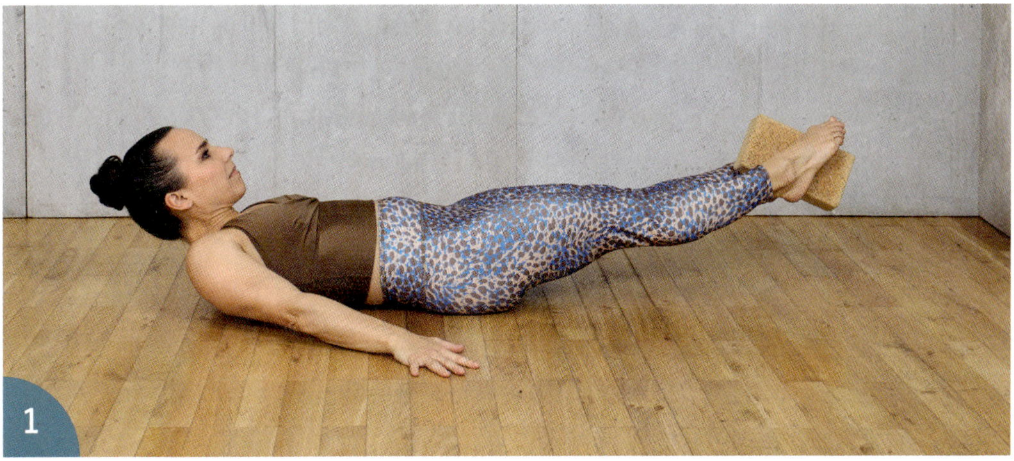

1

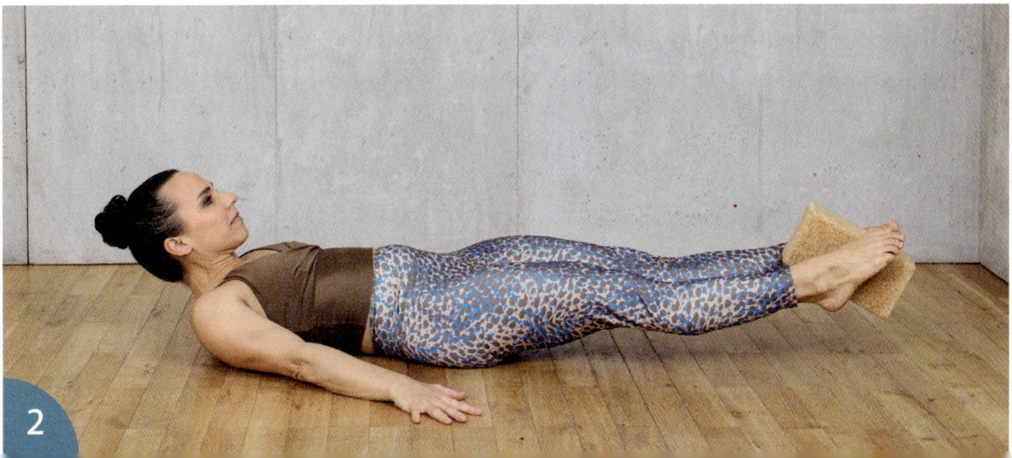

2

6-Wochen-Plan für Kraft und Stabilität

Woche 1

Workout 1 Dauer: 12 Minuten						
	Übung	Ausführungshinweise	Dauer/Wdh.	Sätze	Pause	Seite
1	Schulter-Warm-up		90 Sek.	1		194
2	Handgelenk stärken	Daumen mit nach außen und innen nehmen. Schnelles Tempo!	1 Min.	1		195
3	Katze und Kuh		10 Wdh. je Haltung im Wechsel	1		86
4	Schwebender Vierfüßlerstand		5 Sek.	3		90
5	Diagonale Katze	Bei der Ausatmung den Bauchnabel aktiv nach innen ziehen.	5 Wdh. je Seite	1		87
6	Liegestütz an der Wand	Alternativ auf die Zehenspitzen kommen. Ellenbogen nach hinten führen.	8–10 Wdh.	3	20–30 Sek.	197
7	Unterarmstütz	Auf eine stabile Körpermitte achten, nicht durchhängen!	40 Sek.	2	20 Sek.	213

Workout 2 Dauer: 16 Minuten						
	Übung	Ausführungshinweise	Dauer/Wdh.	Sätze	Pause	Seite
1	Handgelenk stärken		ca. 1 Min.			195
2	Katze und Kuh		10 Wdh. je Haltung im Wechsel			86
3	Herabschauender Hund	Zuerst auf der Stelle bewegen, dann eine stabile Ausrichtung finden.	10 tiefe Atemzüge			95

4	Modifizierter Sonnengruß	Seitenwechsel beim Ausfallschritt nicht vergessen!	3 tiefe Atemzüge im herabschauenden Hund bleiben	2 je Seite		192
5	Planke am Stuhl oder Planke	Wenn die Planke am Stuhl zu leicht fällt, in die normale Planke wechseln.	40 Sek.	2	20 Sek.	205, 99
6	Gedrehter Hund	Mit der Ausatmung aus dem herabschauenden Hund in den gedrehten Hund kommen.	5 tiefe Atemzüge je Seite			103
7	Bärengang	In der Körpermitte stabil bleiben.	20 Wdh. je Seite	1		201
8	Bicycle Sit-up		10 Wdh. je Seite im Wechsel	2	20 Sek.	151
9	Herabschauender Hund	Bewusst ausrichten: Stehen die Füße stabil? Schiebt die Hüfte nach oben? Sind die Knie leicht gebeugt?	10 tiefe Atemzüge			95
10	Tiefer Ausfallschritt mit Drehung		5 Atemzüge in der Rotation bleiben, dann Seite wechseln			106
11	Entlastung für die Beine	Entspannung genießen!	1 Min.			204

Express-Workout

Dauer: 7 Minuten

	Übung	Ausführungshinweise	Dauer/Wdh.	Sätze	Pause	Seite
1	Stellung des Kindes		1 Minute	1		82
2	Bicycle Sit-up	Schultern anheben Ellenbogen zu den Knien bringen.	40 Sek im Wechsel	1	20 Sek.	151
3	Adler-Crunch	Aktive Körpermitte	40 Sek. je Seite	1	20 Sek.	152
4	Unterarmstütz	Ganzkörperspannung, Fersen nach hinten schieben	40 Sek.	1	20 Sek.	213
5	Bergsteiger	Dynamisch, so schnell wie möglich	40 Sek.	1	20 Sek.	207
6	Seitstütz	Hüfte aktiv nach oben schieben	30 Sek. je Seite	1		144
7	Entlastung für die Beine	Entspannung genießen!	1 Min.	1		204

Woche 2

Workout 1

Dauer: 12 Minuten

	Übung	Ausführungshinweise	Dauer/Wdh.	Sätze	Pause	Seite
1	Handgelenk stärken	Daumen mit nach außen und innen nehmen. Schnelles Tempo!	1 Min. dynamisch	1		195
2	Handgelenk dehnen		1 Min.	1		195
3	Katze und Kuh		10 Wdh. je Haltung im Wechsel	1		86
4	Diagonale Katze	Den Bauchnabel mit der Ausatmung und dem Zusammenbringen von Knie und Ellenbogen nach innen ziehen	10 Wdh. je Seite	1		87
5	Schwebender Vierfüßlerstand	Bauch anspannen!	3 tiefe Atemzüge halten	3	20 Sek.	90
6	Tiefer Ausfallschritt mit Drehung	Ausfallschritt und Rotation dynamisch im Wechsel	5 Wdh. je Seite	1		106
7	Bärengang	Stabile Körpermitte	10 Wdh. je Seite	1		201
8	Herabschauender Hund		1 Min.	1		95
9	Unterarmstütz	Ganzkörperspannung, Fersen nach hinten schieben	40 Sek.	1		213
10	Seitstütz	Hüfte aktiv nach oben schieben	30 Sek. je Seite	1		144
11	Liegestütz an der Wand	Wenn der Liegestütz zu leicht ist, auf die Zehenspitzen kommen oder Liegestütze am Boden ausführen, optional mit abgelegten Knien.	8–10 Wdh.	3	20 Sek.	197
12	Liegender Skorpion	Dehnung genießen!	mind. 5 tiefe Atemzüge	1		212

Workout 2

Dauer: 20 Minuten

	Übung	Ausführungshinweise	Dauer/Wdh.	Sätze	Pause	Seite
1	Stellung des Kindes		1 Min.			82
2	Handgelenk stärken			1		195
3	Handgelenk dehnen			1		195
4	Liegestütz an der Wand		10 Wdh.	1		197
5	Herabschauender Hund	Stabil ausrichten.	5 tiefe Atemzüge	1		95
6	Hund wird zu Tiger	Dynamisch auf beiden Seiten		1		140
7	Tiefer Ausfallschritt mit Drehung	Dehnung genießen!	5tiefe Atemzüge pro Seite	1		106
8	Modifizierter Sonnengruß	Beide Seiten		2 je Seite		192
9	Boot	Aktiver Core!	5 tiefe Atemzüge	1		149
10	Tisch mit Durchschieben	Den Bauch beim Durchschieben nach innen ziehen.	10 Wdh.	1		139
11	Bicycle Sit-up	Dynamische Bewegung	10 Wdh. je Seite	1		151
12	Tiefe Kniebeuge	Wirbelsäule aufrichten und Dehnung genießen!	5 tiefe Atemzüge	1		116
13	Liegender Twist dynamisch	Der Blick folgt immer der Hand, die die Bewegung führt.	10 Wdh. je Seite	1		203
14	Liegender Skorpion	Dehnung genießen!	10 tiefe Atemzüge	1		212

Workout 3 – Bauch-Express

Dauer: 20 Minuten

	Übung	Ausführungshinweise	Dauer/Wdh.	Sätze	Pause	Seite
1	Unterarmstütz	Ganzkörperspannung, Ferse nach hinten schieben	50 Sek.	1	10 Sek.	213
2	Planke	Ganzkörperspannung, Ferse nach hinten schieben	50 Sek.	1	10 Sek.	99
3	Boot	Aktiver Core!	50 Sek.	1	10 Sek.	149
4	Hollow Hold mit Single Leg Crunch	Aktiver Core!	50 Sek.	1	10 Sek.	200
5	Seitstütz	Hüfte aktiv nach oben schieben	30 Sek. je Seite	1		144
6	Planke mit Schulterantippen	Füße etwas breiter, aktiver Core!	50 Sek.	1	10 Sek.	206
7	Bergsteiger	Dynamisch, so schnell du kannst	50 Sek.	1	10 Sek.	207

Woche 3

Workout 1

Dauer: 14 Minuten

	Übung	Ausführungshinweise	Dauer/Wdh.	Sätze	Pause	Seite
1	Schulter-Warm-up	Schulten mit anheben	90 Sek.			194
2	Handgelenk dehnen		1 Min.	1		195
3	Katze und Kuh	Dynamisch	10 Wdh. je Haltung	1		86
4	Diagonale Katze	Dynamisch	1 Min.	1		87
5	Schwebender Vierfüßlerstand	Aktiver Core!	5-mal mind. 3 tiefe Atemzüge, Knie zwischendurch kurz absetzen	3		90
6	Bärengang		5 Wdh. je Seite	2		201

Workout 2

Dauer: 14 Minuten

	Übung	Ausführungshinweise	Dauer/Wdh.	Sätze	Pause	Seite
1	Schulter-Warm-up	Schulten mit anheben	90 Sek.			194
2	Handgelenk stärken		1 Min.	1		195
3	Katze und Kuh	Dynamisch, Atmung führt die Bewegung	10 Wdh. je Haltung	1		86
4	Diagonale Katze	Dynamisch, Atmung führt die Bewegung	1 Min.	1		87
5	Schwebender Vierfüßlerstand	Aktiver Core!	5-mal mind. 3 tiefe Atemzüge	3		90
6	Bärengang		5 Wdh. je Seite	2		201
7	Planke zu Unterarmstütz im Wechsel	Dynamisch	8–10 Wdh.	3	20 Sek.	148
8	Hund wird zu Tiger	Dynamisch	1-mal je Seite	1		140
9	Sphinx	Herz anheben, aktiver Druck auf die Matte	Mind. 5 tiefe Atemzüge	1		125
10	Liegender Skorpion		10 tiefe Atemzüge je Seite	1		212
11	Entlastung für die Beine	Entspannung	1 Min.			204

HIIT-Workout

Dauer: 28 Minuten

	Übung	Ausführungshinweise	Dauer/Wdh.	Sätze	Pause	Seite
1	Schulter-Warm-up	Schultern mit anheben.	90 Sek.	1		194
2	Herabschauender Hund	Gewicht gleichmäßig auf Händen und Füßen verteilen, Kopf entspannt hängen lassen.	10 tiefe Atemzüge	1		95
3	Modifizierter Sonnengruß	Erste Runde: Ausfallschritt mit linkem Bein vorn; zweite Runde: rechtes Bein vorn. Atmung führt die Bewegung.	2 Wdh. je Seite			192
4	Bergsteiger	Dynamisch, so schnell wie möglich.	40 Sek.	3	30 Sek.	207
5	Unterarmstütz	Ganzkörperspannung	40 Sek.	1	20 Sek.	213
6	Bicycle Sit-up	Dynamisch	40 Sek.	3	20 Sek.	151
7	Säge	Bleibe ganz stabil in deiner Körpermitte, schiebe deine Schultern nach vorne etwas über deine Handgelenke und dann wieder zurück.	30 Sek.	2	30 Sek.	208
8	Planke mit Schulterantippen	Ganzkörperspannung, Füße etwas breiter aufstellen.	Runde 1: 10-mal je Seite Runde 2: 15-mal je Seite Runde 3: 20-mal je Seite		30 Sek. nach jeder Runde	206
9	Stellung des Kindes	Genießen!	1 Min.	1		82
10	Herabschauender Hund	Kopf locker hängen lassen	10 tiefe Atemzüge	1		95
11	Tiefer Ausfallschritt mit Drehung	Dehnung genießen!	mind. 5 tiefe Atemzüge je Seite	1		106
12	Entlastung für die Beine	Entspannung	30 Sek.	1		204

Workout 3

Dauer: 14 Minuten

	Übung	Ausführungshinweise	Dauer/Wdh.	Sätze	Pause	Seite
1	Schulter-Warm-up	Schultern jeweils mit anheben.	90 Sek.			194
2	Liegestütz an der Wand auf den Zehenballen		8 Wdh.	3		197
3	Handgelenk stärken		1 Min.			195
4	Modifizierter Sonnengruß	Atmung führt die Bewegung.	2 Wdh. je Seite			192
5	Delfin-Unterarmstütz	Aktiver Core!	5 Wdh.			211
6	Herabschauender Hund		mind. 5 tiefe Atemzüge			95
7	Boot	Aktiver Core, langer Rücken!	50 Sek.			149
8	Scheibenwischer	Langsam und kontrolliert, Schultern in Bodenkontakt!	5 Wdh. je Seite			209
9	Tisch mit Durchschieben	Tisch: Gesäß nach oben, Durchschieben: Bauchspannung	40 Sek.			139
10	Entlastung für die Beine	Entspannung!	1 Min.			204

Woche 4

Workout 1 – Bauch-Express

Dauer: 7 Minuten

	Übung	Ausführungshinweise	Dauer/Wdh.	Sätze	Pause	Seite
1	Planke	Ganzkörperspannung!	50 Sek.	1	10 Sek.	99
2	Seitstütz	Hüfte nach oben schieben	30 Sek. je Seite	1		144
3	Unterarmstütz	Ganzkörperspannung	50 Sek.	1	10 Sek.	213
4	Planke mit Schulterantippen	Füße etwas breiter aufstellen, Ganzkörperspannung	50 Sek.	1	10 Sek.	206
5	Hollow Body Hold Single Leg	Rücken lang!	50 Sek.	1	10 Sek.	200
6	Bergsteiger	Dynamisch, so schnell du kannst	50 Sek.	1	10 Sek.	207
7	Liegender Twist dynamisch	Blick folgt der Hand, die die Bewegung führt	60 Sek.	1		203

Workout 2

Dauer: 20 Minuten

	Übung	Ausführungshinweise	Dauer/Wdh.	Sätze	Pause	Seite
1	Stellung des Kindes	Genießen!	mind. 1 Min.			82
2	Katze und Kuh	Atmung führt die Bewegung.				86
3	Handgelenk stärken	Daumen jedes Mal mit nach außen und nach innen drehen! Schnelles Tempo!	1 Min. dynamisch			195
4	Handgelenk dehnen					195
5	Herabschauender Hund		mind. 5 tiefe Atemzüge			95
6	Sonnengruß (*Chaturanga Dandasana* oder modifiziert)	Atmung führt die Bewegung.		2		190, 192
7	Herabschauender Hund		5 tiefe Atemzüge			95
8	Planke	Ganzkörperspannung!	5 tiefe Atemzüge			99

9	**Tiefe Liegestützposition mit Block**	Knie zu Boden bringen, Block unterstellen: Ausatmung. Ellenbogen beim Beugen eng am Oberkörper, Oberkörper berührt Block.	1 Atemzug			98
10	**Tiefe Liegestützposition**	Rhythmus: Einatmen = Planke. Ausatmen = tiefer Liegestütz	1 Atemzug			97
11	**Stellung des Kindes**	Entspanne!	10 tiefe Atemzüge			82

Workout 3

Dauer: 12 Minuten

	Übung	Ausführungshinweise	Dauer/Wdh.	Sätze	Pause	Seite
1	**Stellung des Kindes**	Einstimmung, tiefe Atmung	mind. 10 tiefe Atemzüge			82
2	**Sonnengruß mit *Chaturanga Dandasana* oder Modifizierter Sonnengruß**	Auf beiden Seiten durchführen, die Atmung führt die Bewegung.				190, 192
3	**Bärengang**	Aktive Körpermitte	5 Schritte je Seite			201
4	**Herabschauender Hund**		5 Atemzüge			95
5	**Hund wird zu Tiger**	Dynamisch	1-mal je Seite			140
6	**Planke**	Ganzkörperspannung!	40 Sek.	2	20 Sek.	99
7	**Seitstütz »Squeeze«**	Ganzkörperspannung!	5 Wdh. je Seite			147
8	**Boot**	Stabiler Core, langer Rücken	40 Sek.			149
9	**Entlastung für die Beine**	Entspannung	1 Min.			204

Woche 5

Workout 1

Dauer: 10 Minuten

	Übung	Ausführungshinweise	Dauer/Wdh.	Sätze	Pause	Seite
1	Schulter-Warm-up	Schultern mit anheben.	90 Sek.			194
2	Katze und Kuh	Dynamisch, Atmung führt die Bewegung.	10 Wdh. je Haltung im Wechsel			86
3	Diagonale Katze	Atmung führt die Bewegung, stabile Körpermitte	5 Wdh. je Seite			87
4	Herabschauender Hund		5 tiefe Atemzüge			95
5	Hund wird zu Tiger	Dynamisch, die Atmung führt die Bewegung	1 Wdh. je Seite			140
6	Gedrehter Hund	Genießen!	mind. 5 tiefe Atemzüge je Seite			103
7	Vom Kind in den Yoga-Push-up	Ganzkörperspannung, Schultern über die Handgelenke vor und zurück schieben	5 Wdh.	2–3	20 Sek.	202
8	Seitstütz Baumhaltung	Hüfte nach oben schieben	mind. 5 tiefe Atemzüge je Seite			146
9	Unterarmstütz	Ganzkörperspannung	40 Sek.			148
10	Stellung des Kindes	Entspannung	mind. 1 Min.			82

Workout 2

Dauer: 25 Minuten

	Übung	Ausführungshinweise	Dauer/Wdh.	Sätze	Pause	Seite
1	Stellung des Kindes	Einstimmung	mind. 1 Min.			82
2	Katze und Kuh	Atmung führt die Bewegung	10 Wdh. je Haltung im Wechsel			86
3	Dynamische Katze	Mit Ausatmung und Zusammenbringen von Knie und Ellenbogen Bauchnabel nach innen ziehen.	5 Wdh. je Seite			88
4	Bärengang	Aktiver Core	20 Wdh. je Seite			201
5	Boot	Aktiver Core	5 tiefe Atemzüge			149

6	Hollow Hold mit Single Leg Crunch	Aktiver Core, langer Rücken	10 Wdh. je Seite			200
7	Delfin-Unterarmstütz	Rhythmus: Einatmen = Unterarmstütz. Ausatmen = Defin	mind. 5 Wdh.			211
8	Sonnengruß mit *Chaturanga Dandasana* oder Modifizierter Sonnengruß	Atmung führt die Bewegung.	2 Wdh. je Seite			190, 192
9	Herabschauender Hund		mind. 30 Sek.			95
10	Delfin	Knie bleiben gebeugt.	5 tiefe Atemzüge			167
11	Delfin und herabschauender Hund	Rhythmus: Einatmen = Delfin. Ausatmen = herabschauender Hund.	mind. 5 Wdh.			167, 95
12	Tiefe Kniebeuge	Rücken lang!	5–10 tiefe Atemzüge			116
13	Liegender Twist dynamisch	Blick folgt der Hand	10 Wdh. je Seite			203
14	Liegender Skorpion	Genießen!	mind. 5 tiefe Atemzüge je Seite			212
15	Entlastung für die Beine	Entspannung	mind. 1 Min.			204

Workout 3 – Expressworkout

Dauer: 8 Minuten

	Übung	Ausführungshinweise	Dauer/Wdh.	Sätze	Pause	Seite
1	Stellung des Kindes	Einstimmung, tiefe Atmung	1 Min.			82
2	Boot	Langer Rücken	50 Sek.		10 Sek.	149
3	Bicycle Sit-up	Dynamisch, aktiver Core	50 Sek.		10 Sek	151
4	Adler-Crunch	Dynamisch, aktiver Core	20 Sek. je Seite		20 Sek.	152
5	Bergsteiger	Dynamisch, schnelles Tempo!	50 Sek.		10 Sek	207
6	Planke mit Schulterantippen	Ganzkörperspannung, Füße etwas breiter.	50 Sek.		10 Sek	206
7	Seitstütz	Hüfte nach oben schieben.	30 Sek.			144
8	Säge	Ganzkörperspannung	50 Sek.		10 Sek	208

Woche 6

Workout 1

Dauer: 9 Minuten

	Übung	Ausführungshinweise	Dauer/Wdh.	Sätze	Pause	Seite
1	Stellung des Kindes	Atmen, ankommen	Mind. 1 Min.			82
2	Handgelenk stärken	Dynamisch, Daumen mit nach außen und nach innen nehmen! Schnelles Tempo!	1 Min.			195
3	Herabschauender Hund		5 tiefe Atemzüge			95
4	Planke	Ganzkörperspannung!	45 Sek.			99
5	Vom Kind in den Yoga-Push-Up	Ganzkörperspannung!	5 Wdh.		20 Sek.	202
6	Sonnengruß mit Chaturanga Dandasana oder Modifizierter Sonnengruß	Atmung führt die Bewegung	3 Wdh. je Seite			190, 192
7	Säge	Ganzkörperspannung!	40 Sek.			208
8	Tiefe Kniebeuge	Langer Rücken; genießen!	5 tiefe Atemzüge			116

Workout 2

Dauer: 12 Minuten

	Übung	Ausführungshinweise	Dauer/Wdh.	Sätze	Pause	Seite
1	Stellung des Kindes	Einstimmung	mind. 1 Min.			82
2	Katze und Kuh	Atmung führt die Bewegung	10 Wdh. je Haltung im Wechsel			86
3	Ausfallschritt mit dynamischer Rotation	Rhythmus: Einatmen = Ausfallschritt. Ausatmen = Drehung.	5 Wdh. je Seite			196
4	Sonnengruß mit *Chaturanga Dandasana* oder Modifizierter Sonnengruß	Atmung führt die Bewegung	3 Wdh. je Seite			190, 192
5	Tisch mit Durchschieben		40 Sek.			139

6	Sphinx	Unterarme fest in den Boden drücken, Herz anheben.	5 tiefe Atemzüge	3		125
7	Liegender Twist dynamisch	Blick folgt der Hand, der Atem führt die Bewegung führt.	10 Wdh. je Seite			203
8	Liegender Skorpion		5 tiefe Atemzüge je Seite			212
9	Entlastung für die Beine	Entspannen!				204

Workout 3

Dauer: 12 Minuten

	Übung	Ausführungshinweise	Dauer/Wdh.	Sätze	Pause	Seite
1	Stellung des Kindes	Einstimmung	mind. 1 Min.			82
2	Handgelenk dehnen		1 Min.			195
3	Vom Kind in den Yoga-Push-Up	Dynamisch, im Atemrhythmus: Einatmen = Kind. Ausatmen = *Chaturanga Dandasana.*	mind. 5 Wdh.			202
4	Ausfallschritt mit dynamischer Rotation	Dynamisch im Atemrhythmus: Einatmen = Ausfallschritt. Ausatmen = Drehung.				196
5	Sonnengruß mit *Chaturanga Dandasana*	Atmung führt die Bewegung.	3 Wdh. je Seite			190
6	Liegender Twist dynamisch	Gesäß nach oben schieben, Bauchdecke nach innen beim Durchschieben.	50 Sek.			203
7	Liegender Skorpion		5 Atemzüge je Seite			212
8	Entlastung für die Beine	Rückenlage, ggf. die Füße aufstellen. Entspannen!	mind. 1 Min.			204

Yogaflow für eine aufrechte Haltung 1 2 3

Dauer: 30 Minuten

In diesem Flow legst du das Fundament für eine gute Körperhaltung. Es ist eine kurze Sequenz mit vielen klassischen Yogahaltungen, die einfach guttut.

	Übung	Ausführungshinweise	Dauer/Wdh.	Seite
1	Fersensitz		mind. 3 Min. bleiben	79
2	Katze und Kuh	Im Hohlkreuz starten	10 Wdh. je Haltung im Wechsel	86
3	Herabschauender Hund		5 tiefe Atemzüge	95
4	Stoffpuppe		5 tiefe Atemzüge	113
5	Sonnengruß mit *Chaturanga Dandasana* oder Modifizierter Sonnengruß	Seitenwechsel für den Ausfallschritt nicht vergessen!	mind. 2 Wdh. je Seite	190
			mind. 2 Wdh. je Seite	192
6	Krieger 2	Erste Seite	3 tiefe Atemzüge	100
7	Seitlicher Winkel	Erste Seite	3 tiefe Atemzüge	119
8	Friedvoller Krieger	Erste Seite	3 tiefe Atemzüge	120
9	Herabschauender Hund		5 tiefe Atemzüge	95
10	Krieger 2, Seitlicher Winkel und Friedvoller Krieger auf der anderen Seite wiederholen			
11	Stuhl		3 tiefe Atemzüge	153
12	Baum	Seitenwechsel	10 tiefe Atemzüge	159
13	Baum mit Seitneige	Seitenwechsel	3 tiefe Atemzüge	160
14	Planke	Mit der Ausatmung am Boden ablegen	3 tiefe Atemzüge	99
15	Kobra		5 tiefe Atemzüge	124
16	Heuschrecke		5 tiefe Atemzüge	127
17	Sitzende Vorbeuge		10 tiefe Atemzüge	173
18	Knie zur Brust		10 tiefe Atemzüge	178
19	Happy Baby		10 tiefe Atemzüge	177
20	Totenstellung	Entspannen	2–7 Min.	179

Stabilität im Schultergürtel

1 2 3

Dauer: 14 Minuten

Diese Sequenz ist ideal gegen Verspannungen im Schulterbereich. Sie hilft auch bei Schultersteife (Frozen Shoulder), dehnt und kräftigt zugleich. Wer bereits fortgeschrittener Yogi ist und seine Schultern explizit kräftigen möchte, kann sich hierzu gern ein Powerband bereitlegen.

	Übung	Ausführungshinweise	Dauer/Wdh.	Seite
1	Berghaltung mit Schulter-Warm-up	Auf die Drehung der Handflächen achten.	1–2 Min.	94
2	Vierfüßlerstand		3 tiefe Atemzüge	84
3	Katze und Kuh	Im Hohlkreuz starten	10 Wdh. je Haltung im Wechsel	86
4	Diagonale Katze	Im Atemrhythmus: Einatmen = strecken. Ausatmung = rund werden.	5 Wdh. je Seite	87
5	Herabschauender Hund	Ausatmen	3 tiefe Atemzüge	95
6	Gedrehter Hund	Ausatmen, Seite wechseln	3 tiefe Atemzüge	103
7	Planke	Einatmen, tiefe Atmung	3 tiefe Atemzüge	99
8	Unterarmstütz	Ausatmen, tiefe Atmung	5 tiefe Atemzüge	148
9	Herabschauender Hund	Ausatmen	5 tiefe Atemzüge	95
10	Krieger 2	Erste Seite	5 tiefe Atemzüge	100
11	Dreieck mit Powerband	Mit dem Ausatmen in die Haltung kommen, erste Seite.	5 tiefe Atemzüge	123
12	Krieger 2 und Dreieck mit Powerband auf der anderen Seite wiederholen			
13	Herabschauender Hund	Mit dem Ausatmen in die Haltung kommen.	5 tiefe Atemzüge	95
14	Tisch mit Durchschieben		5 Wdh.	139
15	Schulterbrücke	Mit dem Einatmen in die Haltung kommen.	5 tiefe Atemzüge	138
16	Liegende Drehung		mind. 10 Atemzüge je Seite	175
17	Totenstellung	Entspannen	2–7 Min.	179

Stabile Hüften

1 2 3

Dauer: 25 Minuten

Dieser Flow öffnet und stabilisiert die Hüften. Es sind einige fordernde Haltungen dabei, dennoch ist die Sequenz für alle Level geeignet.

	Übung	Ausführungshinweise	Dauer/Wdh.	Seite
1	Stellung des Kindes	Atme tief in den Bauchraum, schaffe Länge in deiner Wirbelsäule.	mind. 3 Minuten	82
2	Vierfüßlerstand		3 tiefe Atemzüge	84
3	Katze und Kuh	Im Hohlkreuz starten	10 Wdh.	86
4	Diagonale Katze	Im Atemrhythmus: Einatmen = strecken. Ausatmung = rund werden.	5 Wdh. je Seite	87
5	Herabschauender Hund	Ausatmen	3 tiefe Atemzüge	95
6	Stoffpuppe	Ausatmen	5 tiefe Atemzüge	113
7	Sonnengruß mit *Chaturanga Dandasana* oder Modifizierter Sonnengruß	Im Atemrhythmus. Bei der Wiederholung Beinwechsel bei Ausfallschritt.	In jeder Haltung 3–5 Atemzüge bleiben; 2 Wdh. je Seite	190, 192
8	Stuhl		3 tiefe Atemzüge	153
9	Krieger 1	Rechtes Bein steigt nach hinten.	3 tiefe Atemzüge	133
10	Krieger 3	Mit dem Ausatmen in die Haltung kommen.	3 tiefe Atemzüge	157
11	Halbmond		3 tiefe Atemzüge	164
12	Krieger 1, Krieger 3 und Halbmond auf der anderen Seite wiederholen			
13	Tiefer Ausfallschritt	Mit dem Ausatmen in die Haltung kommen.	10 tiefe Atemzüge	136
14	Stehende Balancehaltung	Mit dem Ausatmen in die Haltung kommen.	3 tiefe Atemzüge	162
15	Stehende Figur 4		3 tiefe Atemzüge	166
16	Tiefe Kniebeuge		mind. 5 tiefe Atemzüge	116
17	Sitzende gegrätschte Vorbeuge	Mit dem Ausatmen vorbeugen.	mind.10 tiefe Atemzüge	174
18	Liegender Schmetterling	Atmung beobachten.	mind. 10 tiefe Atemzüge	171
19	Happy Baby	Wirbelsäule bleibt lang.	mind. 10 tiefe Atemzüge.	177
20	Totenstellung	Entspannung!	2–7 Min.	179

Starke Fußgelenke

1 2 3

Dauer: 14 Minuten

Diese Sequenz beinhaltet nur stehende Haltungen. Wenn du deine Handgelenke von vielen herabschauenden Hunden und Co eine Pause gönnen und deine Knöchel stärken möchtest, ist dieser Flow genau der richtige für dich.

	Übung	Ausführungshinweise	Dauer/Wdh.	Seite
1	Berghaltung	Auf die Ausrichtung der Füße achten.	mind. 10 tiefe Atemzüge	92
2	Berghaltung mit Schulterdehnung		mind. 10 tiefe Atemzüge	93
3	Stehende Vorbeuge	Mit dem Ausatmen in diese Haltung kommen.	5 tiefe Atemzüge	112
4	Halbe Vorbeuge	Mit dem Einatmen Brustbein heben.	5 tiefe Atemzüge	114
5	Berghaltung	Mit dem Einatmen zentrieren, die Füße stabil ausrichten.	5–10 tiefe Atemzüge	92
6	Stehender Seitstretch	Mit dem Ausatmen in die Haltung kommen. Seitenwechsel.	3 tiefe Atemzüge	156
7	Stehende Vorbeuge	Mit dem Ausatmen in die Haltung kommen.	3 tiefe Atemzüge	112
8	Stehender Tisch		3 tiefe Atemzüge	115
9	Berghaltung		5 tiefe Atemzüge	92
10	Krieger 1	Mit dem Ausatmen in die Haltung kommen. Seitenwechsel.	5 tiefe Atemzüge je Seite	133
11	Krieger 2	Mit dem Einatmen in die Haltung kommen. Seitenwechsel.	5 tiefe Atemzüge je Seite	100
12	Krieger 3	Mit dem Ausatmen in die Haltung kommen. Seitenwechsel.	5 tiefe Atemzüge je Seite	157
13	Baum	Seitenwechsel.	5 tiefe Atemzüge je Seite	159
14	Gedrehte stehende Vorbeuge	Mit dem Ausatmen in die Haltung kommen, Seitenwechsel.	5 tiefe Atemzüge je Seite	102
15	Totenstellung	Entspannen	2–7 Min.	179

Schnelligkeit und Wendigkeit

1 2 3

Dauer: 25 Minuten

Vielleicht bist du Ballsportler, vielleicht hast du einfach Lust, deine Stabilität auf ein neues Level zu bringen. Dieser Flow hilft dir dabei.

	Übung	Ausführungshinweise	Dauer/Wdh.	Seite
1	Stellung des Kindes	Atme tief in den Bauchraum schaffe Länge in deiner Wirbelsäule.	mind. 3 Min.	82
2	Kazte und Kuh	Mit dem Holhkreuz beginnen, im Atemfluss.	10 Wdh.	86
3	Tor	Runder Rücken	10 Wdh.	91
4	Bicycle Sit-up	Aktiver Core	10 Wdh je Seite	151
5	Adler-Crunch	Aktiver Core	10 Wdh. je Seite	152
6	Herabschauender Hund	Ausatmen	3 tiefe Atemzüge	95
7	Gedrehter Hund	Ausatmen	3 tiefe Atemzüge	103
8	Tiefer Ausfallschritt	Einatmen	3 tiefe Atemzüge	136
9	Hoher Ausfallschritt		5 tiefe Atemzüge	133
10	Hoher Ausfallschritt Tiefenstabilität	Mit dem Ausatmen in die Haltung kommen.	5 tiefe Atemzüge	135
11	Gedrehter Krieger		5 tiefe Atemzüge	107
12	Krieger 1		5 tiefe Atemzüge	133
13	Krieger 2	Einatmen	5 tiefe Atemzüge	100
14	Seitliche Winkelhaltung	Mit dem Ausatmen die Seite wechseln	5 tiefe Atemzüge je Seite	118
15	Planke	Ganzkörperspannung!	mind. 10 tiefe Atemzüge	99
16	Seitstütz	Ganzkörperspannung!	5 tiefe Atemzüge je Seite	144
17	Stehende Figur 4		5 tiefe Atemzüge	166
18	Sitzende gegrätschte Vorbeuge		mind. 10 tiefe Atemzüge	174
19	Schulterbrücke		mind. 5 tiefe Atemzüge	138
20	Totenstellung	Entspannen	2–7 Min.	179

Kraft in der gesamten Mitte

1 2 3

Dauer: ca. 30 Minuten

Dieser Flow stärkt die gesamte Körpermitte und legt dabei einen Fokus auf Gesäß, Hüfte, Bauch und Schultern. Nimm einen Yogablock für den Halbmond zu Hilfe.

	Übung	Ausführungshinweise	Dauer/Wdh.	Seite
1	**Berghaltung**	Einstimmung: Ankommen. Ausrichtung der Füße und des Körpers beachten.	mind. 10 tiefe Atemzüge, bis zu 1 Min.	92
2	**Berghaltung mit Schulterdehnung**	Handflächen wie abgebildet drehen.	1–2 Min.	93
3	**Stoffpuppe**		10 tiefe Atemzüge	113
4	**Stuhl**	Zwischen beiden Stuhl-Haltungen in die Berghaltung kommen	2-mal 5 tiefe Atemzüge	153
5	**Berghaltung mit Schulter-Warm-up**	Mit dem Ausatmen in die Haltung kommen	10 tiefe Atemzüge	94
6	**Berghaltung**	Ausatmen. Einatmen, nach vorn schauen und mit der Ausatmung zum Anfang der Matte laufen. Einatmen.	mind. 5 tiefe Atemzüge	92
7	**Stehender Seitstretch**	Mit dem Ausatmen in die Haltung kommen.	5 tiefe Atemzüge je Seite	156
8	**Berghaltung**		Mindestens 5 tiefe Atemzüge	92
9	**Krieger 1**	Erste Seite	1 Atemzug	133
10	**Krieger 3**	Erste Seite	3 tiefe Atemzüge	157
11	**Halbmond**	Erste Seite. Mit dem Ausatmen in die Haltung kommen.	3 tiefe Atemzüge	164
12	**Krieger 1, Krieger 3 und Halbmond auf der anderen Seite wiederholen**			
13	**Baum**	Seitenwechsel	10 tiefe Atemzüge	159
14	**Stehende Balancehaltung**	Mit dem Ausatmen in die Haltung kommen.	3 tiefe Atemzüge	162
15	**Unterarmstütz**		5 tiefe Atemzüge	213
16	**Kobra**	Mit dem Ausatmen in die Haltung kommen.	5 tiefe Atemzüge	124
17	**Sitzende Vorbeuge**		10 tiefe Atemzüge	173
18	**Schulterbrücke**	Mit dem Ausatmen in die Haltung kommen.	5–10 tiefe Atemzüge	138
19	**Liegende Drehung**		10 tiefe Atemzüge	175
20	**Totenstellung**	Entspannen	2–7 Min.	179

Starker Rücken

1 2 3

Dauer: 35 Minuten

Der Fokus in dieser Sequenz liegt auf Vor- und Rückbeugen.

	Übung	Ausführungshinweise	Dauer/Wdh.	Seite
1	**Schneidersitz**		mind. 3 Min.	80
2	**Schneidersitz mit Drehung**	Der Twist folgt jeweils mit der Ausatmung.	mind. 2 Wdh. je Seite	81
3	**Katze und Kuh**	Mit dem Holhkreuz beginnen.	10 Wdh.	86
4	**Sphinx**	Nach jeder Wiederholung kurz auf den Bauch legen.	3 Wdh.	125
5	**Herabschauender Hund**	Mit dem Ausatmen in die Haltung kommen.	5 tiefe Atemzüge	95
6	**Krieger 1**	Rechter Fuß nach hinten, nur diese Seite.	5 tiefe Atemzüge	133
7	**Hoher Ausfallschritt mit Adlerarmen**	Nur eine Seite	5 tiefe Atemzüge	134
8	**Gedrehter Krieger**	Nur eine Seite, mit dem Ausatmen in die Haltung kommen.	5 tiefe Atemzüge	107
9	**Krieger 1, Hoher Ausfallschritt mit Adlerarmen und Gedrehter Krieger auf der anderen Seite wiederholen**			
10	**Fünfzackiger Stern**	Dynamisch	5-mal je 3 Atemzüge	154
11	**Stuhl**		5 tiefe Atemzüge	153
12	**Gedrehter Stuhl**	Seitenwechsel	5 tiefe Atemzüge je Seite	108
13	**Tiefe Kniebeuge**	Ausatmen	10 tiefe Atemzüge	116
14	**Tisch**	Einatmen	3 tiefe Atemzüge	131
15	**Heuschrecke**	Mit dem Einatmen in die Haltung kommen. Nach jeder Ausführung kurz absenken.	3-mal je 5 tiefe Atemzüge	127
16	**Schmetterlingssitz**	Langer Rücken	mind. 10 tiefe Atemzüge	172
17	**Sitzende Vorbeuge**	Mit dem Ausatmen in die Vorbeuge kommen.	10 tiefe Atemzüge	173
18	**Schulterbrücke**	Mit dem Einatmen das Becken anheben.	5–10 tiefe Atemzüge	138
19	**Liegende Drehung**	Entspannen! Seitenwechsel.	10 tiefe Atemzüge je Seite	175
20	**Totenstellung**	Entspannen!	2–7 Min.	179

Innere und äußere Stabilität

1 2 3

Dauer: 60 Minuten

Hast du Lust auf einen herausfordernden Flow mit vielen Elementen, die deine Körpermitte stärken? Die darin enthaltenen Balancehaltungen und Übungen wie Wild Thing und Krähe stärken außerdem dein Selbstbewusstsein.

	Übung	Ausführungshinweise	Dauer/Wdh.	Seite
1	Stellung des Kindes	Atme tief in den Bauchraum, schaffe Länge in deiner Wirbelsäule.	mind. 3 Min.	82
2	Herabschauender Hund	Über den Vierfüßlerstand in die Haltung kommen.	3 tiefe Atemzüge	95
3	Stoffpuppe	Mit der Ausatmung in die Vorbeuge kommen.	mind. 10 tiefe Atemzüge	113
4	Sonnengruß mit *Chaturanga Dandasana*	Die Atmung führt die Bewegung, bewege dich dynamisch im Fluss; denke daran, den Sonnengruß auf beiden Seiten durchzuführen.	3 Wdh.	190
5	Stuhl		3 tiefe Atemzüge	153
6	Tiefe Liegestützposition			97
7	Dreibeiniger Hund	Seitenwechsel	mind. 2 tiefe Atemzüge	96
8	Hund wird zu Tiger	Dynamisch im Atemrhythmus, Bein wechseln		140
9	Herabschauender Hund		mind. 5 tiefe Atemzüge	95
10	Dreibeiniger Hund	Atmung führt die Bewegung: dann dynamisch bis zum Friedvollen Krieger mit gestrecktem Bein.	3 tiefe Atemzüge	96
11	Krieger 2	Einatmen	1-mal einatmen	100
12	Seitlicher Winkel	Ausatmen	1-mal ausatmen	119
13	Friedvoller Krieger	Einatmen	1-mal ausatmen	120
14	Sonnenkrieger	Einatmen	1-mal einatmen	121
15	Krieger 2	Ausatmen	1-mal ausatmen	100
16	Herabschauender Hund	Mit dem Ausatmen in die Haltung kommen.	3 tiefe Atemzüge	95

17	Bicycle Sit-up		8Wdh. je Seite	151
18	Herabschauender Hund		3 tiefe Atemzüge	95
19	Krieger 2		3 tiefe Atemzüge	100
20	Dreieck		3 tiefe Atemzüge	122
21	Krieger 2		3 tiefe Atemzüge	100
22	Gedrehter Krieger	Mit dem Ausatmen in die Haltung kommen.	3 tiefe Atemzüge	107
23	Krieger 1		3 tiefe Atemzüge	133
24	Gedrehter hoher Ausfallschritt		3 tiefe Atemzüge	104
25	Herabschauender Hund	Mit dem Einatmen in die Haltung kommen.	mind. 5 tiefe Atemzüge	95
26	Stuhl	Mit dem Ausatmen in die Haltung kommen.	mind. 10 tiefe Atemzüge	153
27	Gedrehter Stuhl	Eine Hand auf den Bauch, die andere aufs Herz legen, die Atmung beobachten.	mind. 10 tiefe Atemzüge	108
28	Tiefe Kniebeuge	Wirbelsäule bleibt lang.	mind. 10 tiefe Atemzüge.	116
29	Krähe		5 tiefe Atemzüge	117
30	Stellung des Kindes		10 tiefe Atemzüge	82
31	Baum		5 tiefe Atemzüge	159
32	Baum mit Seitneige		3 tiefe Atemzüge	160
33	Tiefer Ausfallschritt		mind. 10 tiefe Atemzüge	136
34	Kobra		5 tiefe Atemzüge	124
35	Heuschrecke		5 tiefe Atemzüge	127
36	Schulterbrücke		5–10 tiefe Atemzüge	138
37	Liegender Schmetterling		10 tiefe Atemzüge	171
38	Sitzende Vorbeuge		10 tiefe Atemzüge	173
39	Happy Baby		10 tiefe Atemzüge	177
40	Totenstellung	Entspannung. Fließende Atmung.	mind. 2–7 Min.	179

Für Stabilitätsprofis und Mutige

1 2 3

Dauer: 60 Minuten

In diesem Flow wagen wir uns an Armbalancen. Versuche es einfach, du kannst die ganz schwierigen Haltungen auch weglassen.

	Übung	Ausführungshinweise	Dauer/Wdh.	Seite
1	Totenstellung	Einstimmung	mind. 2 Min.	179
2	Knie zur Brust		1 Min.	178
3	Boot	Lange Wirbelsäule	5 tiefe Atemzüge	149
4	Herabschauender Hund	Nach jeder Wiederholung kurz auf den Bauch legen.	3 Wdh.	95
5	Sonnengruß mit *Chaturanga Dandasana*	Dynamisch, Seitenwechsel	1 Wdh. je Seite	190
6	Tiefer Ausfallschritt		5 tiefe Atemzüge	136
7	Seitstütz		3 tiefe Atemzüge je Seite	144
8	Wild Thing	Ausatmung: herabschauenden Hund, dann Seitenwechsel	5–10 Atemzüge je Seite.	128
9	Herabschauender Hund		3 tiefe Atemüge	95
10	Berghaltung		1 Atemzug	92
11	Stuhl	Einatmung	3 tiefe Atemzüge	153
12	Gedrehter Stuhl		3–5 tiefe Atemzüge je Seite	108
13	Stehende Vorbeuge	Ausatmung		173
14	Tiefe Kniebeuge	Tiefe Atmung	10 tiefe Atemzüge	116
15	Krähe	Alternativ: Stellung des Kindes	5 tiefe Atemzüge	117
16	Stellung des Kindes		1 Minute	82
17	Herabschauender Hund		3 tiefe Atemzüge	95
18	Delfin		3 tiefe Atemzüge	167
19	Kopfstand	Alternativ: Herabschauender Hund zu Delfin	5 tiefe Atemzüge	168
20	Stellung des Kindes		5 tiefe Atemzüge	82
21	Kobra		5 tiefe Atemzüge	124
22	Sitzende Vorbeuge		10 tiefe Atemzüge	173
23	Schulterbrücke		10 tiefe Atemzüge	138
24	Liegender Schmetterling		10 tiefe Atemzüge	171
25	Liegende Drehung		10 tiefe Atemzüge, jede Seite	175
26	Totenstellung	Entspannen	2–7 Min.	179

Flow für Armbalancen

1 2 3

Dauer: 60 Minuten

Möchtest du Armbalancen ausprobieren? Dieser Flow bereitet dich darauf vor. Lege dir einen Yogablock als Hilfsmittel zur Seite und schaue, was möglich ist.

	Übung	Ausführungshinweise	Dauer/Wdh.	Seite
1	Stellung des Kindes	Länge in der Wirbelsäule, tief in den Bauchraum atmen	3 Min.	82
2	Katze und Kuh	Im Holhkreuz starten	10 Wdh.	86
3	Hund wird zu Tiger		1 Wdh. je Seite	140
4	Sonnengruß mit *Chaturanga Dandasana*		3 Wdh.	190
5	Krieger 1	Seitenwechsel	3 tiefe Atemzüge je Seite	133
6	Krieger 1 mit Adlerarmen	Seitenwechsel	3 tiefe Atemzüge je Seite	134
7	Krieger 3	Seitenwechsel	3 tiefe Atemzüge je Seite	157
8	Halbmond	Seitenwechsel	3 tiefe Atemzüge je Seite	164
9	Stehendes L	Seitenwechsel	3 tiefe Atemzüge je Seite	161
10	L-Sitz		3 tiefe Atemzüge je Seite	142
11	Boot		5 tiefe Atemzüge	149
12	Berghaltung		3 tiefe Atemzüge	149
13	Wiederhole die Sequenz ab Krieger 1 mit dem anderen Bein.			
14	Stuhl		3 tiefe Atemzüge	153
15	Gedrehter Stuhl		3 tiefe Atemzüge	108
16	Krähe	Alternativ: Stellung des Kindes	3 tiefe Atemzüge	117
17	Unterarmstütz		5 tiefe Atemzüge	213
18	Adler-Crunch	Fester Core	10 Wdh. je Seite	152
19	Schmetterlingssitz		10 tiefe Atemzüge	172
20	Acht-Winkel-Haltung	Alternativ die tiefe Kniebeuge	3 tiefe Atemzüge	116
21	Sitzende gegrätschte Vorbeuge		10 tiefe Atemzüge	174
22	Schulterbrücke		10 tiefe Atemzüge	138
23	Liegender Schmetterling	Tiefe Atmung	mind. 10 Atemzüge	171
24	Liegende Drehung	Tiefe Atmung	mind. 10 Atemzüge je Seite	175
25	Totenstelllung	Entspannung.	2–7 Min.	179

Quellen

1 Rubenstein, L. Z., Josephson, K. R. (2006): »Falls and their prevention in elderly people: what does the evidence show?« *Medical Clinics of North America*; 90 (5): S. 807–824; www.sciencedirect.com/science/article/abs/pii/S0025712506000514?via=ihub

2 Doll, Marcel, Kempf, Jessica (2019): *Mobility und Stretching mit dem Schlingentrainer.* München: riva Verlag, S. 14

3 Singleton, M. im Interview mit Gottschalk, G. (2020): »Ist das eigentlich noch Yoga?« *Geo Wissen Gesundheit: Yoga & Meditation*, Nr. 13. Hamburg: Gruner & Jahr, S. 116

4 Beck, H. im Interview mit Meschkat, S. (2020): *Messen, wo Gedanken anfangen und enden*, Deutschlandfunk Nova, 18. Juli 2020: www.deutschlandfunknova.de/beitrag/hirnforschung-messen-wo-gedanken-anfangen-und-enden; zuletzt abgerufen am 28. Juli 2024

5 Ott, U. im Interview mit Frobeen, A.(2024): *Meditationsexperte Dr. Ulrich Ott im Interview.* Techniker Krankenkasse, 9. Februar 2024; www.tk.de/techniker/magazin/life-balance/aktiv-entspannen/meditationsexperte-ulrich-ott-interview-2007132?tkcm=ab; zuletzt abgerufen am 28. Juli 2024

6 Rudolph, S., Kruft, S., Göring, A., Jetzke, M. (2016): »Empirical Study on the Effects of Yoga on Spine Mobility.« *Deutsche Zeitschrift Sportmedizin*, Jahrgang 67, Nr. 5; www.germanjournalsportsmedicine.com/archive/archive-2016/heft-5/eine-empirische-vergleichsstudie-zu-den-wirkungsweisen-von-yoga-auf-die-wirbelsaeulenbeweglichkeit/; zuletzt abgerufen am 16.07.2024. DOI: 10.5960/dzsm.2016.221

7 Abogaye, E., Karlsson, M., Hagberg, J., Jensen, I. (2014): »Cost-effectiveness of early Interventions for Non-specific low back pain: a random controlled study investigating medical yoga, Excercise Therapy and Self-care advise, Karolinska Institute«. *Journal of Rehabilitation Medicine:* 47, DOI: 10.2340/16501977-1910: S. 167–173

8 Rübesamen, Kerstin (2020): »Folge 72: Wie du mit richtigen Pausen Stress regulierst.« *Besser leben mit Yoga. Der YogaEasy-Podcast*

9 Rigos, Alexandra (2025): »Bindegewebe. Kleiner Aufwand, große Wirkung: Durch Faszien-Training Schmerzen lindern«. Geo+, 11.02.2025. https://www.geo.de/wissen/gesundheit/mit-faszien-training-schmerzen-lindern---so-gelingt-es-34416398.html; zuletzt abgerufen am 28. Februar 2025

10 Zahlen, Daten, Fakten Rückenleiden 2020; https://www.ikkev.de/fileadmin/Daten/Zahlen/Fakten/Zahlen-Daten-Fakten-2020.pdf; zuletzt abgerufen am 12. März 2025

11 Gesundheitsberichterstattung des Bundes – Gesundheit in Deutschland, 2006 Krankheitslast 1.2.5.1 Rückenschmerzen; https://www.gbe-bund.de/pdf/kap1.2.5.1_rueckenschmerzen.pdf.; zuletzt abgerufen am 28. Februar 2025

12 Pressemitteilung AOK-Bundesverband (2023): »Fast ein Drittel der Bevölkerung leidet unter Rückenschmerzen«. https://www.aok.de/pp/bv/pm/gesundheitsatlas-rueckenschmerz/#:~:text=Laut%20Krankheitskostenstatistik%20entfielen%20im%20Jahr%202022%2011%2C6%20Milliarden,-gehen%2014%20Prozent%20der%20Arbeitsunf%C3%A4higkeitstage%20auf%20R%C3%BCckenschmerzen%20zur%C3%BCck. Siehe auch: Brunner, Frank (2023): »Aktuelle AOK-Analyse. Deutschland hat Rücken – selbst die Jüngeren«. Veröffentlicht am 08.12.2023; https://www.aerztezeitung.de/Kooperationen/Deutschland-hat-Ruecken-selbst-die-Juengeren-445329.html; zuletzt abgerufen am 28. Februar 2025

13 Weise, Frank: »Rücken kaputt: Ausweg Erwerbsminderungsrente?« https://rentenbescheid24.de/ruecken-kaputt-ausweg-erwerbsminderungsrente/#:~:text=Erkrankungen%20des%20Bewegungsapparates%20und%20besonders%20der%20Wirbels%C3%A4ule%20geh%C3%B6ren,-den%20Erwerbsminderungsrenten%20aufgrund%20r%C3%BCckenspezifischer%20Erkrankung%20sprechen%20deutliche%20Zahlen; zuletzt abgerufen am 28. Februar 2025

14 Butler D., Moseley LG. (2005): *Schmerzen verstehen*. Heidelberg: Springer, S. 4

15 Ludwig, O., Mazet, D. Schmitt, E. (2003): »Haltungsschwächen bei Kindern und Jugendlichen. Eine interdisziplinäre Betrachtung«. *Gesundheitssport und Sporttherapie* 19; https://www.researchgate.net/publication/259561822_Haltungsschwachen_bei_Kindern_und_Jugendlichen_-_eine_interdisziplinare_Betrachtung; abrufbar auch unter https://www.kidcheck.de/publ_gesundheitssport.pdf oder unter file:///C:/Users/schne/Downloads/Publ_Gesundheitssport-1.pdf; zuletzt abgerufen am 07.04.2025

16 Butler, David S., Moseley, Lorimer G. (2005): *Schmerzen verstehen*. Heidelberg: Springer Verlag, S. 4

17 Gärtner, Harald (2015): *Functional Training für zuhause. Übungsprogramme für mehr Kraft, Beweglichkeit und Ausdauer.* München: Bruckmann. S. 7

18 Egorov, E. (2021): *Zehn Atemzüge und nie wieder müde*. München: Gräfe und Unzer Verlag, S. 56 f.

19 Ribbecke, Thorsten (2018): *Regenerationsstrategien. Neue Reserven durch systematische Erholung und Monitoring. Periodisierungsmodelle, Tipps zur Regeneration im Sport: mit effektiven Trainingsmethoden zu Höchstleistungen.* München: Pflaum Verlag.

20 Doll, M., Kempf, J. (2019): *Mobility und Stretching mit dem Schlingentrainer.* München: riva Verlag, S. 14

21 Stephens, M. (2015): *Yoga-Workouts gestalten*. München: riva Verlag, S. 48

22 Pukowski, D. (2019): »Alles über Standhaltungen«. yogaeasy.de, 25.09.2019, www.yogaeasy.de/artikel/yoga-uebungen-alles-ueber-standhaltungen, zuletzt abgerufen am 29. Dezember 2024

23 Keil, David (2023): *Functional Anatomy of Yoga. A Guide for Practitioners and Teachers.* Rochester: Healting Arts Press, S. 218 f.

Weiterführende Literaturempfehlungen

Yoga

Badwal, Wanda (2019): *Yoga. Die 108 wichtigsten Übungen und ihre ganzheitliche Wirkung*. München: Knaur Verlag

Bielecki, Christine; Bauer, Katharina (2021): *Yoga für ein starkes Herz: Mit den richtigen Übungen, Meditation und Atemtechniken die Herzgesundheit fördern*. München: riva Verlag

Boerger, Bitta; Schäfer, Dr. med. Judith; Helbig, Daniel (2023): *Yoga-Therapie in der Praxis: Basiswissen aus Medizin und Psychologie. Asanas und Pranayamas therapeutisch eingesetzt. Individuelle Übungsbeispiele*. München: O.W. Barth

Rittiner, Remo (2017): *Das große Ayur-Yoga-Praxisbuch: Yogaprogramme für Gesundheit, Vitalität und geistige Kraft*. Petersberg: ViaNova Verlag

Steiner, Dr. Ronald (2019): *Der Yoga-Doc: Beweglich und schmerzfrei mit Faszien-Yoga*. München: riva Verlag

Stephens, Mark (2014): *Yoga-Workouts gestalten (Yoga unterrichten, Band 1)*. München: riva Verlag

Strom, Max (2011): *Das Herz des Yoga: Körper, Geist, Gefühle – die drei Säulen der Transformation*. Gütersloh: Kailash Verlag

Kraft- und Stabilitätstraining

Jahoda, Roman; Mitterbauer, Gerald (2011): *Complex Core – Rumpfstabilisation in Training und Therapie*. Salzburg: Jahoda Sportphysio

Beyer Lucie (2020): *Handstandtraining. Mit den besten Übungen und Methoden zum Handstand.* München: riva Verlag

Rohr, Stefanie; Kert, Maximilian (2022): *Power meets Balance – Yoga für Fortgeschrittene.* München: riva Verlag

Atemtechnik und Meditation

Fair, Brittany (2023): *Die Neurowissenschaft hinter Yoga und Meditation. Wie aktuelle Erkenntnisse aus der Forschung in die Praxis übertragen werden können, um die positiven Effekte auf Gehirn und Nerven zu nutzen.* München: riva Verlag

McKeown, Patrick (2022): *Atme und heile dich selbst: Wissenschaftlich belegte Atemtechniken für ein gesünderes, glücklicheres und längeres Leben.* München: riva Verlag

Nestor, James (2023): *Breath – Atem: Neues Wissen über die vergessene Kunst des Atmens.* München: Piper Verlag

Ott, Ulrich; Epe, Janika (2018): *Gesund durch Atmen. Ein Neurowissenschaftler erklärt die Heilkraft der bewussten Yoga-Atmung.* München: O.W. Barth Verlag

Übungsregister

Sachregister

Tine sagt Danke

In der Regel spare ich mir am Ende eines Buches viele Worte. Dankbarkeit ist der zentrale Bestandteil meines Lebens. Diesmal möchte ich jedoch etwas weiter ausholen. Dass es mir gelungen ist, in einer für mich herausfordernden Zeit einen Ratgeber zu schreiben, habe ich einer Reihe von Menschen zu verdanken, die mich bewusst oder unbewusst unterstützt haben. Die Idee, ein Buch zu verfassen, das Yoga und Tiefenstabilität miteinander verbindet, ist mir hauptsächlich durch die Zusammenarbeit mit zwei Frauen gekommen, denen ich (nicht nur deswegen) zu Dank verpflichtet bin. Das ist zum einen Christine Adams, Teamleiterin Stabhochsprung des Deutschen Leichtathletik-Verbands (DLV), und zum anderen Dagmar Beissel, A-Trainerin für Geräteturnen im Kreisturnverband Kiel. Ich danke euch auch für das Vertrauen in meine Arbeit als Yogalehrerin!

Im Folgenden möchte ich noch vielen weiteren Menschen danken: Zuallererst danke ich Angelika Steeger-Adams von Physiokonzept Stadionbad, Köln, dass ich dich immer um Rat fragen darf! Ein großer Dank geht an alle meine Yogalehrer und -lehrerinnen. Vor allem aber danke ich meinen wundervollen Schülerinnen und Schülern und meiner Yoga-Community.

Ohne das Verständnis meiner Geschäftspartnerin Karolin Lüders wäre es mir nicht möglich, die Zeit für ein Buchproiekt wie dieses freizuschaufeln. Karo, ich danke dir sehr für dein Sein, dein Verständnis für all meine verrückten Ideen, deine Unterstützung in den letzten Jahren, deinen Glauben an mich und deine Freundschaft.

Ich bin zutiefst dankbar für meine Familie: an erster Stelle für meine beiden Mädchen Morgan und Riley, meine Eltern und Brüder. Und den ganzen Rest dieser wunderbaren Familie.

Eine besondere Unterstützung hatte ich in der Zeit, während dieser Ratgeber entstanden ist, von einer Reihe sehr guter Freunde: Carolin Kaiser, Balian Buschbaum, Katharina Bauer, Janine Bischoff, Marco Jakobs, Jay Joachim Jung, Anna und Axel Leiter, Katharina und Patrick Fiebeler. Katrin Köpp, dir danke ich einfach für alles. Elke Hartmann und Karo Jorzyk danke ich fürs Testen! Dass ihr für mich noch geschwitzt habt, ist der absolute Hammer. Danke, Marcel Doll! Du bist nicht nur ein erfahrener riva-Autor, sondern auch in der Sport- und Fitnesswelt zu Hause: Dass ich dir von Beginn dieses Projekts an immer mal wieder eine Frage zuwerfen durfte, hat mir sehr geholfen. Danke, Martin Kallenbach, für deine technische Unterstützung – auch in allerletzter Minute – und unsere Verbindung.

Einen Extradank möchte ich Dr. Julia Maith aussprechen: Du hast mich am Ende mal wieder gerettet mit deinen klugen Hinweisen, Kommentaren und Ergänzungen!

Sveja Zingraff, nicht nur für mich ist es ein Geschenk, dass ich dich gefunden habe. Nikolaus Burgard danke ich für die tollen Fotos, die im Laufe des Jahres an besonderen Orten entstanden sind. Toby Gleue, dir danke ich für die Bildredaktion und hier und da eingeworfene Ratschläge. Und natürlich für den besten Ort, den ich mir für das Schreiben dieses Werkes vorstellen konnte! Nein, das Letzte nehme ich zurück, dieser Dank geht an Lisa-Marie Mila Josephine Baumgarte!

Ein besonderes Dankeschön schicke ich an Marc Prams, der ein Wirrwarr an Wörtern gegengelesen hat und mich vor allem auf das hingewiesen hat, was (verzeih mir das Unwort) »unsinnig« ist! Ich danke außerdem Aline Hasler. Dass wir uns über Handstände gefunden haben, hatte ich fast vergessen. Es gibt wenig Menschen, die mich so anfeuern und wachrütteln wie du. Von Herzen danke ich Meike Schleicher: dafür, dass du mich mental begleitest und stark machst.

Ich bin dankbar, zur Kismet-Yogastyle-Familie gehören zu dürfen. Euer Support fühlt sich nicht nur auf der Haut gut an, sondern auch im Herzen.

Und natürlich bin ich stolz, Teil der riva-Familie zu sein, zu der so viele inspirierende und kluge Autorinnen und Autoren zählen. Ich danke besonders der Fotografin Bettina Theisinger für die wundervollen Übungsfotos und der Lektorin Susanne Schneider für den perfekten Feinschliff meines Textes. Mein besonderer Dank aus dem riva-Team gilt jedoch Birgit Dauenhauer. Danke, dass ich noch ein letztes Projekt mit dir gemeinsam umsetzen durfte, bevor du dich auf eine neue Reise begibst. Die vertrauensvolle Zusammenarbeit mit dir wird mir sehr fehlen.

Die Autorin

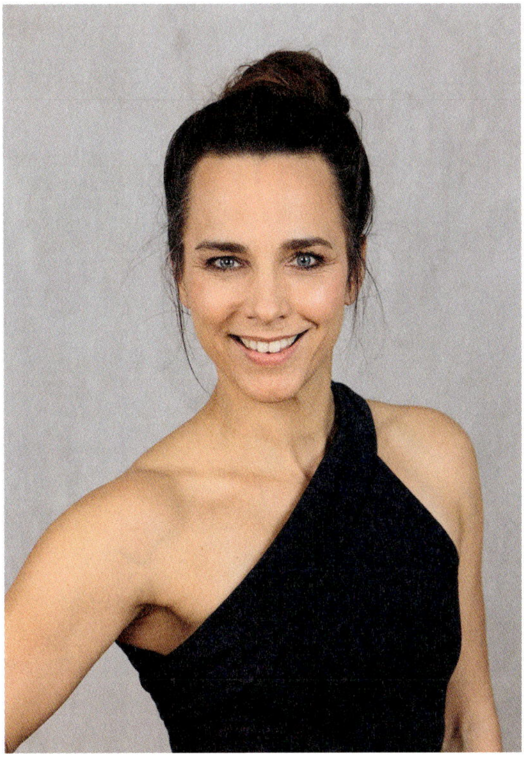

Christine Bielecki ist Sportwissenschaftlerin, Autorin und ausgebildete Yogalehrerin. Sie arbeitete viele Jahre als Sportjournalistin, schrieb unter anderem für die *FAZ*, die *Berliner Zeitung* und diverse Sportmagazine, bevor sie die PR-Agentur Little Stories Everywhere gründete. Yoga und Krafttraining sind für sie der Schlüssel für körperliche und mentale Leistungsfähigkeit. 2021 erschien im riva Verlag ihr *SPIEGEL*-Bestseller *Yoga für ein starkes Herz*, den sie gemeinsam mit Stabhochspringerin Katharina Bauer geschrieben hat. Nach Stationen in der Schweiz, Kopenhagen und Kalifornien lebt sie nun schon seit Langem an der Ostsee.

Mehr über Christine findest du auf Instagram @tinebielecki und auf ihrer Website www.tinebielecki.com.

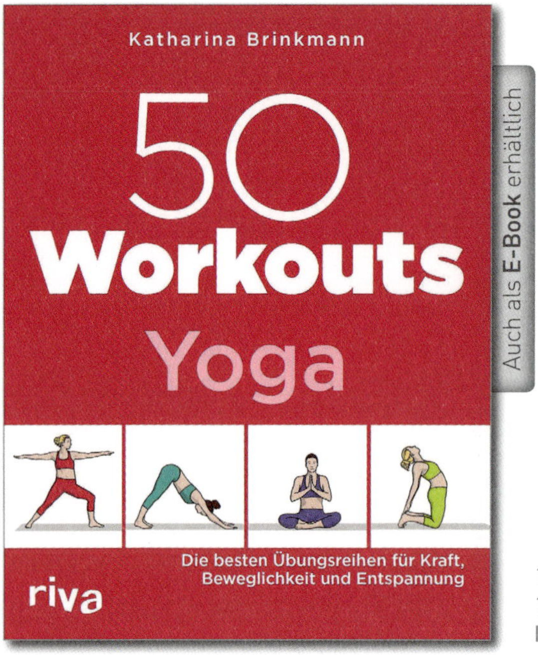

144 Seiten
12,00 € (D) | 12,40 € (A)
ISBN 978-3-7423-0298-4

Katharina Brinkmann

50 Workouts Yoga

Die besten Übungsreihen für Kraft, Beweglichkeit und Entspannung

Yoga steigert nicht nur das allgemeine Wohlbefinden, sondern eignet sich auch hervorragend als forderndes Training für einen kräftigeren und geschmeidigeren Körper. Dabei muss Yoga nicht kompliziert sein. Bereits mit kurzen und einfachen Übungsreihen können die körperliche Fitness und das Wohlbefinden im Alltag verbessert werden. Von aktivierenden Asanas am Morgen über Entspannungs- und Lockerungsübungen für Nacken und Schultern bis zu speziellen Workouts für mehr Hüftbeweglichkeit – dieser Ratgeber enthält 50 Yoga-Workouts, die zwischen 15 und 45 Minuten dauern und einfach in den Alltag integriert werden können. Alle Übungsreihen sind übersichtlich dargestellt, komplett illustriert und dank unterschiedlicher Schwierigkeitsgrade für Einsteiger und Fortgeschrittene geeignet.

riva

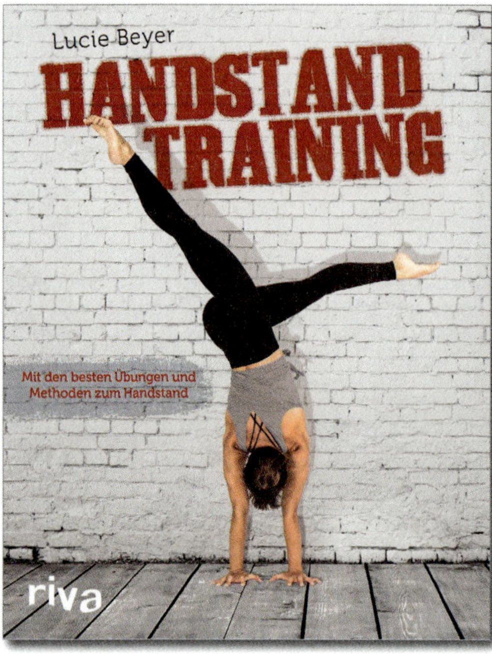

Auch als **E-Book** erhältlich

288 Seiten
16,99 € (D) | 17,50 € (A)
ISBN 978-3-7423-1546-5

Lucie Beyer

Handstandtraining

Mit den besten Übungen und Methoden zum freien Handstand

Ob beim Yoga oder CrossFit, im Fitnessstudio oder zu Hause – Der Handstand ist eine der anspruchsvollsten Bodyweight-Übungen und ist nicht nur ein perfektes Training für Arme, Schultern und Core, er verbessert auch Koordination, Balance und Stabilisation. Handstandexpertin Lucie Beyer zeigt in detailliert beschriebenen und bebilderten Schritt-für-Schritt-Anleitungen, wie jeder mit verschiedenen Methoden die Umkehrhaltung sicher erlernen kann. Kräftigende Übungen, intensive Dehnungen und vorbereitende Positionen wie der Kopfstand helfen, die notwendige Stabilität aufzubauen. Mit dieser eindrucksvollen Position kann man nicht nur die eigenen Grenzen testen, sie ist auch ein tolles Workout. Wer die Herausforderung sucht, kann schwierigere Varianten wie Pike-Handstand oder Press-up-Handstand wagen.

riva